バイポーラー（双極性障害）ワークブック

気分の変動をコントロールする方法

第2版

著

モニカ・ラミレツ・バスコ

訳

野村　総一郎

星和書店

Seiwa Shoten Publishers

2-5 Kamitakaido 1-Chome
Suginamiku Tokyo 168-0074, Japan

The Bipolar Workbook

Tools for Controlling Your Mood Swings

SECOND EDITION

by

Monica Ramirez Basco, Ph.D.

Translated from English

by

Soichiro Nomura, M.D., Ph.D.

English Edition Copyright © 2015 by The Guilford Press

A Division of Guilford Publications, Inc. New York

Japanese Edition Copyright © 2016 by Seiwa Shoten Publishers, Tokyo

訳者 序文

　本書はモニカ・ラミレツ・バスコ著 *The Bipolar Workbook* 第2版の全訳です。本書の初版は，日本ではじめての本格的な双極性障害の心理療法の実践ガイドブックとして，2007年に星和書店から翻訳出版されました。かつては双極性障害といえば薬物療法でしか治せないというイメージがあって，心理的な治療はせいぜい補助的な役割を果たす程度だと思われがちでした。しかし，実のところこの病気は脳科学的なアプローチだけで片づくようなものではありません。ストレスに対する対処法，考え方のくせの修正，対人関係や生活全体を見直してみることなど，まさに心へのアプローチこそが治療の重要なポイントとなるのです。そのことはいろいろな専門書や関連学会からの啓発によって，しだいに理解されるようにはなってきましたが，それを具体的にどのように運べばよいものでしょうか？　それを患者さんやその家族，メンタルヘルスにかかわる専門家，そして一般の人にもわかりやすい形で明確に示してくれる書物が長い間，待望されていたのです。バイポーラーワークブック初版はそれに答える，最初の書物ではなかったかと思われます。この本は双極性障害の患者さんが自己学習し，生活の中で実践する，一種のノウハウ本のスタイルを取っていましたが，自分に該当する部分を拾い読みするだけでも，このやまいと闘うための姿勢が自然に身につくような読み物としての魅力をもっていたことも，多くの読者の支持を得た理由でしょう。

　このような初版に続いて，第2版が送り出されるわけですが，そのねらいは何でしょうか？　著者の「はじめに」にもあるように，双極性障害と明確に診断された人だけではなく，ときどき「双極的な気分」になるという人，正常とされる範囲内で気分のむらがある，たまにストレス

にうまく対処できなくなる，といった人たちまで含み，さまざまなレベルでの「気分の波」に対応できるようにエクササイズ（練習問題）の内容が刷新されたということでしょう。ただし，エクササイズの基盤となっているのが，きわめて正統的な認知行動療法であることは，初版といささかも変わっていません。認知行動療法のスタイルも時代とともに，また学問的な進展にしたがって少しづつ変化してきていると思われますが，ここではオーソドックスな行動活性法，認知再構成法，問題解決の技法，アサーション，スキーマの扱いなどの技法が分りやすく取り上げられていて，認知療法一般の技法を整理するうえでも大変便利な構成となっています。

　また全体構成がきわめてバランスよくできていて，いろいろな立場の臨床家が安心感をもって本書を利用できるようになっていることも大きな特徴ではないかと思われます。たとえば，精神医学の世界では多少の議論をもって論じられる双極スペクトラム障害の考え方もちゃんと取り上げられていますし，薬物療法の重要さも繰り返し強調してあります。ときとして精神療法のテクストでは薬物療法は軽視されたり，悪くすると否定的に取り上げられていることすらありますが，本書では公平に扱っているどころか，必須の治療法として位置づけられていて，むしろ「薬を不必要」と頭から決めつける考え方は認知の歪みとしてどう改善していけばよいのか，というエクササイズの対象となっています。

　このように多くの魅力があり，わかりやすく実用的な本書ですが，これも認知行動療法の，そして双極性障害の精神療法の権威であるモニカ・ラミレツ・バスコの手に成るものであってはじめて可能となったものではないかと思われます。臨床家，患者さんとご家族，精神保健にかかわる多くの方々にご利用いただければ，訳者としても望外の幸せです。

2016 年 5 月

野村　総一郎

はじめに

　『バイポーラー（双極性障害）ワークブック　気分の変動をコントロールする方法』の第2版を手に取っていただき，ありがとうございます。2006年に出版された初版は，双極Ⅰ型障害と診断されて認知行動療法に取り組みつつ薬物療法も受けている人の治療を補って助けるために書きました。ワークブックのエクササイズには，セラピーでもよく宿題として出されるものがたくさん含まれていました。出版されてみると，ワークブックの初版は，双極Ⅰ型障害のある人だけでなく，臨床家，教育者，家族，またほかの種類の気分の変動に苦しむ人といった方々もおおぜい使ってくださいました。初版が何か国語にも翻訳されたことは，双極性障害が世界中で人々を苦しめている問題だという事実を証明しているといえるでしょう。

　双極性障害への理解はどんどん広がっています。臨床家，科学者，また気分障害に苦しむ人たちが，症状に取り組むための新しい方法を見つけています。本書の初版が出版されて以降も，新しい気分障害のための薬が発売されています。また，気分のエピソードを予測し，予防し，あるいはコントロールするうえで，私たち自身が積極的な役割をはたす方法も知られるようになってきました。

　このワークブックの初版のエクササイズが対象とした読者は，双極Ⅰ型障害と診断されたばかりの人，双極性障害を経験しているけれどもまだ症状を和らげられずにいる人，気分の変動をコントロールできるようになってから治療の維持段階にいる人でした。現在，同じ診断でも人によって気分症状がさまざまな形をしていたり，同じ人でさえ時期によって症状が違ったりすることもよく知られるようになってきました。また，症状がうつや躁の定義を教科書通りに満たしていなくても，人生を妨げ

るほどの気分の変動のある人がおおぜいいることもはっきりしてきました。

　そうしたことから，この第2版はもはや以前の3つの読者グループだけを対象にしたものではありません。共通の特徴をいくつももつ一連の障害スペクトラムからくる症状に注目します。本書は，気分症状のエピソードまたは時期にパターンがみられて，まず症状が始まり，ピークを迎え，やがて引いていく，という人のお役に立てるでしょう。こうしたケースでは，症状が予測できるか，少なくとも観察できます。気分の変動はストレスや季節といったものが引き金になっていそうですので，引き金をコントロールできる可能性が考えられます。気分が変動すると，人々の考え方，行動，また気持ちに影響を及ぼします。普通に機能するのを妨げるおそれがあり，その人らしくない振る舞い方をさせかねません。

　気分の変動に気づいてコントロールするための方法として初版で紹介した内容は，第2版に含めるにあたって，必ずしもはっきりと診断されていなくてもときどき「双極的な気分」になるという人のニーズも満たせるように広げました。実際，ほとんどのエクササイズが，正常とされる範囲内で気分のむらがある，たまにストレスにうまく対処できなくなる，といった程度の人も活用できるものです。このワークブック全体を通じて，気分の変動の程度がそれほどひどくない気分障害から，ずっと重篤な双極性障害までの人の描写を増やして，症状，問題，人生の状況，対処能力などがわかる例をよりたくさん入れました。

　気分の変動をコントロールするための戦略の全体像がたどりやすくなるように，各章を短くし，エクササイズを効率化しました。1章1章で段階を追って積み重ねていく内容で，症状をコントロールするための5つのステップを進めていくことができます。あなたには当てはまらないと感じる箇所や，すでに身につけているスキルを説明している箇所は，とばしてもかまいません。

　初版から変わらず引き継いでいるのは，気分症状を早い段階で見つけ

るための新しいスキルを学んで，症状をコントロールできるようになるための戦略を使う，という目標です。各介入が基盤とする理論モデルも初版と同じで，認知行動療法です。これはよく検証されて効果が示されている心理療法の治療形態です。このワークブックが，あなたがすでに使っている薬物療法や心理療法などを補って，治療をさらに助けるものとなれば幸いです。さあ，読み進めて，あなたの気分変動のパターンの大枠をつかみましょう。症状が振れ始めていることに早いうちに気づく方法を学びましょう。素早く行動する方法を見つけて，物事を悪化させないようにし，症状を和らげましょう。そして，対処スキルを高め続けることを目標にして，気分の変動をコントロールできるようになるのです。

目　次

訳者 序文　iii

はじめに　v

ステップ❶　大枠をつかむ

第1章　気分の変動をコントロールする方法を理解する　3

双極的な気分？　3

双極スペクトラム障害　4

気分の変動に対して何ができるか？　5

　気分をコントロールする　6

　なぜ薬だけでは十分でない場合があるのか　8

本書をどのように活用するか　10

第2章　双極性障害の症状を学ぶ　17

躁病とはどのようなものか　19

大うつ病とはどのようなものか　27

双極性障害と診断するのがなぜ難しいか　35

　診断のタイミング　36

　診断の正確さ　40

診断を受け入れる　41

気分の揺れは誰にでもあるのでは？　42

第3章　本当のあなたと症状を区別する　47

うつと躁の症状はどのように進行するか　48

気分症状ワークシート　51

目次　ix

　　気分症状ワークシートの活用法　55
　　　提案 1　55
　　　提案 2　55
　　　提案 3　55
　　　提案 4　56
　　　提案 5　56
　　本当の自分を見失っている？　56
　　あなたの力は？　59

ステップ ❷　早いうちに気づく

第 4 章　気分を認識してラベルづけする　67

　　まず自分をよく知らなくてはなりません　69
　　自己認識できるようになる　72
　　気分のサイン　73
　　自分の気分をモニターする　75
　　　気分グラフ　76
　　症状を記録する　78
　　　気分グラフと症状グラフの活用法　80

第 5 章　引き金を見分けて，対処法を改善する　83

　　引き金　83
　　　季節による気分の変動　84
　　　ストレス　85
　　　人間関係の出来事　86
　　　喪失　87
　　　睡眠の変化　88
　　　感傷的なこと　89
　　　ポジティブな出来事　90
　　　問題を放置する　91
　　引き金を認識できるようになる　92
　　対処戦略　93

気分が晴れる事柄 94
　対処リソースを使う 97
　　環境を変える 99
　　健康的な習慣を強める 100
　　対処スキルを高める計画を立てる 101

ステップ❸　悪化させない

第6章　気分を悪化させる事柄を避ける 107

　気分の変動を悪化させる心のつぶやき 108
　　「私は心のやまいではない」 109
　　「努力するのはうんざりだ」 110
　何かを変えるべきとき 111
　　感情と距離を置く 112
　　24時間ルール 112
　　小さく変える 113
　気分の変動を悪化させる行為 114
　　薬の服用をとばす 114
　　ハイな状態のままでいる 114
　　睡眠不足 115
　　怒り 117
　自分を守るための計画を作る 117
　自殺を考える 119
　　警告！ 120
　　自殺念慮があるときにすべきこと 121
　　生きる理由 122
　　希望をもつ理由 122

第7章　感情に思考をコントロールさせない 127

　思考と気持ち 127
　　気分は姿勢に強く影響する 128
　　気分は行動の選択にも強く影響する 128

気分が変動すると，過剰に反応しやすくなる　129
思考の誤り　135
心の読みすぎ　137
自分への関連づけ　140
先読みの誤り　143
破局化　147

第8章　回避と先延ばしをやめる　153

無気力　154
動き出すには　156
活動スケジュールを作る　157
人　160
不確かさ　163
「Ａリスト」と「Ｂリスト」　164
恐怖　166
喜び　167
中道を見つける　168

ステップ ❹　症状を和らげる

第9章　気持ちが圧倒されてしまったときにコントロールを取り戻す　175

気持ちが圧倒される　175
分解して引き受ける　177
達成を否定する　183
過剰な刺激を減らす方法　184
環境的な刺激を減らす　185
内的な刺激を減らす　186
夜に良質な睡眠をとる　187
眠りにつけなかったらどうするか　188
ベッドに入ると次々と心に浮かんでくる心配事を減らす　190

第10章 ネガティブな見通しを変える 195

誤認 196
過大視をコントロールするために感情的な距離をとる 198
ポジティブなことを過小視するのをやめる方法 199
視野狭窄 205
  視野狭窄から抜け出すための方法 207
全か無か思考 210
  全か無か思考をコントロールする方法 211

第11章 思考を分析する 215

思考記録 215
思考を評価する 218
  思考の正確さを評価する方法 218

第12章 薬は必要ないという考えに取り組む 229

DABDA 231
次に何をするか 234
双極性障害の薬物療法の基本的事実 234
薬物療法をどうしても中断したいと思ったときはどうするか
241

第13章 薬の服用を改善する 245

治療の妨げとなるもの 246
行動契約を用いて事前に計画を立てる 250
  パートⅠ：治療目標 251
  パートⅡ：妨げ 251
  パートⅢ：計画 253
薬の服用に関する一般的な問題 255
  「ときどき薬を服用するのを忘れてしまうのだが，どうしたらよい
  か」 255

目次　xiii

「もうこれらの薬は必要ないと思うのだが，どうしたらよいか」
256
「家族のなかに，私が薬を飲まないほうがいいと考えている人がい
る。どうしたらよいか」　257
「薬を飲むと気分が悪くなるのが嫌だ」　258
「薬を飲むのが怖い」　259

ステップ ❺　対処スキルを高める

第14章　問題を効果的に解決する　265

4つのステップで問題解決に向かいましょう　265
　問題を定義する　266
　解決策を見つける　269
　計画を磨き上げる　272
　計画を実行に移す　274
人にかかわる問題　275
　行為と反応　275
　難しい人に対処する　280

第15章　ストレス管理スキルを高めて健康的な習慣を増やす　285

健康的な習慣を増やす　286
体重のコントロール　286
緊張を減らすためのリラクゼーションエクササイズ　290
よりどころにできるリソース――もっている力を使いましょう
294
　あなた自身が身につけている対処リソース　295
　人間関係のリソース　298
　治療リソース――医師，セラピスト，薬　300

第16章　より良い決断をする　303

決断をする　304

ひとりで決断しなくてもよいのです　309
他者からのフィードバックを得る　311
理屈で考え，ネガティブなことを過小視しないようにする　313
感情的な距離をとる　314
自分を大切にするような決断をする　315

第17章　身につけたものを維持する　317

気分の変化に気づいたままでいる　317
どれだけ進んできたかを確認する　318
気分をモニターする　320
適応と受容　322
目標を設定する　322
目標達成に向けた計画作り　327

さくいん　331

ステップ **①**

大枠をつかむ

ステップ❶

第1章

気分の変動をコントロールする方法を理解する

この章では…

▶気分の変動をコントロールするために何ができるかを探ります。

▶症状をよりよくコントロールすることへ向けた5つのステップを知ります。

▶薬物療法だけでは不十分かもしれない理由を学びます。

▶このワークブックを活用する方法を見つけます。

双極的な気分？

「双極」という用語は通常，大うつ病エピソードと躁病エピソードと呼ばれる重篤な気分の変動のある気分障害を指します。しかし「双極」という言葉を使う人はおおぜいいて，そうした場合にはもう少し広い意味で，気分，態度，見通し，行動などが突然あるいは極端に変化するために人間関係や仕事で問題が起こる，物質乱用のような好ましくない対処行動につながる，人生で不利な結果を招くまずい決断に結びつく，といったことを指しています。

気分の変動は，人間なら誰でも経験します。それは何かが成功した，または失敗したといったポジティブな出来事やネガティブな出来事への

反応かもしれません。周囲の人の言葉や行動に反応して起こることもあります。生物学的な変化が原因になっている場合もあって，精神疾患のある人では脳のなかの生化学的変化，糖尿病のある人では血糖値の変化，そのほかにもホルモンレベルの変動，あるいは身体の病気やケガといった要因もあります。またこうしたものがいくつか組み合わさって作用している結果の気分の変動ということもありえます。

　あなたが自分自身をよく認識しているのならば，エネルギーがみなぎるように感じられる日と，逆に疲れている日や何かをする気になかなかなれないように感じられる日があることに気づいているかもしれません。こうした気分の変動は基本的には普通のことと考えられますが，**長く続きすぎる，日常生活を送る妨げになる，ほかの身体的または精神的症状をともなう，非常に不快または苦痛に感じられるといった状態になると問題です。**あなたの気分の変動は，ほかの人からも見てとれるかもしれません。友人や家族から，「両極端に振る舞っている」「気分屋」「何をするか予想できない」「複数の人格があるみたい」，あるいは日によって，季節によって，または月のその時期によって別な人みたい，と言われた経験があるかもしれません。このワークブックは，そうしたたぐいの気分の変化に苦しむ人のためのものです。ワークブックの目標は，気分の変動に自分でもっと気がついて，できるだけコントロールできるようになることです。

双極スペクトラム障害

　双極Ⅰ型障害はアメリカ人の1%がかかる心のやまいです。一般に思春期後半から成人早期に発症して，ひとたび発症すると生涯続きます。双極Ⅰ型障害のある人は，極度のうつ状態を経験するのが一般的で，その状態がときには数カ月も続く場合があります。また，多幸感または極度のいらだちのある躁病エピソードと呼ばれる時期も経験します。躁病エピソードの時期には，思考が迷走する，話し続けなければならないと

感じる，眠れない，好ましくない判断を含む振る舞いをする，といったことがあるかもしれません。躁病エピソードが続く期間は数週間から数カ月までと幅があります。この期間には生活能力が落ちます。双極Ⅰ型障害は精神疾患のなかでももっとも重篤で持続するものの1つです。

　双極性障害に似ているものの，それほど重篤ではない種類の気分障害があります。症状に躁の経験が含まれないかもしれませんし，病気というよりもむしろパーソナリティ特性のようにみえるかもしれません。そうしたものは，ひとまとめにして，双極スペクトラム障害と呼ばれます。なぜなら，そうした気分障害の人の症状の範囲はとても幅広く，もっとも重篤で慢性化している状態から，双極性障害の特徴を示すけれども頻度がそれほど高くないうえに日常生活も妨げないという状態まで連続的に分布するためです。第2章ではこうした障害についてさらに詳しく説明します。

　このワークブックの初版ではとくに双極Ⅰ型障害に注目しましたが，この第2版では，双極スペクトラムのあらゆる種類の気分の変動への介入を説明します。それぞれのエクササイズでは大うつ病と躁病を例として扱っていますが，紹介している戦略は，軽い躁の症状はもちろん，軽いうつ，いらだち，不安といった症状に対しても，予防したり和らげたりするのに役立つでしょう。

気分の変動に対して何ができるか？

　気分の変動をコントロールするには，さまざまな戦略があります。あなたが双極Ⅰ型障害または双極Ⅱ型障害などの気分障害と診断されているのならば，薬物療法は気分を安定させるうえで大きな要素です。あなたが女性で，気分の変動が月経サイクルと関連しているのならば，婦人科の医師が気分を平均化するためにホルモン剤を勧めるかもしれません。甲状腺の問題がある，糖尿病がうまく管理されていないといった内分泌の問題がある場合なら，気分症状を解消するために医師が相談に

のってくれるでしょう。医療的な介入では不十分，または気分の変動がそうした生物学的な問題からきているのではないという場合は，あなたの物事への反応のしかた，姿勢，また暮らしの状況を変えることで気分の変動をコントロールする方法を学ぶことができるかもしれません。

気分をコントロールする

　このワークブックは，気分の変動をコントロールするために何ができるかを学ぶ過程のガイドとなることを意図したものです。薬を規則正しく服用していることは前提です。そのうえでさらに努力することで，重篤な気分の変動だけでなく，うつ，躁，軽躁，いらだち，怒り，不安といった症状も減らす，ひょっとしたら避けることもできるかもしれません。また，気分症状があなたの生活を妨げるおそれがある多くの状況にもうまく対処できるようになるでしょう。このワークブックは，あなたが自分自身で使用するのもけっこうですし，個人療法ないしグループ療法の一環として用いてもよいですし，全編を通じてセラピストや医師と一緒に取り組んでもかまいません。各章で提供する情報，スキル，またエクササイズは，感情に対処する，ネガティブな思考をコントロールする，身体的な症状を最小限にする，薬物療法を続ける，日常生活の問題をうまく処理する，といったことを学ぶうえで役立つでしょう。

　時間を惜しまずに各方法を実践し学べば，このワークブックは，気分の変動についてさらに詳しく学ぶ，症状の再発を防ぐ新しい方法を発見する，治療からより多くを得る，そして人生における自分の目標に向かって取り組み続けるといったことに役に立つでしょう。こうした点を達成するためには，できるようになっておかなくてはならない大切なことがいくつかあります。

1．自分自身に何が起こっているかを理解する。

2．明らかな気分の変動を認識する。

3．症状を悪化させる行動をしない。

4．行動，思考，環境を調整することで症状を和らげる。
5．より良い対処の方法を学んで，将来に向けて力をつけておく。

このワークブックの各章は，ここにあげた目標に基づいて構成されています。以下にそれぞれのステップで何を学ぶか，概略を示しておきます。ワークブック全体を通してさまざまなエクササイズを収録しました。すべてがあなた自身の状況や問題に当てはまるわけではありません。あなたに適していそうなものを選んで取り組んでください。役に立たないと感じたら，別のエクササイズを試してください。

大枠をつかむ
- 気分の変動を理解して，自分で何ができるかを見つける
- 双極性障害の症状を学ぶ
- 気分の変動の症状と本当のあなたを区別できるようになる

早いうちに気づく
- 気分が振れ始めるサインに気づいて，気分を認識してラベルづけする
- 気分が変動し始める引き金を見分けて，対処法を改善する

悪化させない
- 気分を悪化させる事柄を避ける
- 感情に思考をコントロールさせない
- 回避と先延ばしをやめる

症状を和らげる
- 気持ちが圧倒されてしまったときにコントロールを取り戻す
- ネガティブな見通しを変える
- 思考を分析できるようになる

8　ステップ1　大枠をつかむ

- 薬は必要ないという考えに取り組む
- 薬の服用を改善する

対処スキルを高める
- 問題を効果的に解決する
- ストレス管理スキルを高めて健康な習慣を増やす
- より良い決断をする
- 身につけたものを維持する

なぜ薬だけでは十分でない場合があるのか

　うつと躁の症状，気分の変動，不安，いらだち，および睡眠問題を効果的にコントロールする薬は，双極性障害でよくみられるたぐいの大きな気分の変動を管理する基盤です。気分障害は，身体が自然に生産する化学物質を脳が処理する方法に変化を生じさせる生物学的疾患です。薬はこれらの化学物質，つまり神経伝達物質が不足したときにそれらを供給したり，脳がこれらの物質をより効率的に使用できるよう助けたりすることによって，この問題を修正するように作られています。薬なしでは，このワークブックで紹介されている心理学的アプローチは，とくに気分の変動が大きい人では，ごくわずかしか効果を発揮しないかもしれません。しかしたとえ薬を服用したとしても，気分の変動を可能なかぎりコントロールし再発を防止するためには，それ以上のものが必要になるでしょう。

- 薬の服用が一貫して行われていない場合，もしくは十分に効果を発揮しない場合に備え，予備の介入が必要です。ほとんどの人はなかなか規則正しく薬を飲むことができません。症状が改善してきたときや薬の副作用が不快なときには，とくにそうです。
- ストレスを最小限にし，季節の変化や人生の状況にうまく対応するとともに，睡眠不足を避けるための方法が必要です。こういったこ

とはいずれも，薬を毎日服用しているときでさえ症状の再発を引き起こす要因となります。

- 自分の症状をコントロールするための健康的で効果的な方法が必要です。睡眠をとる，不安を静める，気分転換を図るといったことの助けにしようと，アルコールやストリートドラッグを用いたくなる誘惑に屈してはなりません。精神病薬の服用中にアルコールやストリートドラッグを用いるのは通常，安全ではありません。また，薬によっては，アルコールやストリートドラッグによってその効能が妨げられてしまう可能性がありますし，気分の変動がさらに大きくなる可能性もあります。

- 自分の生活スタイルを検証し，管理する方法が必要です。生活スタイルが，再発の危険性を高めるような睡眠不足，悪い食習慣，不健康な行動を招かないようにするためです。

- 気分の変動と治療をめぐって相対立する気持ちをもったときに，その感情を整理するための何らかの方法が必要です。自分の一部がこの疾患を抱えているという考えを拒否したり，薬を服用したくないと思ったり，あるいは症状の抑制，除去に役立つかもしれない生活スタイルの修正をする気がしなかったりする時期があることに気づくかもしれません。同時に，別の部分では，自分自身をケアするためには何をすべきかわかっています。

- 思考を困難にする精神的メルトダウン（訳注：メルトダウンとは，本来は「原子炉の炉心が溶けてしまう現象」だが，ここでは「気持ちや考え方などがくずれてしまうこと」を意味する）を元に戻す方法が必要です。気分の変動は，思考を組み立てたり，決断を下したり，問題を解決することを困難にする場合があります。

- 生活の質を向上させることができるよう，ストレスの原因となる問題を解決する方法が必要です。薬は症状を取り除くかもしれませんが，症状の結果として経済的問題，法的問題，家族に関する問題などがある場合，たとえ症状が改善してもそれらの問題は残るでしょ

う。

　幸いにも，薬物療法の不足を補うための方法があります。このワークブックでは，症状のコントロール，再発の防止，問題解決のための方法を説明します。これに熟達すれば，自分の疾患とうまく付き合えるようになり，薬物療法に忠実にしたがうべき理由を理解し，気分の変動が生活に支障をきたさないようになるでしょう。

本書をどのように活用するか

　気分の変動の引き金はさまざまです。動揺や興奮を引き起こすような出来事への反応，大切な人とのストレスのあるやりとり，良いにしても悪いにしても大きなニュース，睡眠不足，空腹，身体の病気，ほかの人についての心配，といったものがあります。気分障害と診断されている人では，躁またはうつへ移行し始める引き金には，薬を指示どおりに服用しなかった，まったく飲まなかった，季節の変化，やまい，トラウマといったものがありますし，ときにははっきりとした理由がなくても気分が変動する場合もあります。とはいえ，たとえ気分の変動が始まってしまっても，あなたがどう反応するかしだいで，症状は改善もしますし悪化もします。このワークブックの目標は，あなたが自分の気分の変化を認識して立ち止まり，どう行動するかの選択肢をしっかり考えて，長期的にみて害ではなく助けになる方法で状況に取り組めるようなるためのお手伝いをすることです。以下に，気分の問題に苦しむ何人かを紹介します。架空の人ですが，この人たちの経験を通じて，気分の問題に苦しむ人にとって一般的な経験がわかり，また本書の活用のしかたが伝わるように工夫しています。

　トミーは悪戦苦闘中の大学生です。これまでに 2 回，躁病エピソードを経験しました。最初のエピソードは軽く，さほど長期には及びませんでした。2 回目のエピソードのあと双極性障害と診断されました。入院

が必要なほどにひどい症状だったからです。車で電柱に激突したときには，警察に救急病院に連れていかれました。トミーがもとの自分自身に少し戻ったような気がし始めるまでには，何度も入退院をくりかえさなくてはなりませんでした。このワークブック全体にわたり，エクササイズをやり遂げようとするトミーの努力を例として紹介していきます。

　診断を受けたばかりの人はたいていそうですが，トミーも双極性障害について非常にわずかな知識しかもっていませんでした。しかし彼は自分は双極性障害ではないとかなり強く確信していました。彼はときどきこのワークブックを手にとり，目に留まった章をざっと読み通しました。しかし実際には，すぐにプログラムをすべてやり終えたりはしませんでした。精神科医は，もっとよく読んで症状をコントロールするために自分でできることについて学ぶように勧めました。トミーは最初の数章で疾患について読みましたが，自分が双極性障害であるという考えをすぐに受け入れる気持ちにはなりませんでした。母親はトミーのことをひどく心配し，彼には自分で学ぼうとする努力が欠けていることに不満を感じていました。母親は自分の息子にいったい何が起こっているのかを理解しようと，双極性障害に関する多くの書籍を読み，このワークブックも最後まで読み通しました。やがてトミーはこのワークブックを参考書のように用いるようになりました。双極性障害に関係がありそうな新しい経験をするたびに，それに関連するエクササイズを探そうとしました。

　アマンダは双極性障害の多くの変動に対処してきたものの，それをコントロールできる自信がもてないでいる人の好例です。彼女は32歳の看護師で，高校生のときにはじめて大うつ病エピソードを経験しました。躁病エピソードをはじめて経験したのは6年ほど前，看護学校時代でした。彼女はほかにもうつ，躁，および軽躁のエピソードを経験した期間があり，長年にわたり断続的に精神科医の治療を受けてきました。加えて，気分が落ち込んだ期間に対処するために支持的なカウンセリングを受けて，自助グループにも参加してきました。彼女は自分が双極性障害であることを理解し，家族のためにそれをコントロールしようと，自分

にできることをしたいと思っています。だいたいにおいて軽いうつに苦しんでおり，自宅を清潔に保ち整理整頓しておいたり，病院で自分の仕事をしたり，5歳の娘と12歳の息子の世話をしたりといったことにしばしば苦労しています。うつ状態のときには欠勤が多くて失業してしまい，躁の期間に，いらだちや衝動性のために自分の判断力を失い，失職したこともあります。

　アマンダはあるうつの期間にとても怖い思いをし，その後このワークブックを手にとりました。彼女は，人生など生きるに値しない，将来改善する期待はまったくない，と考えている自分に気づきました。これは普段のアマンダではありませんでした。うつから脱すると，自分がみすみすそのような歪んだ考えを抱いてしまっていたことにひどく動揺しました。「もし私があんな考えにしたがって行動していたら」と考え続けました。アマンダはワークブックのエクササイズにはひとつ残らず一生懸命取り組もうと心を決めました。第2章と第3章の例が自分の症状と一致すると納得し，過去にそれらにうまく対処してこなかったことに気づきました。アマンダがとくに関心をもったのは，自分の歪んだ思考をコントロールすることでした。そのため第7章，第10章，および第11章の各エクササイズをゆっくりと慎重にやり遂げていきました。アマンダの例はこのワークブック全体を通して紹介されています。もしあなたが自分はアマンダに似ていると思う場合は，彼女がエクササイズをどのようにやり遂げたのかにとくに注意を払ってみてください。

　ポールとラクエルはどちらも，双極性障害をどう管理したらよいかについて非常に多くのことを学んできた人の好例です。2人ともうつのつらい経験をしてきており，もう二度とあのような状態にはなりたくないと思っていました。ポールは24歳ですが，双極性障害の発病は小学生のときだったため，この問題の専門家となれそうなほどの治療を受けてきました。現在は，創業間もない会社でソフトウェアの技術者として働いています。ほかの会社のウェブサイトを開発している時間がほとんどですが，30歳になる前に自分の会社を立ち上げたいと思って，アイデ

アや計画をたくさん温めています。ポールはトミーのような否認の期間を経験したことはありません。なぜなら自分がどのような病気で，薬がどのように役立つかを，幼いときに両親に説明されたからです。彼は薬を服用したほうがしない場合よりも気分良く感じられることや，より安定しているときには学校や友達との関係がうまくいくことを人生の早期に学んだのです。ポールは双極性障害の生物学的メカニズムを非常によく理解していて，薬もかなり一貫して服用していましたが，自分の反応がどのように症状の一因となるかについてはあまり知りませんでした。彼は，症状が激発しそうになったときにも薬を増やさないですむようにするために，自分にできることは何かを学びたいと思いました。それまで彼はそうして再発を防いできたのです。両親もですが，ポールも疾患についてすでにかなり勉強してきていますから，このワークブックの最初の3章についてはざっと拾い読みしただけでした。ポールが学びたかったのは第5章と第6章の内容で，行動をコントロールすることで再発しにくくする方法でした。彼は自分自身についてかなりよく理解していましたが，症状が重篤になり，ほかの人たちがみても容易にわかるほどになるまで，自分では気づかないこともあったからです。ポールがそれぞれのエクササイズをどのようにしてやり遂げたのかについては，ワークブックの随所で例をあげて紹介しています。

　ラクエルは45歳です。彼女は自分にとって有効な薬の服用のしかたがわかっています。重篤な症状に襲われることはめったにありません。実際，症状があらわれたときには，それをコントロールするために薬と行動を調節します。彼女はかなりうまく躁の発症を食い止めています。それでもまだストレスに圧倒されることがありますし，そうなるとたいていうつ状態に陥ってしまいます。彼女は人生の大半を，低い自己評価に苦しんできました。物事がうまくいかないと，自分を責め，絶望感に駆られて過食をする傾向がみられます。ラクエルはストレスへの過剰反応だと自分が考えている状態をコントロールする方法を学びたいと思いました。彼女の心にもっとも訴えたのは，ワークブックのなかでもうつ

症状に焦点をあてた章でした。アマンダ同様，ラクエルもうつ状態のときだけでなくストレスレベルが高いときにも，ネガティブな思考に苦しんでいたからです。ラクエルは第7章，第10章，および第11章のエクササイズにほかよりも多くの努力を注ぎました。第6章ではうつを悪化させかねないことを自分がそれまでどれほどしてきたかに気づき，驚きました。また，自分の生活にポジティブな経験を加える方法や，慢性化した無気力と先延ばしから抜け出す方法も学びました。エクササイズに対するラクエルの反応はこのワークブックの随所に紹介されています。

　ラクエルの兄スタンも双極性障害があります。ラクエルよりもスタンのほうが重い症状に長く苦しんできました。彼は躁のときには幻聴や妄想的な気分になるなどの精神病症状を経験します。スタンがどのようにして症状のいくつかに対処できるようになったかについても，例をところどころで紹介します。

　ミゲルは双極II型障害があり，軽躁よりもうつの時期を多く経験しています。20代前半には飲酒の問題を抱えていましたが，今ではかなりコントロールできるようになっています。40歳も間近で，デジリーと結婚しています。ミゲルは，第2章と第3章を読み通しましたが，自分が双極性障害を抱えていると納得してはいません。第8章と第10章で説明されるうつの症状は思い当たりますが，軽躁の症状は本当の自分に思えます。第12章の否認に関していえば，ミゲルは関心をもちませんでしたが，妻のデジリーにとってはなぜミゲルがなかなか双極性障害を認められないかを理解するうえでとても役立ちました。ミゲルとデジリーが抱える夫婦の問題は，ミゲルの軽躁病的な行動と，デジリーが夫婦の問題について話し合いたがらないこととが原因になっていました。ふたりは，第8章のエクササイズを使って，問題を避け続けることをやめました。

　マリアは30歳の女性です。同性愛者ですが両親はそのことを知りません。双極I型障害がありますが，主にうつに苦しんでいます。気分を安定させるための薬物療法のおかげで，躁の症状はコントロールできて

います。マリアの家族は，彼女の病気を受け入れていません。彼女の気分が悪いときにもあれこれと要求をして，またマリア自身は同性愛者だということに罪の意識を感じて，両親を失望させないようにできるかぎりのことをします。マリアはうつ状態になると自己批判に苛まれて助けが必要になるので，ネガティブな思考をコントロールするのに役立つ章に注目して読みました。また，マリアは気分が落ち込んでストレスが限界にきているときにも無理をしがちです。第15章のストレスを管理する戦略は，マリアがストレスを管理してうつを和らげるうえで役に立っています。

　ジョーは双極II型障害があります。ジョーもミゲルと同じく，大人になってからの人生のかなりの期間，飲酒の問題と格闘してきました。ジョーの妻のサラがこのワークブックを見つけて，読むようにとジョーに渡しました。ジョーは自分の気分の変動に必ずしも気づいていないので，サラは，彼がもっと自分の症状を理解したほうがよいと考えたのです。サラの願いは，ジョーがもう二度と大きな気分変動のエピソードを経験しないで，このまま飲酒をせず人生を過ごしてくれることです。ジョーはなるべく楽観的でいようとして，妻には病気がコントロールできていると話しますが，実際には彼自身も症状を心配しています。彼は，軽躁の症状に自分でも気づくように努めると妻に約束したので，とくに第4章から第6章のエクササイズに取り組みました。

16　ステップ1　大枠をつかむ

次の章では？

　本章の目標は，このワークブックで取り組んでいくことになる戦略について紹介することでした。そうした戦略を使って，大うつ，躁，またそのほかのそれほど重篤ではない気分の変動をコントロールするのを助けます。気分の変動をよりうまくコントロールするための5つのステップは，戦略を実際に行動に移すためのエクササイズとあわせて，これからさらに詳しくみていきます。ワークブックを通じて，本章で紹介した登場人物たちがそれぞれの症状をコントロールするためにどのようにエクササイズや活動を使ったかがわかるでしょう。

　次の章では，うつと躁は具体的にどんな症状か，双極性障害の診断のしかた，また正確に診断するむずかしさについてさらに学びます。紹介するエクササイズはいずれも，その章で説明した内容をあなた自身の問題に実際に応用して役立てられるようになっています。

ステップ **❶**

第**2**章

双極性障害の症状を学ぶ

この章では…

▶双極性障害と診断される状態と気分の変動がある状態のちがいを学びます。

▶双極性障害がどのように診断されるかを理解します。

▶うつ病エピソード，躁病エピソード，混合エピソードの一般的な症状を学びます。

　本章では双極性障害の診断および，その関連の障害も含め，双極性障害についての基本的な情報を提供します。本章の障害の説明は熟練の臨床家による綿密な評価に取って代わるものではありませんが，あなたがこの疾患であるかどうかの判断に，医師がどのようにして取り組むのかがわかるでしょう。

　米国精神医学会が2013年に発表した「精神疾患の診断・統計マニュアル（DSM-5）」は，精神疾患を診断するためのガイドラインです。DSMには，各診断に一般にみられる特徴だけでなく，症状が子どもと大人で，性別で，また文化によってちがってあらわれるかもしれない点まで説明されています。また，診断を下すために必要な症状の種類や数，またその症状がどれほどの期間存在することが必要であるかといった規定が含まれています。

どの精神障害についても，その特定の症状が同時期に生じなくてはなりません。たとえば，あなたの躁の症状に早口で話す，過活動，多幸気分が含まれるとしたら，これらの症状が疾患であるとみなされるためにはそれらが同時期に生じ，しばらくのあいだ持続しているのでなくてはなりません。この規定には，誰もがときおり経験することを臨床家が過剰に診断するのを防ぐ意図があります。たとえば，普段から早口で話す人がいます。その場合，早口で話すということは必ずしも疾患からくる症状ではないでしょう。過活動も見解の問題です。もしあなたがのんびり屋で，物音や活動がそれほど多くない状態に慣れているとしたら，非常にエネルギッシュでしきりに動きたがる人を見れば，単に自分よりも興奮しやすいだけではなく，過剰に活動的であるという印象をもつかもしれません。またとくに良いことがいくつも起きているときには，その短期間に多幸的に感じることは誰にでもあります。

「臨床的に重要」な症状——臨床家が大切だと考えるもの——があると考えられるかどうかの指標をいくつかあげます。

- 同時期に一緒に生じる。
- 普段の自己と異なる。
- 特定の出来事や環境によって説明することができない。
- 数日間から数週間にわたって続く。
- それが何らかの問題を引き起こし始めている。

双極性障害の診断を正しく下すということは，パズルを組み立てるようなものです。情報のピースを集めて組み立てたあと，臨床家はパターンを探します。手がかりを収集するために，臨床家はあなたの気分，行動，および思考における変化について尋ねるかもしれませんし，家庭や職場でのあなたの役割，あなたが抱えるようになった新たな問題，症状を引き起こした可能性がある疾患，アルコールやストリートドラッグの使用にも関心を寄せるでしょう。臨床家はまた，症状が始まる前のよう

すについても知りたがるでしょう。このときに，あなたがかつてどのようであったか，そしてどのように変わったかについて家族や友人がそれぞれの意見を寄せてくれると，とくに役立ちます。もし臨床家が，双極性障害とは関連のない医学的問題が症状を引き起こしているおそれがあるのではないかと疑いを抱いたら，血液検査などの検査を受けるよう求めるかもしれません。また家族の精神疾患歴についても質問するでしょう。気分障害は遺伝します。したがってあなたの母親が気分障害で，おじさんもそうだとしたら，あなたもそうである可能性があります。双極性障害についてよく知っている経験豊かな臨床家は，最終的に，あなたの気分，行動，話し方のパターン，および思考プロセスを観察し見解を立てるでしょう。この情報を考慮しながら，DSM-5 における双極性障害の診断ガイドラインを検討し，その基準を満たしているかどうかを確かめるのです。

躁病とはどのようなものか

　DSM-5 では，双極性障害と診断されるためには，躁病エピソードの経験が少なくとも 1 回はなくてはならないとされています。躁病エピソードとは陽気，多幸，あるいは過度にイライラした気分が少なくとも 1 週間は続くか，またはそれをコントロールするために入院が必要になるような経験です。また同時に，以下に説明するほかの症状のなかから 3 つか 4 つほどを同時に示していなくてはなりません（エピソードがイライラをともなうものの場合は 4 つの症状が必要になります）。これが本当に臨床的に重要な問題であると臨床家が確信するには，いくつもの症状が同時期に認められる必要があります。1 つひとつの症状は，たとえ双極性障害の人でなくても多くの人が経験するものです。開放的な，あるいは高揚した気分のときには 3 つ以上でよいのに，とくにイライラしているときにはなぜ 4 つの症状が存在することが必要かというと，人はうつ状態のときにもイライラした気分になり，睡眠に支障がでたり，

20　ステップ1　大枠をつかむ

集中できなくなったりするからです。4つの症状の存在が必要であるというのは，そのとき生じていることが実際に躁病エピソードであるという臨床家の確信を強める助けとなるのです。

　躁病のそれぞれの症状の説明を読んでから，自分が経験したことがあると思うものについてメモを作りましょう。それを終えたら，あとのエクササイズ2.1を記入して，躁の症状をいくつ経験したかを合計してください。

**　陽気，多幸，あるいは過度にイライラした気分が少なくとも1週間続く，もしくはそれをコントロールするために入院が必要となる。**

　多幸感は，ただ本当に良い気分である，というどころのものではありません。これ以上良い気分にはなりえないかのような，世界の頂点に立ったような気分，もしくはドラッグなどまったく服用していないのにあたかも服用しているかのような高揚した気分です。躁状態ではときに非常にイライラし，人と言い争いになったり，けんかになってしまったりすることもあります。安穏とした気分に耐えられないこともあります。躁の特徴といえるのは，気分が多幸感，あるいはイライラに振れるときです。通常の気分とは異なり，数週間にわたり終日続きます。この気分は生活上の出来事に対する単なる反応ではありません。躁と診断するためには，この症状のほかに，このあと続いて説明する症状が3つか4つ同時にみられなければいけません。

多幸感，あるいはイライラした気分

　□ この症状を経験したことがあると思う

　どんな感じでしたか？

非現実的なほどポジティブな自己感

　肥大した自尊心というのは，単に自分自身に対して良い気分に感じるようになった，尊大に振る舞う，自分のことしか考えていないというだけのことではありません。その症状はポジティブな自己感といえ，あなたが，または一般の人が正常とみなされる域を超えています。ふと，自分ほど優秀でずばぬけて魅力的な人間はほかにいないと考えている自分に気づくことがあるかもしれません。あるいは，自分の考えがかつてないほど最高に輝かしく，欠点など皆無で，ゆくゆくは裕福になるべく運命づけられていると考えていることがあるかもしれません。もちろん，これらの主張が真実である可能性はあります。しかしあなたが普段はもっとずっと低い自己評価を抱いていて，あなたの主張を裏づける根拠もまったくないとしたら，このように感じることは症状とみなされることがあります。誇大感というのは，何が現実で何がそうではないかを理解できないほどに大きくなったポジティブな感覚です。

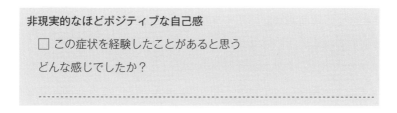

睡眠がそれほど必要ない，またはほとんど眠らなくても大丈夫と感じる

　この症状があると，普段よりも夜，眠っていなくても，休養した気になっているかもしれません。なかなか寝つけずに困ることがあったり，睡眠時間があなたの平均よりも少なくなったり，もしくは普段よりもずっと早く目が覚めたりするかもしれません。普段7〜8時間の睡眠をとる人なら，睡眠時間は合計で4〜5時間に減少することもありますし，まったく眠れなくなってしまうことさえあります。それが躁の症状となるのは，睡眠時間が減っているにもかかわらずその日一日中うまくやり

通せてしまえるほど十分な活力があるように感じられるときです。この点で，ストレスや失望に陥ったときに経験する不眠症とは異なります。不眠症の場合には，睡眠が減ると疲労感に駆られます。躁状態のときには，数日間寝ずに過ごしてはじめて睡眠の必要性を感じることもあります。

睡眠がそれほど必要ないと感じる
☐ この症状を経験したことがあると思う
どんな感じでしたか？

普段よりも饒舌になる，あるいは話し続けなくてはと感じる

　この症状は，症状を抱える当人よりもまわりの人の目に留まりやすい傾向があります。自分では早口で話しているとは感じないかもしれません。それどころかあなたにしてみれば，ほかの人がいつもよりもゆっくりと話しているように感じられることもあります。ふと気づくと，あまりにも早口で話しすぎ，言葉がついてこられなくなっていた，または舌がもつれてしまった，ということもあるかもしれません。話し続けなくては，というプレッシャーに駆られているように感じることさえあります。あまりにも多く話しすぎている，ある話題から次々に別の話題へ飛んでしまう，ほかの人が話をしようとしているときにあなたが人の話に割って入っているといったことを周囲の人から指摘されて気づくことも多いでしょう。

普段よりも饒舌になる，あるいは話し続けなくてはと感じる
☐ この症状を経験したことがあると思う
どんな感じでしたか？

思考や考えが頭を駆け巡る

　駆け巡る思考が軽症の場合には，単により多くの考え，思考が頭をよぎっていくように感じられることもあります。最初のうちは，普段よりも洞察力に富んでいる，または創造的であるように思えたり，あるいはほかの人たちには理解できない物事が自分には本当に理解できるような感覚をもったりするかもしれません。この症状が進行するにつれ，集中することが困難に感じることがあります。躁状態になると多くの人が考えをつなぎ合わせておくことができないと訴えます。考えが脈絡もなく次々と消えていってしまうことにフラストレーションを感じているのです。他人に自分の考えを理解してもらうのに苦労することもあります。極端な場合には，さまざまな考えがあまりにも速く駆け巡り，声に出して表現できないように感じられることもあります。それらの考えは，あなたにとって理にかなわないものとなり，もはや創造的とも輝かしいものとも感じられなくなります。あなたの心は攻め立てられ，会話をすることはおろか，夜，眠りに落ちるのさえ難しくなってしまいます。ラジオのスイッチを切るようにそれらの考えを止めてしまいたいと思うかもしれません。しかし簡単には止められないのです。

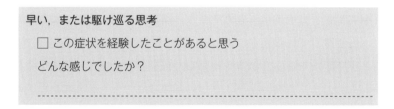

早い，または駆け巡る思考
　☐ この症状を経験したことがあると思う
　どんな感じでしたか？

普段よりも注意が散漫になりやすい

　注意力の散漫は，集中，決断，整理，課題の達成を妨げる，躁のわずらわしい症状です。この症状が生じると，身のまわりで起こっている騒音，光，人，または活動といった外的な刺激によって気が散っていると感じるかもしれません。こうしたことから気分がイライラしたり，不安

になったりするかもしれません。また，新しい考え，記憶，新しい活動に取りかかりたいという衝動，または後悔などの内的な思考によっても，気持ちが散漫になることがあります。まわりの人は，あなたが何か計画や活動を始めてはやり終えないうちに気持ちがそれ，別のことへと移ってしまっていることに気づくかもしれません。

> **気が散りやすい**
> ☐ この症状を経験したことがあると思う
> どんな感じでしたか？
> ---

極度のせわしなさ，または過活動

躁状態になると，通常よりも多くの考えが浮かび，活力も充実することから，身体的により活動的になることに多くの人が気づきます。うつ病エピソードを経験した際に日課やそのほかのすべきことが滞ってしまった経験のある人は，躁のはじまりの時点で生じる余分な活力と動機を非常に歓迎するにちがいありません。もっとやろうという衝動が生じ，それを実行するエネルギーもあります。問題が生じるのは，思考が駆け巡り，気が散っていることによって，自分がやり始めた仕事をやり遂げることができなくなったときや，判断力が損なわれて先々問題を引き起こすおそれのある行動，または自分の手には負えなくなってしまう可能性のある行動につながるときです。

精神運動性の焦燥も躁の症状の1つです。これは目標を志向するものではありません。せわしなさ，あるいは過剰な神経エネルギーのようなものです。じっと座っていなければいけない状況で，困難を感じたり，不快でイライラしたりするかもしれません。このような落ち着かない感じは，最初は足をコツコツと踏み鳴らす，爪をかじるといった小さな反復動作としてあらわれることもありますが，通常は行ったり来たりして

歩く，身体を揺らすなどの過剰な神経エネルギーの燃焼を助けるような類の活動へ進展します。

> **極度のせわしなさ，または過活動**
> □ この症状を経験したことがあると思う
> どんな感じでしたか？
> ------

危険な行為

　危険な行為には，自分の経済力を超えた浪費，性的に軽率な振る舞い，スピード運転や普段はしないような路上での危険な行為などがあります。これは，もともと冒険好きな性格というレベルを超えています。こうした危険な行為が，あなた自身もまわりの人も，明らかに好ましくない結果に巻き込みがちです。実際，こうした症状が家族や友人，警察官，医療提供者の関心を引いて，精神疾患の診断につながることはよくあります。

> **危険な行為**
> □ この症状を経験したことがあると思う
> どんな感じでしたか？
> ------

　躁の症状が入院を必要とするほど重篤な場合というのは，通常，ひどく病んでいて自分自身の力だけでは薬を服用できない，自殺の危険がある，障害が重く自分自身の基本的なニーズを処理できない，不眠の結果体調をくずす，食べることを忘れ栄養失調である，または非常にイライラしやすく，他人に危害を与えるといって脅すなどの理由からです。普

エクササイズ 2.1 あなたは躁のどの症状を経験していますか？

経験したことがある症状の横にチェックマークをつけましょう。また，あなたの人生で問題になった，または人生に大きく影響を与えたものは，○で囲みましょう。

躁の症状
□多幸感，あるいはイライラした気分
□非現実的なほどポジティブな自己感
□睡眠がそれほど必要ないと感じる
□普段よりも饒舌になる，あるいは話し続けなくてはと感じる
□早い，または駆け巡る思考
□気が散りやすい
□極度のせわしなさ，または過活動
□危険な行為

経験した症状の数の合計 ....

通，それまでに躁の経験がある人なら，自宅で自分ひとりでやっていけない，睡眠導入の薬が必要だ，または頭が冴えず自分の服薬について管理できない，あるいは自分が何か愚かなこと，さらには危険なことをして自分自身や他人に危害を及ぼしてしまいそうだと気づくかもしれません。そのような場合，患者が自主的に入院を要請することもあります。しかしながら，症状の重篤さを認識し，助けを呼ぶのは，家族や友人であることのほうが多いです。

　躁の症状が認められるものの，それらが医学的問題，薬，または物質乱用が原因で引き起こされたものである場合には，いわゆる一般身体疾患による気分障害，もしくは物質乱用による気分障害と診断されるでしょう。これは真の躁病エピソードとはみなされません。躁になったのが今回だけならば，双極性障害という診断にあてはまりません。しかしながら，人生のある時点で真の躁病エピソードを経験し，また別の時点で一般身体疾患によって躁病エピソードを経験するということは珍しくありません。このようなケースでは，診断は双極性障害と下されます。しかし一般身体疾患を解消するための治療も行われ，躁の症状の治療だ

けというわけではありません。

- 躁病様の症状を引き起こす可能性がある身体疾患には，ハンチント
  ン病や多発性硬化症といった神経変性疾患，脳卒中，ビタミンの欠
  乏，甲状腺機能亢進症，感染症，いくつかの癌がある。
- 躁病様の症状を引き起こす可能性がある物質乱用には，アルコール，
  アンフェタミン，コカイン，幻覚薬，吸入薬，オピオイド，鎮静薬，
  催眠薬，抗不安薬がある。
- 躁病様の症状を引き起こす可能性がある薬には，あらゆるタイプの
  抗うつ薬，コルチコステロイド，アナボリックステロイド，抗パー
  キンソン病薬，ある種のうっ血除去薬がある。

大うつ病とはどのようなものか

　双極性障害の人のほとんどは，躁病エピソードだけでなくうつ病エピ
ソードにも苦しんでいます。うつにはさまざまなタイプがあります。し
かし双極性障害の人にみられるのは，大うつ病と呼ばれるタイプです。
臨床家は通常，双極性障害の人における大うつ病を双極性うつと呼びま
す。一方，これまでに躁も軽躁も一度も経験したことがない人における
大うつ病は単極性うつと呼ばれます。単極性は「1つの端，1方向の」
という意味です。つまりその人が大うつ病の落ち込んだほうの気分は感
じるものの，躁病の高揚したほうの気分は経験したことがない，という
ことです。双極性は「2つの端，2方向の」（上昇と下降）を意味します。
これは，その人が大うつ病の落ち込んだ気分だけでなく，躁病の高揚し
た気分も経験したことがあるということです。
　以下の大うつ病の症状を読んでから，あなたが経験したこのとのある
症状をあとのエクササイズ2.2に書き出してください。大うつ病である
と診断するためには，2週間以上にわたって5つ以上の症状が同時にみ
られるのでなければならないという点に注意してください。またその5

つの症状のなかには，抑うつ気分，または普段の活動への興味または喜びが薄れる症状のどちらかが含まれている必要があります。5つ以上の症状が同時に存在しなくてはならないのは，大うつ病の各症状が，うつのときでなくても多くの人がときどき経験するものだからです。その症状がたしかに大うつ病のものであるとするためには，その多くが一緒に存在する必要があります。また，症状が臨床的に重要であるとみなされるためには，それまでにそれらの症状が少なくとも2週間持続していなくてはなりません。このように定めることで，それが単にストレスに対する通常の反応，ホルモンの変動が原因の気分のむら，あるいは短期の身体疾患によって引き起こされた症状の可能性があるときに，臨床家がうつと診断するのを防ぐのです。

　うつの症状が臨床的に重要であるとみなされるためには，それらがわずらわしいもの，あるいは通常の機能レベルの妨げとなるものである必要があります。普段から機能レベルがきわめて高い人の場合，この基準を満たすことが難しいときもあるでしょう。こういう人は，機能が妨げられて，より低レベルに落ち込んだとしても，それでもまだ一日一日をやり通せるほど十分良好な状態でいられるのです。このようなケースでは，症状によってその人がかなりの苦労を強いられている場合や，それに対処しようとして特別に骨を折り，疲れきってしまいそうになっている場合，あるいは「うまく機能しているふりをする」ことができなくなっている自分に当人が気づいた場合には，基準が満たされたとされます。

落ち込んで悲しい気分

　抑うつに沈むと，悲嘆に暮れているときのように悲しくて涙を流す人もいます。一方，むなしい，寂しい，または感情を喪失したように感じる人もいます。抑うつ気分に，イライラや怒り，不安が入り混じるということは珍しくありません。非常に重篤な抑うつともなると，たとえ何か良いことが起こっても悲しい気分が改善することはないでしょう。それほどの悲しみを経験した人によると，喜びを感じなければいけないと

頭では理解できても，内面的には何も感じられないということです。抑うつのタイプによっては，祝賀会の最中，良い知らせを聞いたとき，あるいは愛する人が訪ねてきたとき，といった出来事が起きているあいだは元気を取り戻します。これは反応性気分と呼ばれます。しかし残念ながら，その出来事が終わってしまうと，たちまち抑うつ気分に戻ってしまうのです。

落ち込んで悲しい気分

□ この症状を経験したことがあると思う

どんな感じでしたか？

興味を失って，喜びをほとんど感じられない

普段の活動に興味と喜びを感じられなくなっているかどうかを尋ねると，うつ状態の人のほとんどは，ここしばらくのあいだ楽しいことや興味深いことを一切する活力がないと言います。このため，自分が興味を失ってしまったのか，それとも単に疲れすぎているだけ，あるいはやる気が起こらなくて活動に参加できないだけなのか，わからなくなってしまうのです。興味または喜びを感じないというのは，休暇やパーティーのような大きな出来事に限ったことではありません。これは，毎日の出来事の最中においても明らかです。普段よりも仕事が楽しくなくなり，子どもと一緒に遊んだり友人を訪ねたり，あるいは趣味に時間を費やしたり，といったことをしたいと思わなくなることもあります。ほかにも，自分が友人からの電話をずっと避けている，普段と比べて本を読まなくなっている，ほかの人の活動についてもあまり聞きたくない，さらには食事をしても，テレビを見ても，映画に行っても，ほとんど，あるいはまったく喜びを感じられない，といったことも含まれます。本当に興味と喜びがなくなってしまった状態と，ただエネルギーがない状態とを区

30　ステップ1　大枠をつかむ

別することは重要です。動機づけと興味がなくなれば，エネルギーがあっても活動に参加したくなくなるのです。

興味を失って，喜びをほとんど感じられない

☐ この症状を経験したことがあると思う

どんな感じでしたか？

食欲または体重，あるいはその両方が大きく変動する

　抑うつになると，食べ物への興味がまったくなくなる人がいます。食欲がなくなるのかもしれませんし，単に何を食べるかを決めることが難しくなるのかもしれません。食欲がなくてもとにかく食べることもあるでしょう。通常は食べやすいもので，良い気分にしてくれる慰めとなる食べ物，甘いもの，柔らかいものなどを食べます。この症状のもう1つの形態として，食べても普段ほど喜びが感じられない，もしくは普段は好きな食べ物でも味覚が失われるということがあります。食べる量が減ると，体重は減少します。人によっては，うつになると食欲が急激に高まり，気がつくと空腹でもないのに食べているということもあります。こうした人の場合にはたいてい体重が増えます。

食欲または体重，あるいはその両方が大きく変動する

☐ この症状を経験したことがあると思う

どんな感じでしたか？

寝つきが悪い，睡眠が持続しない，または眠りすぎる

　睡眠の妨げにはさまざまな形があります。1つ目のタイプは，初期不

眠症と呼ばれるもので，普段と比べてなかなか寝つけないというものです（一般的には 30 分以内に眠りに落ちるものです）。初期不眠症はかなりのフラストレーションをもたらします。そのため人によっては，極度に疲労困憊するまで床につかないようにしたり，存分に疲れ果て眠りにつけるようになるまでテレビを観たり，ネットサーフィンをしたりして対処する人もいます。2 つ目の中期不眠症は，夜中に何度も目が覚めるというものです。実際眠った場合でも，その眠りは断続的で，休息にはならず，疲労感を覚えながら目を覚ますのです。トイレに行く，水を飲む，あるいは何か物音がしてそれを確かめる，といったことのために目が覚めたとしても，すぐにまた眠りに戻ることができるのならば，不眠症ではありません。3 つ目のタイプの不眠は，末期不眠症と呼ばれます。このタイプは，自分が意図していたよりも 1 時間以上も早く目が覚め，再び眠りに戻ることができないというものです。

　過眠症は，まったく正反対の問題です。通常よりも早く就寝する，日中に昼寝をする，または十分な睡眠をとったにもかかわらず一日中ずっと眠気があるといった原因から通常よりもずっと多く眠ることをいいます。通常，過眠症の場合，睡眠は十分にとれるのですが，他者とのやりとり，こまごまとした雑用，または何かを楽しむといった行動に携わるよりも眠りが優先されてしまうことから問題が生じます。

> **寝つきが悪い，睡眠が持続しない，または眠りすぎる**
> 　□ この症状を経験したことがあると思う
> 　どんな感じでしたか？
> --

じっとしていられない，または速度が落ちている感じがする

　精神運動性の焦燥には，じっとしていられない，あちこち歩き回る，および一般的に長時間じっと座っていることに困難を覚えるといったこ

とがあります。ふと気づくと，仕事中に普段よりも頻繁に立ち上がってあちこち歩き回っている，映画の上映中ずっと座っていることに困難を覚える，もしくは疲れているにもかかわらず何もしないよりも動いているほうがいいと感じているといったことがあるかもしれません。動き回っていようとする衝動にしたがわないと，イライラしたり，焦点を定めたり集中したりすることができないことがあります。または安穏とした気分に耐えられないことに気づくこともあります。

> **じっとしていられない，または速度が落ちている感じがする**
> ☐ この症状を経験したことがあると思う
> どんな感じでしたか？
> --

活力の枯渇

　活力の減退は，人がうつになりつつあるときに最初に気づくことの1つです。普段よりも疲れやすくなり，普段の活動をやり遂げるための元気が枯渇してしまいます。十分な睡眠をとっていてもうつのせいで疲労感を覚えることもありますが，もし不眠をともなっているとしたら，活力の低下はよりいっそう悪化します。興味と関心の喪失に関するところでも説明しましたが，動機の欠乏と活力の欠乏は混同しやすいものです。自分の普段の日課をやりたいという願望はもっているのですが，それに従事する身体的エネルギーに欠けていることがありえます。この症状がある人は，自宅を掃除したい，車を洗いたい，または食料品の買い物をしたいという気持ちはあると言います。しかしそれを自分自身の力でやり遂げられるだけの十分な活力がないのです。

> **活力の枯渇**
> ☐ この症状を経験したことがあると思う
> どんな感じでしたか？

自分に価値を感じない，または罪の意識がある

　自分自身に常につらくあたったり，低い自己評価を抱いたりする人がいます。しかしそれは無価値感と同じではありません。無価値感は人間として自分が他人よりも価値がないように感じる，または自分の存在は意味がないと考えるというものです。これは自己評価が低い，あるいは自己批判的といったことよりもずっと悪いものです。この症状がある人は自分は価値がない，人から愛されそうにないと感じて，ほかの人が励ましてもその心は変わりません。過剰な罪責感があると，自分のせいではないことを自分自身のせいだと考えて無価値感を強めたり，間違ったときに自分を許せなかったりします。

> **自分に価値を感じない，または罪の意識がある**
> ☐ この症状を経験したことがあると思う
> どんな感じでしたか？

集中力が落ちる，または決断できなくなる

　集中力と決断力の乏しさに悩む人は，映画やテレビ番組の話の筋を読み取ること，展開についていくことを難しく感じます。どこまで読んだかを見失ってばかりで，物語や記事の同じ段落を何度も読み直していることに気がつくかもしれません。

　うつ状態のときには大きな決断を下すことが難しくなるだけではあり

ません。何を着たらいいか，何を食べたらいいか，最初に何をしたらいいかといった小さな決断も，普段よりも複雑で，難しく，あるいはやっかいであると感じることもあります。たとえば，何を食べるかを決められずに，長時間冷蔵庫の中をにらみつけているかもしれません。開けたクローゼットの前に立ったまま，何を着たらいいのかわからないということもあります。テレビのチャンネルを何度か変えながら，見たい番組をひとつも見つけられないこともあるでしょう。選択肢や決断があまりにも多くありすぎて決めかね，いっそ誰かが代わりに決めてくれたらいいのにと感じることもあります。

集中力が落ちる，決断ができなくなる

□ この症状を経験したことがあると思う

どんな感じでしたか？

自殺を考える

うつが重篤で，それを改善してくれるものなど何もないように感じられるとき，人は代替策として死について考えます。精神的に苦しむなか，その苦しみを解消するのに，もうこれ以上存在するのをやめるという方法があると確信するのです。これは危険な幻想です。こうした思考は自殺をするための具体的な計画や，それをいつ実行すべきかについての考えをともなっていることもあります。しかしながら，自殺の考えは，もっとあいまいで一般的な場合のほうが多いです。何の計画もなく，当人は自分がそれを実行しないだろうとかなり確信しています。しかしその可能性について考えることで，いくらかの平和がもたらされます。あたかもそれが不快から抜け出す出口の存在を意味しているかのようにです。この症状はこのほか，消えてしまいたい，眠りに落ちてもう二度と目を覚ましたくない，またはほどなく命を奪ってくれる不治のやまいにかか

りたいという願望の形態をとることもあります。もっと穏やかな形態としては，自分が生きようが死のうがどうでもいいと思う，人生など生きるに値しないと信じるといったことがあります。

> **自殺を考える**
> ☐ この症状を経験したことがあると思う
> どんな感じでしたか？
>
> --

　どの精神疾患の場合でも同様ですが，大うつ病と，一般的な身体状態または疾患，そのための治療，あるいは物質乱用の副作用といった，そのほかの生物学的過程で引き起こされる症状とを混同しないことが重要です。

- うつと間違われる可能性がある身体的状態には，パーキンソン病のような神経学的疾患，脳卒中，ビタミンの欠乏，甲状腺機能低下症などの内分泌の問題，感染症，肝炎，単核球症，癌がある。
- うつ症状を引き起こす原因となりうる物質乱用には，アルコール，アンフェタミン，コカイン，幻覚薬，オピオイド，鎮静薬，吸入薬がある。
- 降圧薬，経口避妊薬，アナボリックステロイド，抗癌薬，鎮痛薬，心臓治療薬といった薬も，うつに似た症状を引き起こす原因となりうる。

双極性障害と診断するのがなぜ難しいか

　双極性障害の診断を下すにあたっては2つの大きな困難があります。それぞれが誤りを導き，治療に抵触する可能性があります。第一の困難

エクササイズ **2.2** あなたはうつのどの症状を経験していますか？
経験したことがある症状の横にチェックマークをつけましょう。また，あなたの人生で
問題になった，または人生に大きく影響を与えたものは，○で囲みましょう。

うつの症状
□落ち込んで悲しい気分
□興味を失って，喜びをほとんど感じられない
□食欲または体重，あるいはその両方が大きく変動する
□寝つきが悪い，睡眠が持続しない，または眠りすぎる
□じっとしていられない，または速度が落ちている感じがする
□活力の枯渇
□自分に価値を感じない，または罪の意識がある
□集中力が落ちる，決断できなくなる
□自殺を考える
**　　　　　　　経験した症状の数の合計** ⋯⋯⋯⋯⋯⋯⋯

はタイミングです。そして第二の困難は正確さです。

診断のタイミング

　疾患のどの過程で診断を下すかによって，双極性障害はさまざまに異なった様相をみせる場合があります。双極性障害の人は，その人生にわたってさまざまに異なる状態を経験することになるでしょう。うつの期間，躁の期間，そして調子の良い期間があるでしょう。疾患の期間はエピソードと呼ばれます。エピソードは軽い症状から始まり，症状の重篤さが頂点に達し，その後改善し始めます。したがって，診断の正確さは，症状がどれほど明白で，重篤であるかに左右されるでしょう。たとえば大うつ病エピソードの最中にあるとき，エピソードの開始当初は少し疲れて，少し憂うつな様相がうかがえる程度でしょう。しかし最終的に，どん底にまで達します。これは天底と呼ばれ，このとき症状は最悪になります。天底にあるときは，重篤な不眠症に陥り，あまりの疲労から仕事に行けないこともあります。ひどい絶望感に駆られ，人生など生きる

に値しないと感じることもあるでしょう。そして気づくと，もはや自分自身のことも他人のことも気にかけなくなっていたということもあります。エピソードの天底の時点では，ほかの人には聞こえない声が聞こえてくる，ほかの人には見えないものが見えるほど目が錯覚を起こす，またはそれが事実であるということを裏づける真の証拠など何もないにもかかわらず，人があなたを傷つけようとしていると確信してしまう，といったことは珍しくありません。これらは**精神病症状**と呼ばれ，うつが最悪な状態にあるときに生じます。しかし，統合失調症や統合失調感情障害といった精神障害のときにも生じます。最悪の時期の精神病症状があらわれているときに医師の診察を受けると，双極性障害ではなくそうした障害の１つであると誤診されてしまうことがあります。

　うつ病エピソードが終わりかけているときに診察を受けると，エピソードのはじめの頃と似て，症状がより軽く，かなり良く機能できているようにみえるでしょう。しかしおそらくまだ，幸せな気分を感じるというほどではありません。エピソードから次のエピソードまでの期間のうつでも躁でもない時期に診察を受けると，調子が良いようにみえるでしょう。心のやまいを疑う人は誰もいないでしょう。

　躁にも同じ経過がみられます。最初はおそらく普段よりも少々激しやすく，少し饒舌であり，より自信があるようにみえるでしょう。もしその前にうつ病エピソードを経験していたら，それが改善したようにみえることもあります。躁の症状が進行し，その頂点に達すると，心がかき乱され，イライラして，じっと座っていることができず，まわりの人にとってはあなたの言うことが理解しにくくなることもあるでしょう。そうなると，何らかの面で良くない判断をしがちです。また，誇大妄想的になり，自分には特別な力がある，あるいは自分はほかの誰よりも頭が良い，才能に恵まれていると考えることもあります。これがピークに達すると，一か八かやってみろと自分に言う声が聞こえ，神や天使の姿が見えるというような幻覚を見て，それを現実と信じ，自分にとって特別な意味を感じることもあります。これらも精神病症状です。もし救急病

院にやってきて幻覚や幻声について語り，うつと躁の病歴を説明できなかったとしたら，きっと統合失調症か，もしくは統合失調感情障害のような精神障害であると誤診されるでしょう。ストリートドラッグを使用していたり，アルコールを飲んでいたりしたら，重篤な物質依存問題の兆候であると思われてしまうこともあります。

　なかには躁の頂点から通常の自己に戻ることなく，一気にうつ病エピソードに陥ってしまう人もいます。躁病エピソードのあと，げっそりと疲れ，気分が優れず，頭が混乱し，自分自身の力で機能していくことができなくなってしまうこともあります。もしこの時点で診察を受け，これまでの経緯がはっきりしないと，躁の終わりにあるのか，それともうつの真っ只中にあるのかを理解することは難しいかもしれません。

　診断を受けるタイミングに関してもう1つ複雑なのは，症状が始まった年齢にあります。成人の場合，躁とうつを正常な状態と区別することはかなり容易です。躁はしばしば多幸的です。気分が良いという以上のものです。うつになると，悲しい気分になったり，涙もろくなったりします。子どもの頃や青年期に双極性障害が始まると，その状況はさほど明確ではありません。子どもは悲しみや多幸感より，イライラや怒りを感じる可能性のほうが高いでしょう。また，子どもは大人ほど自分の感情の状態を口で説明することができません。自分は気分が良くないということは子どもにもわかります。しかしそれを具体的に言うことができないのです。子どもには大人のような対処能力はありません。そのため，子どもは気分が悪いとき，無作法にみえるような行動をとってしまうことがあります。また，理屈っぽく，反抗的で，強情で，衝動的になり，行動障害の問題，多動，あるいは注意欠陥障害の子どもと非常によく似たようになることがあります。もし早い時期に診断を受けたとしたら，子どもの頃に一般的なこれらの診断を与えられ，それにしたがった治療を受けたことでしょう。

　タイミングについて考慮しておかなくてはならないもう1つの点は，疾患の進行です。疾患の早期の段階において，躁病エピソードを一度も

経験しないうちにうつ病エピソードを2回経験したとします。たとえば，16歳で最初のエピソードが生じ，それは両親が離婚したときだったとします。何らかの治療を受けたかもしれませんし，あるいはエピソードがひとりでに消えていったのかもしれません。しかしたった1回，うつ病エピソードがあったからといって，それで双極性障害と診断したとしたら，それは正確ではなかったでしょう。その時点での正しい診断は，大うつ病だったでしょう。

　高校を卒業し，大学進学あるいは就職を前にし，再びうつ病エピソードが生じたとしても，人生において自分がどこに向かっているのか確信がない，あるいは自分自身の力でやっていくことに対する恐れからくる単なるストレスだと多くの人は言うかもしれません。もしその症状が原因で学校を退学したり，あるいは仕事を失ったりしなければ，きっと治療を求めなかったでしょう。その時点で，正確な診断は反復性大うつ病だったでしょう。しかし，よくあることですが，うつ状態のときにアルコールもしくはストリートドラッグを使用すると一時的に気分が良くなると思ったとしたら，診断状況はさらにいっそう紛らわしいものだったでしょう。うつと，アルコールまたは物質の乱用が同時期に生じた場合，どちらがどちらの原因となったのかを識別するのは非常に困難です。それでも，はじめての躁病エピソードを経験したら，その時点で診断は反復性大うつ病から双極性障害へ変更されたでしょう。

　以上の例では，疾患の進行につれて正確な診断が変化しました。大うつ病という最初の診断も，その時点では正確だったといえます。なぜなら躁はまだ生じていませんでしたし，躁が訪れるかどうかは誰にもわからなかったからです。躁がはじめて生じたあとに診断が双極性障害に変更されたからといって，大うつ病という最初の診断が間違っていたということではありません。その診断が与えられた時点ではそれが正しかったのです。双極性障害の診断が下されたあとは，もはや反復性大うつ病という以前の診断はあてはまりません。代わりに，双極性障害の診断が主診断となるのです。双極性障害ならば，躁，軽躁，および混合状態の

期間はもちろんのこと，うつの期間もあるだろうということを医師は理解しています。

このように複雑な面があり正しい診断の妨げとなりうることを説明するのは，診断過程がいかに困難なものになりうるかをあなたに理解してもらうためです。もし，症状のタイミングから臨床家があなたについて誤った結論を出してしまったのではないかと考えるのならば，なぜあなたが双極性障害だと考えるのかを医師に説明してもらいましょう。あるいは診断についてセカンドオピニオンを入手するとよいでしょう。診断を拒絶するのではなく，それに関する情報をより多く入手するようにしてください。

診断の正確さ

臨床家によって行われた診断の正確さに関する調査研究は，誤診が行われる可能性が否定できないことを一貫して示しています。精神医学というのは，身体のもっとも複雑な器官である脳を扱う分野です。ほかの分野の医学は発展していますが，精神医学はまだ双極性障害といった特定の疾患の身体的な徴候を正確に検出することができません。個人における心のやまいの存在を確認できる生化学的検査は現在ありません。そのため診断はすべて，患者の症状を検証し，そのパターンがこの章で取り上げた DSM-5 の基準を満たすかどうかを判断することによって行われます。正確な判断がなされるかは，臨床家がどれほど徹底しているか，そして彼らの訓練と技能のレベルにかかっていることはもちろんですが，臨床家がどれほどの量の情報を入手できるかによっても左右されます。診断の取り組みには非常に多くの変数が存在します。そのため誤りをおかす余地は多くあるのです。

診断上の誤りはもっとも多くの場合，次の2つの理由で起こります。

⑴患者が自分の病歴と症状の進行について診断に役立つ十分な情報を提供できない。

⑵うつとアルコールの使用，躁とコカインの使用，あるいは気分症状
と精神病症状，というようにいくつかの異なる心理的，または医学
的な問題が同時期に生じている可能性がある。

　状況の複雑さに加えて，症状のあらわれ方とそれを説明する表現には，
文化的および地理的なちがいも存在します。たとえば，テキサス州西部
では軽躁ととらえられることが，カリフォルニア州南部では正常にみえ
るかもしれません。ある文化では心理的苦痛が身体症状として経験され
る可能性が高いのに対し，別の文化ではそれが感情として経験されるこ
ともあります。居住地の言語と本人の母語が異なれば，その患者の母語
を理解できない臨床家とコミュニケーションを図るのに苦労するでしょ
う。また文化的な原因から，臨床家が別の文化出身の患者の兆候や症状
を誤解してしまうこともあります。
　双極性障害の診断を下すにあたって，正確さというのは非常に現実的
な問題です。しかしながら，もし数人の異なる臨床家から双極性障害で
あると診断され，第1章から第4章にかけて説明する症状を経験したこ
とがあるとしたら，あなたの診断が正確である可能性はおおいにありま
す。多くの確証があるにもかかわらず，それでもまだその診断と闘って
いるとしたら，おそらく再度事実をよく検証し，自分の気分変動の責任
を引き受けていくべき時期にきているのでしょう。

診断を受け入れる

　双極性障害であると医師が言ったときにその医師の話を理解すること
と，それを受け入れ，信じられるかどうかということはまた別です。双
極性障害の診断に同意するというのは，自分が心のやまいであることを
受け入れるというだけではありません。生涯にわたる治療を必要とする
障害をもっているということを受け入れることでもあるのです。これを
一度に受け入れるのは大変です。その考えに抵抗する，医者は間違って

いると言う，自分の症状はストレスのせいだとかはしゃぎすぎてしまったせいだと説明して片づける，単に一時的なものにすぎないと信じるといったことは自然なことです。

もし双極性障害という診断を与えられたくないと思っていると，自分の症状を，医師に対し完全に正直には言わないかもしれません。躁またはうつのときに生じる気分の変動と行動の変化を控えめに言うかもしれません。これは診断過程の妨げとなるでしょう。そして，自分が十分に率直に情報を提供しなかったということをわかっていて，それでもやはり診断が双極性障害と出たら，その診断が正確かどうか疑問に感じるでしょう。

気分の揺れは誰にでもあるのでは？

以下の図に示すように，気分の揺れは，軽いものから重篤なものまで非常に大きな幅があります。もっとも軽いレベルに位置するのが経験の正常域です。ここでは，何か悪いことが起こったときには気分が落ち込み，何か良いことが起こったときには気持ちが高まります。これらの状態はたいてい一時的なもので，何らかの出来事と特定の関係があります。その出来事が終われば，気分は通常の状態，つまり中立の状態に戻ります。生まれながらに気分にむらがある人もいます。そのような人にはうつまたは躁の身体的な症状はみられません。ただ気難しいか，もしくは気分屋なだけでしょう。それは心のやまいではありませんが，お気楽な

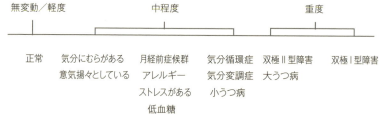

図：気分の揺れの重症度

タイプとは異なります。さらに，たとえ逆境に直面しても意気揚々で楽観的であり，希望を失わない人もいます。そうした人は躁ではありません。単に気立てが穏やかであるだけです。

重症度のスケールを上げていくと，身体的な問題やストレスによって気分が悪化する人がいます。そのもっとも良い例は月経前症候群（PMS）です。PMSの女性には明らかな気分の落ち込みがみられます。それは，生理が始まる前の1週間ほど続き，さらに生理が終わったあとにも数日間続くこともあります。これはホルモン量の変化，膨満感，痛み，およびその他の身体的不快が原因で生じます。しかしその訪れは予測可能であり，またその消滅も予測できます。低血糖になると誰でも気分がむらになる可能性があります。ただし糖尿病の人の場合はもっと深刻です。季節性アレルギー発作は，症状がおさまるまでイライラした気分を引き起こすことがあります。発疹や痛みなどの身体的不快から気分がイライラすることがあるのと同じことです。ストレスは気分を変え，イライラ，不安，悲しみ，およびフラストレーションの原因となります。大きなストレスとなる問題がいつまでも続いていると，ネガティブな気分状態も長引いてしまいます。ストレスが原因で，双極性障害ではない人に，イライラや不眠症といったこの障害の症状が生じることもあります。

より重度なものに，診断可能な気分障害があります。「診断可能な」というのはそれらがDSM-5に提示された基準を満たしているということです。気分変調症または気分変調性障害は慢性的ですが，通常は軽度で，生涯にわたり続くこともあるうつ病です。それは単なる気難しさ以上のものですが，大うつ病ほど重篤ではありません。気分変調症の場合，時間的に少なくとも約半分は落ち込んだ気分で，大うつ病の身体症状がいくつかみられます。あるいは自己評価が低くなるということもあります。気分変調症の人は，その生涯で大うつ病の期間を経験することもあります。しかし彼らの場合は，大うつ病が終われば通常気分変調症の状態に戻ります。

気分循環症は双極性障害の軽い形態で，やはり生涯にわたって続きま

す。軽躁病のようにみえる高揚した状態と，比較的軽い落ち込みの状態とが，その人の生涯にわたり交互にやってきます。気分循環症のようにみえて，双極性障害の発症のはじまりだったということもありえます。

　小うつ病は，特定不能の抑うつ障害とも呼ばれます。悲しい気分がみられ，大うつ病の場合にあげられる身体的な症状がいくつかあるものの，大うつ病の診断に必要とされる5つの症状を満たすまでにはいたっていない場合に，そう診断されます。小うつ病は，大きなストレスとなる出来事が引き金となって生じることが多く，その出来事が終わるまで短期間続きます。そして通常，治療を受けなくとも軽減していきます。

　双極II型障害と大うつ病では，重篤さは大きく異なります。その差は双極I型障害よりも重篤ではありませんが，同様に慢性的で，同じくらい悲惨であることがあります。大うつ病についてはすでに説明しました。大うつ病はいったん発症すると再発する傾向があります。ときに苦痛な出来事と関係していることもありますし，まったく何の理由もなく起こることもあります。慢性的で，一時的に症状が和らぐということもなく何年間も続くこともあります。

　双極II型障害は，大うつ病の期間と軽躁病の期間があるとして定義されます。軽躁は躁ほど重篤ではない状態をいいます（「軽…」というのは「それほどではない」または「下回る」という意味です）。軽躁病エピソードは，上で説明した症状のほとんどすべてを引き起こします。しかしながら，この状態の際には，ほとんどの人がまだ自分が経験しつつある変化を完全に自覚しています。そして自分の心をよぎっていく切迫した欲望や衝動にしたがって行動することはありません。躁と軽躁をもっとも明確に区別するのは，それによって生じる損傷の程度のちがいです。通常躁と診断されるのは症状が存在し，それが非常に重篤なために重大な問題を引き起こす場合，あるいは安全を確保するために入院が必要となるような場合です。たとえば無差別な浪費がもとで重大な負債を負う，人間関係あるいは健康に問題を及ぼすような性的に無分別な行動をする，事故を招く無謀な運転をする，生活を賄うだけの計画もない

まま衝動的に辞職をする，といった問題があります。また家出をして，自分の責任を顧みないといったことさえあります。対照的に，軽躁病エピソードの最中には躁についてあげられた症状があらわれるうえに，さらに逃亡，お金の浪費，浮気への願望などが生じることもあります。しかしコントロールを逸することはありませんし，そのような行動を実行に移すこともありません。

　ここまでのさまざまなタイプの気分変動についての説明で，なぜ医師やセラピストは，あなたが抱えているのが単なる気分の変動ではなく双極性障害であると考えるのか，より理解できるようになったでしょう。自分の症状について別の障害のほうが説明がつくと思うならば，それについて医師またはセラピストと話し合ってください。

次の章では？

　本章の目標は臨床家がうつ，躁，軽躁の症状をどのように眺めていて，正しい診断をするときには何が難しいかをお伝えすることでした。あなたが症状を実際にどのように経験するかは，本章の説明とはかなりちがっているかもしれません。第3章では，あなた自身の症状のあらわれ方のパターンをつかんで，それが本当のあなたとどうちがうかを見分けられるようになりましょう。第3章のエクササイズにはじっくりと取り組んでください。あとの章で行うエクササイズの土台となります。

ステップ **❶**

第**3**章

本当のあなたと症状を区別する

この章では…

▶うつと躁の微妙なサインを学びます。

▶あなたの気分と症状が，時間とともにどのように変化する
かを探ります。

▶症状と本当のあなたを区別します。

　ご承知のとおり，気分の揺れやそのほかにもさまざまある双極性障害
の症状は生涯を通じてあらわれたり，消えたりすることがあります。し
かしながら，重篤な症状を管理するために，またそれどころかその再発
を阻止するためにも，あなたにできることがあるのです。それを実行す
るためには，症状があらわれ始めていることを自分でわかっていなくて
はなりません。台風の進路を予想するように，早期警報システムが双極
性障害にもあれば，薬とあわせてこのワークブックで紹介する戦略を使
うときだと教えてくれますから，症状が重篤化する前に食い止めること
ができます。双極Ⅰ型障害と診断されているにしても，またはもう少し
軽い形の気分障害に悩んでいるにしても，早期警報システムを作ること
は，たとえ気分の高揚と落ち込みがまばらで，双方のあいだにかなりの
期間の開きがあるとしても有益となりうるでしょう。

　本章のエクササイズに取り組むことで，あなた自身の気分，思考，ま

た行動の変化に今までよりも気がつきやすくなり，症状が重くなる前に介入する機会を作れるようになるでしょう。たとえば躁病エピソードが本格化するずっと前から，だんだんイライラし，緊張するようになって，人に対して日増しに我慢できなくなってくるかもしれません。騒音がよりいっそうわずらわしく感じられるということもあるでしょう。最初は軽い不眠程度だったのが，徐々に悪化し，ついには完全に眠れなくなってしまうということも考えられます。うつも，ゆっくりとあらわれてくるかもしれません。はじめは，活力が落ちたと感じたり，仕事や自宅や学校でなかなかやる気が出ないと感じたりするかもしれません。人と一緒にいることへの興味がどんどんなくなって，気がつくと友人や家族たちから孤立しているかもしれません。自分の症状がどのように進行するかを知っておくと，次にまたその症状がやってきたときに，それに取り組む用意を整えておくことができます。

うつと躁の症状はどのように進行するか

　うつや躁の症状が重篤なときには，はっきりしていて，簡単に認識することができます。しかし通常は，人の目につくようになるよりもずっと前に，気分が変わりつつあることを示す微妙なサインが存在します。目標はその微妙な変化をできるだけ早く認識できるようになることです。早く気づけば気づくほど，よりすばやくそれらを阻止するための行動をとることができるのです。

　エクササイズ 3.1 の表にはうつの一般的な症状を，抑うつが軽度または中程度の場合のあらわれ方の例とあわせてあげてあります。うつ病エピソードが始まるときには，気分が少し落ち込んで憂うつになるだけかもしれませんが，エピソードがしだいに悪化してくると，気分の落ち込みから普段よりも簡単に泣くようになるかもしれません。重篤になると落ち込んだ気分はたいてい非常に強い悲しみへと変わります。エクササイズ 3.1 を使って，あなたが経験したうつの症状を書き出してください。

第3章　本当のあなたと症状を区別する　49

エクササイズ 3.1　うつの一般的な症状のうちあなたがよく経験するもの

以下はうつの一般的な症状です。リストに目を通し，あなたがこれまでに経験したことのある症状を○で囲んでください。

軽度の様相	中程度の様相	重度のうつ症状
憂うつな，落ち込んだ，または平坦な気分	泣きやすい	深刻な悲しみ
社交的な気分でない	他人とあまりかかわらない	日常の活動に関心がない
いつもの活動が思ったほど楽しくない	活動が終わるまでは楽しい	喜びが減っている
物事がうまくいかないと，すぐに自分を責める／自分自身の欠点に目を向ける	自己批判的	過剰で不適切な罪悪感
普段ほど空腹を感じない／ときどき食事を抜いても空腹に感じないことがある	食事をしてもさほど楽しくない	食欲の減退
洋服が若干ゆるくなる，大きく体重が減るわけではない（1キロ程度）	目立った体重の減少	著しい体重の減少
眠ってもさほど休まらない気がする／就寝時にあれこれと思い悩む／就眠までに多少時間がかかるようになる	眠りに落ちるまでに，より長い時間がかかる／夜中に短時間目が覚めてしまう	不眠症（なかなか眠りに落ちることができない，夜中に目が覚めて眠りに戻れない）
読むなどといった課題への興味が薄れる／長ったらしい仕事にいら立つ	文章を読み直す／考えにうまく集中できない	物事に集中できない
自分の動作が緩慢に感じられる／精神的な敏捷性に欠ける	動作の緩慢さが他人の目に明らかになる／質問に答えるのに長い時間がかかる	精神運動性の制止
苦痛が消えてくれることを願う／逃げ出してしまいたいと思う／悲観的	人生は生きるに値しないかもしれないという思考／絶望的／気分が良くなるなどとは想像できない	自殺念慮または自殺企図／自分は死んだとしてもかまわないと思う
自己不審／いささか自己批判的	低い自己評価，外見を嫌う，失敗者のように感じる	自分には価値がないと感じる

50 ステップ1 大枠をつかむ

エクササイズ 3.2 躁の一般的な症状のうちあなたがよく経験するもの

以下は躁の一般的な症状です。リストに目を通し，あなたがこれまでに経験したことの
ある症状を○で囲んでください。

軽度の様相	中程度の様相	重度の躁症状
何もかもが苦闘のように感じる／短気または不安	怒りやすい	いらだち
通常よりも幸せで，明るい展望	笑いと冗談が増える	多幸気分／最高の気分
より饒舌になる，ユーモアのセンスの向上	社交的で，ほかの人と話をしたい気分	強制されたように，または早口で話す
思考が増える／精神的に鋭敏で敏捷になる／集中力がなくなる	支離滅裂な思考，集中力に乏しい	疾走する思考
いつもより自信が高まる，悲観的でなくなる	利口な気分になり挑戦を恐れない，過剰に楽観的	誇大感（壮大な幻想）
創造的なアイデア，新たな関心／変化に対して肯定的	変化を起こそうと計画する／行動が支離滅裂になる，飲酒や喫煙が増える	支離滅裂な行動／1つのことが終わらないうちに別のことを始める
落ち着きがない／爪を噛むといった神経質な行動	落ち着きがない，座った活動よりも動いているほうを好む	精神運動性の焦燥／じっとしていられない
仕事の能率が悪くなる，仕事に専念するのが難しい	課題をやり遂げない，仕事に遅刻する，他人に迷惑をかける	通常の仕事または家庭での活動をやり遂げることができない
ほかの人といて居心地が悪い	疑い深い	パラノイア（妄想症）
性的な関心が高まる	性的な夢，性的刺激を求める，または気に留める	性衝動が高まる，性的活動を求める，性的により無分別になる
音やわずらわしい人が気になる，思考のつながりを失う	物音がより大きく，色がより鮮やかに感じられる，心がすぐにさまよってしまう／思考に集中するためにより静かな環境が必要になる	注意散漫（思考に集中するのにかなり努力が必要である，または思考にまったく集中できない）

エクササイズ 3.2 の表には軽度，中程度，および重度の様相における躁の一般的な症状をあげています。たとえばイライラした感じはひどくなると自分でもはっきりとわかるかもしれませんが，そうした気分の変化はたいていはもっと穏やかな症状の短気や不安といったものから始まります。進行するにつれて，普段よりも怒りやすくなって，イライラの要素が目立ってくるかもしれません。この表に目を通してください。軽躁しか経験がなく，躁はないのならば，こうした症状のうちの軽度，または中程度までしか経験していないでしょう。エクササイズ 3.2 を使って，あなたが経験した躁または軽躁の症状を書き出してください。

症状がくりかえすときに必ず同じ形であらわれるとはかぎりませんが，似た症状を将来も経験する可能性があります。躁ならば高揚感やポジティブな気分にともなうほかの症状を経験するかもしれませんし，もっとネガティブな症状をともなったいらだちの強い形の躁を経験するかもしれません。

気分症状ワークシート

うつと躁のエピソードを何度か経験してきた人のほとんどが，うつの症状と躁の症状を区別するのに苦労します。これは，眠れなかったり，イライラするなど，両方の状態に共通してみられる症状がいくつかあるからです。また，症状が再発している最中には人は概して不快な気分になり，この先何が自分を待ち受けているのかと恐れています。躁のはじまりとうつのはじまりのちがいを知ることは重要です。なぜならば，どちらであるかによって症状の悪化を防ぐ治療が変わってくるからです。

気分症状ワークシートの目的はうつの症状と躁の症状を区別するのを手助けすることです。この気分症状ワークシートには記入欄が 3 つあります。1 つ目は躁のときの様相を記述する欄です。2 つ目はうつの症状です。そして 3 つ目には症状がみられないときのあなたの様相を記述します。それぞれに該当する症状について考え，躁のとき，うつのとき，

および大丈夫だと感じているとき，気分がどのようにちがっているかを説明してください。たとえば，躁のときにはどんな気分になるでしょうか。楽しくなりますか，イライラしますか？ うつのとき，気分はどのようにちがっているでしょうか。悲しいですか，それとも憂うつですか？ それほど症状があらわれていないとき，あなたは通常，どんな気分でしょうか。たいていかなり良い気分ですか？ あなたはもともと気難しいですか？ 退屈に感じていることがほとんどですか？

うつや躁の最中に生じる不眠のような症状の場合でさえ，おそらくその2つのタイプの眠れなさにちがいがあることがわかるでしょう。うつのときには，たとえへとへとに疲れていてもなかなか眠りにつけないことがあります。朝，目が覚めたときにもまだ疲れが残っています。躁のときにはエネルギーがあり余りすぎて，落ち着いて眠りにつくことができず，朝，起きると休息をとったように感じ，行動開始状態になっているかもしれません。

エクササイズ3.3の気分症状ワークシートに，あなた自身のことを記入してください。うつと躁の一般的な症状についてあげたエクササイズ3.1，エクササイズ3.2に戻り，そこで○で囲んだ項目を参照してもかまいません。ワークシートの回答は「良い」，「悪い」だけ記入するのではなく，その症状について詳しく説明してみてください。たとえば，「気分」という欄には「落ち込んだ気分のときの気分のタイプ」を記述してください（憂うつ，悲しい，絶望的，腹が立つ，不安，退屈，惨め，など）。「睡眠習慣」の欄には，何時間睡眠をとるか，または睡眠に関してどのような問題を抱えているかを記入してください（眠りにつけない，途中で何度も目が覚めてしまう，早々に目が覚めてしまい再び眠りに戻ることができない，など）。

ワークシートを記入し終わったら，家族か友人に意見を聞かせてもらいましょう。あなたがうつまたは躁になりつつあるときの変化について，彼らの目から見て気づいたことを話してもらうのです。その追加の症状もリストに加えてください。今すぐに各欄を埋めることは不可能かもし

第 3 章　本当のあなたと症状を区別する　53

エクササイズ 3.3　気分症状ワークシート

分類	躁状態または軽躁状態のとき	うつ状態,気分が落ち込んでいるとき	大丈夫だと感じられる,普段の自分に感じられるとき
気分			
自分に対する姿勢			
自信			
日常の活動			
社交活動			
睡眠習慣			
食欲／食事習慣			
集中力			
思考の速度			
創造性			
楽しむことへの関心			
落ち着きのなさ			
ユーモアのセンス			
活力のレベル			
物音による影響			
将来の見通し			
話し方のパターン			
決断力			
他人への関心			
死について考える			
普通にやれているか			
そのほか：			

54　ステップ 1　大枠をつかむ

エクササイズ 3.3【記入例】　気分症状ワークシート〈ポール〉

分類	躁状態または軽躁状態のとき	うつ状態，気分が落ち込んでいるとき	大丈夫だと感じられる，普段の自分に感じられるとき
気分	イライラする。	悲しい。	満足している。
自分に対する姿勢	自分だけが有能である。	自分が大嫌い。	私は大丈夫だ。
自信	非常に自信がある。	自信がまったくない。	自分はいろいろなことができると思う。
日常の活動	仕事を始めるのだが終了しない。	ベッドに横になっているか，テレビを見る。	仕事。家の掃除をする。運動をする。
社交活動	人がまわりにいるのが耐えられない。	誰とも顔をあわせたくない。	友達や家族を訪ねる。
睡眠習慣	毎晩 4 時間。	いつも寝ている。	7～8 時間の睡眠。
食欲／食事習慣	食べるのを忘れる。	おなかがすかない。	食べるのが好き。
集中力	考えに集中できない。	ページをじっと見るのだが，読めない。	かなり良い。新聞を読める。
思考の速度	速くて支離滅裂。	思考が緩慢で，鈍い。	通常，思考速度が速い。
創造性	頂点に達するまでは非常に創造的。	創造的な考えをまったくもたない。	自宅で創造的になることがある。
楽しむことへの関心	外に出て楽しむことが多い。	関心がまったくない。	友人たちと楽しむのが好き。
落ち着きのなさ	じっとしているのが非常に困難。	ソファから離れたくない。	忙しく動きまわっているのが好き。
ユーモアのセンス	より皮肉っぽい。	何もおもしろくない。	冗談を言うのが好き。
活力のレベル	高い。神経質なエネルギー。	皆無。	物事を成し遂げるには十分である。
物音による影響	物音が神経にさわる。	自分のまわりの音が聞こえない。	たいてい気にならない。

れませんが，自分自身について学んでいきながら，再度このシートに戻っ
て新たに気づいた症状を記入してください。

　ポールは気分症状ワークシートを記入しました（エクササイズ3.3【記
入例】）。これまでポールは気分が良好な状態から高揚したり落ち込んだ
りした状態へと移っていくにつれて自分がどのように変わるのか，考え
たことがありませんでした。ワークシートに記入した自分の言葉を眺め
る経験をすることで，気分の揺れについて考え方を変えやすくなりまし
た。気分の揺れは，ただ単に気分の問題ではありません。ポールはいく
つかの点で揺れていました。そうした変化のなかにはポールが自分で見
つけやすいものもあります。たとえば睡眠のパターンなどはそうです。
そうとわかれば，そうした見つけやすい手がかりを使って，うつの落ち
込みや躁の高揚感に入りつつあるときに，気分の変化に自分で気がつく
ことができます。

気分症状ワークシートの活用法

提案 1

　あなたがあげた症状は，うつまたは躁が再発してくる可能性があるこ
とを示す警告サインです。その症状に普段から注意していましょう。も
し何か警告サインに気づいたら，医師に助けを求め，自分の症状をコン
トロールするために学んできた予防措置を用いてください。

提案 2

　あなたの気分症状ワークシートのコピーを医師やセラピストに渡して
ください。それによって，彼らがあなたのことをよりよく理解し，あな
たが気づかないような変化を認識するのに役立つでしょう。

提案 3

　ワークシートのコピーを，一緒に住んでいて，あなたが自分の症状を

モニターするのを手助けしてくれる家族に渡してください。

提案 4

症状が再発しているように思うけれども確信がない場合は，リストに目を通し，いくつの症状が生じてきているかみてみましょう。軽い症状が 2，3 認められる場合は，その悪化を食い止めるために，自分にできることをしてください。

提案 5

次のようなことを自問しましょう。どの質問も，回答が「はい」の場合は，その問題を修正し症状の悪化を食い止めるために行動を起こしてください。

- 「規則正しく，正しい用量で薬を服用しているか」
- 「夜，十分な睡眠をとっているか。どのような調整をしたらいいか」
- 「何か問題を悪化させてしまう可能性があることをしているか」
- 「症状は日に日に悪化しているか」
- 「何らかの助けが必要か。誰に助けを求めるべきか」
- 「気分を改善するのに役立つことで，何か今日できることはないか。ネガティブな考えを変える，ペースダウンさせる，休憩をとる，問題の解決に向けたポジティブな行動をとる，といったことをすることができるか」
- 「毎日自分の気分をモニターすることを始めるべきか」

本当の自分を見失っている？

もしあなたが長年にわたって気分の変動と格闘してきたとしたら，エクササイズ3.3の「大丈夫だと感じられる，普段の自分に感じられるとき」の欄は，記入するのが難しいと感じるかもしれません。ある振る舞いや

感じ方があなたの本当の特性の一部なら，気分の変動の症状とはちがって，たいていは時間が経ってもかなり一貫しているものです。たとえば価値観，好み，食べ物の好き嫌い，信仰，愛する人への気持ち，仕事のスキル，知性，人生哲学といったものは，どれも本当のあなたの一部です。

　双極性障害の症状，またそのほかの気分の変動にともなう症状は，本当のあなたを覆い隠してしまう場合があります。たとえば，アマンダは職場で問題を解決するのが得意です。しかし抑うつ的になると，ささいな問題に圧倒されて，本来自分には状況を分析してすべきことを判断し，実行する力がかなりあるという点を忘れてしまいます。症状がアマンダの思考を鈍らせて，すばらしい問題解決スキルを使えなくするのです。

　パーソナリティによっては，気分の変動が起きたときに自分を見失わせやすくするものがあります。マリアはとても親切で，まわりの人が必要としていることを敏感に感じとります。家族のなかで，誕生日カードを忘れずに送り，おばあさんが病気のときには花を持ってお見舞いに行き，迷子の子猫を連れて帰ってくるのはマリアです。こうして気遣っているとマリア自身が気分良くなります。またマリアもまわりが親切にしてくれるときには感謝します。しかしマリアは家族のなかで自分以外がこのパーソナリティをもっていないことに気づいています。家族がマリアの誕生日を忘れても，髪型を変えたり新しい服を着たりしたときに褒めてくれなくても，なるべく気分を害さないように心がけています。

　そのマリアが躁状態になると，親切さが過大な出費につながりやすくなります。衝動的に買い物がしたくなり，ほかの人が喜びそうなものを見つけて買います。マリアの双極性障害のことを知っている友人たちはこうした贈り物を大量に買いこむ行動が躁の症状だと気づきますが，マリア自身はクレジットカードの請求書が郵送されてくるまで気がつきません。

　マリアがうつ状態になると，まわりの人が自分に親切にしてくれないときに，思慮深い性格からかえって動揺しやすくなります。気分がすぐれないと伝えてあっても，家族からお見舞いのカードを受け取る可能性

も，電話1本かけてもらう見込みさえもほとんどありません。そうしたときにうつ状態になっていると，マリアにとっては全員がむしろマリアの時間を要求しているように思えます。「お姉さんの出産前祝いのために，ケーキを持ってきてくれるかしら？　いちばんおいしいケーキを売ってるお店を知っているのはあなたですもの」「プレゼントの包装はマリアに頼みましょう。彼女ならとても魅力的にラッピングしてくれるもの」「マリア，おばあさんを迎えに行って，ディナーに連れてきてくれるかしら。あなたのトラックなら車いすが乗るから」。マリアには，誰も自分がうつだということを気にかけてくれないように聞こえます。

　逆にパーソナリティが，気分が大きく変動しているときに対処するのを助ける場合もあります。ジョーは職業倫理の強い人です。仕事に誇りを感じていて，引き受けた以上は，たとえ気分が最高ではなくてもしっかりこなすのが大切だと信じています。ジョーがうつの時期にまた引き込まれたと感じると，仕事面でのそうした強い意志が苦しい日々を乗り切るうえで助けになります。あえて忙しくして，悲しい気分やネガティブな思考を無視します。集中できないときには簡単な課題をこなして，前向きな人たちとかかわる努力もします。一生懸命仕事をしようとする衝動のほうが，無気力に吸い寄せられて椅子に座ったまま一日中テレビを見ていたいという思いよりも強いのです。

　ポールの力は双極性障害に人生を振り回されないぞ，という強い意志からきています。ポールは自分がやまいを抱えていることを知っていて，症状をコントロールするには薬を飲まなくてはならないと理解しています。またポールは自分にはやまいの部分以外にももっとたくさんの部分があると信じています。診断に本当の自分を決めさせたりはしません。こうした強さが，症状があらわれ始めたときに対処しやすくしてくれます。彼は，医師や家族に助けを求めることを恐れません。薬を毎日確実に飲むようにしています。ポールが一緒に育った仲の良い友達は，糖尿病があってインスリン注射を毎日打たなければなりませんでした。ポールは，自分のやまいも同じだと考えています。薬を毎日飲んでいると，

健康に過ごせるのです。

　気分の変動をコントロールできるようになろうと取り組むときには，症状を見分けることも大切ですが，自分の力と弱点に気づいておくこともまた大切です。自分の力を知ると，道具になりますので，薬だけでは気分が良くならない苦しい日々を乗り越えるために使えます。自分の弱点に気づいて，それがあなたの気分の変動にどのように荷担しているかを見分けられるようになれば，問題が起こるのを防ぐ助けになるでしょう。

あなたの力は？

　うつが続いている間は，この質問に答えるのは難しいかもしれません。気分がネガティブなときに気がつくのは，自分の弱点，自分について好きではないあらゆる点，また後悔や失敗です。いらだちの強い躁または軽躁の期間も同様かもしれません。

　力として，ポジティブな性格特性があります。マリアにとっては親切さで，ジョーにとっては仕事への強い倫理観です。また知性，ユーモアのセンスの良さなどといった能力もその人の力です。アマンダには厳しい状況のなかでも決断ができる能力があります。その力のおかげで彼女は優秀な看護師となっています。ミゲルは車を整備するのが大好きです。忍耐強さと細かい部分まで目を配ることができる能力があるからこそ，車のエンジンを分解してまた組み立てられます。ラクエルの力は自己認識力です。症状が行動に影響を及ぼしているときに，そうとわかります。

　あなたの力はなんですか？　その力は，気分の変動が起こってそれに対処するときにどのように助けになりますか？　エクササイズ3.4を使って，あなたがもっている力を思い出しましょう。分類をいくつか入れておきましたので，そこから始めてください。人と話すことが苦にならないのがあなたの力の1つならば，このエクササイズをするときにもまわりの人たちに助けてもらいましょう。何かを決める前には時間をかけて考え抜くのがあなたの力ならば，いくらか時間をかけて考えてから

このエクササイズに取り組みましょう。今は抑うつの時期に入っていて自分の力が何ひとつ思い当たらないようなら，もう少しして気分が良くなってからまた取り組んでもかまいませんし，セラピストなどメンタルヘルスの専門機関に相談して助けを求めながら取り組むのもよいでしょう。

　自分の力のリストを記入したら，少し時間をとって，それぞれの力が気分の変動に対処するときにどのように役立つかを考えてみましょう。たとえばマリアが力を得ているのは，神を信じていることと，まわりで支えてくれる人たちからです。彼女は気分が落ち込むと，助けを求めて祈ります。また友人たちにも気持ちを話します。家族から愛されていると知るのはマリアにとって助けになりますが，家族が心配しすぎるといけないので，うつについては家族に話していません。マリアは自分のことは自分でやって暮らしていけます。それもまた彼女がもっている力の1つです。苦しいときには母親に電話をするのではなく，カウンセラーに電話をかけるか，精神科医の診察の予約を入れます。

　このワークブックを通じて，気分の変動に対処するための新しい方法をたくさん学んでいきます。新しいスキルを身につけるたびに，それをあなたの力のリストに加えていくとよいでしょう。力のリストを作っておくと，自分は苦しい時期を切り抜けるための力をたくさんもっているということを思い出すことができます。

　エクササイズ 3.5 の「すること」リストも記入して，気分の高揚や落ち込みに対処するときに役立ててください。

第3章　本当のあなたと症状を区別する　61

エクササイズ 3.4　自分の力のリスト

それぞれの力のカテゴリーの横に，あなたがもっている力を書き出してください。過去にもっていたけれども今は使っていないという力があれば，それも含めましょう。

力の種類	あなたの例
心の力(例:記憶力が良い,常識がある)	
身体的な力 (例：よく眠れる,活力に満ちている)	
パーソナリティの特長(例:簡単にはあきらめない)	
対人関係スキル (例：忍耐強い,よく話を聞く)	
仕事のスキル (例：コンピュータスキル,職場でまわりとうまくやっていける)	
健康な習慣(例：甘いものは食べない,禁煙した)	
知識(例:薬について勉強している,どこに助けを求めるべきかを知っている)	
才能や特技 (例：人を笑わせられる)	
経験 (例：困難をいくつも乗り越えてきた,生き抜くことを知っている)	
そのほか：	

62　ステップ1　大枠をつかむ

エクササイズ 3.4【記入例】　自分の力のリスト〈マリア〉

力の種類	あなたの例
心の力(例:記憶力が良い,常識がある)	とても記憶力が良い。常識も豊かだと思う。
身体的な力(例:よく眠れる,活力に満ちている)	思いつかない。今は不調。
パーソナリティの特長(例:簡単にはあきらめない)	親切。ほかの人をよく気遣う。信頼できる人間だ。
対人関係スキル(例:忍耐強い,よく話を聞く)	自分がしてほしいと思う方法でまわりの人と接する。人の誕生日には電話をかけたりカードを送ったりする。まわりの人が私のことを心配してくれなくても,私はその人たちのことを心配する。
仕事のスキル(例:コンピュータスキル,職場でまわりとうまくやっていける)	職場では職務にいちばん精通した人間。間違いを見つけて修正できる。同僚たちも,仕事がしっかりできているかどうかを確かめるために私に聞きにくる。
健康な習慣(例:甘いものは食べない,禁煙した)	タバコは吸わないけど,甘い物を食べすぎる。運動はたまにしているけど,習慣にはなっていない。
知識(例:薬について勉強している,どこに助けを求めるべきかを知っている)	自分の病気については読んだ。薬についてはインターネットで調べる。
才能や特技(例:人を笑わせられる)	とても創造性豊か。みんなを驚かせるような見事な写真立てやクリスマスの飾りなどを作る。
経験(例:困難をいくつも乗り越えてきた,生き抜くことを知っている)	抑うつになっているときは,自分でそうとわかる。気分の落ち込みを自分の内側に収めておいて,ほかの人に迷惑をかけないようにできる。
そのほか:	神を信じている。
	家族に恵まれていて,みんなが私を愛してくれている。
	友人にも恵まれていて,私を気遣ってくれる。
	バカではない。自分のめんどうを見るためには何が必要かがわかる。
	独り立ちしている。自分の生活は自分で支えられる。

第3章　本当のあなたと症状を区別する　63

エクササイズ 3.5　症状をコントロールするための「すること」リスト

エクササイズ3.4で書き出したあなたの力のなかから，気分の高揚と落ち込みを管理するときにいちばん役立ったものをいくつか選んでください。その力をいつ使うべきか，またどのように役立つのかを思い出すための「すること」リストを作りましょう。

対処に役立つ私の力	役立つ場面	どのように役立つか

エクササイズ 3.5【記入例】　「すること」リスト〈マリア〉

対処に役立つ私の力	役立つ場面	どのように役立つか
私を支えてくれる人たち	頭がネガティブな思考でいっぱいになってしまったとき	自分ではそう感じていても，支えてくれる人たちが，私がバカでも，醜くも，絶望的でもないと思い出させてくれる。
神を信じていること	死について考えているとき	自殺を真剣に考えないようにしてくれる。
豊かな常識	たとえば意味がないものにどんどんお金を使おうと考えるなど，軽率に振る舞いそうになっているとき	常識的な感覚が，お金を使いたいと感じるのは軽躁の症状で，本当に必要なわけではない，と教えてくれる。

64 ステップ1 大枠をつかむ

次の章では？

　本章の目標は，あなたが自分のうつと躁の症状を見分けられるようになって，それが本当のあなたとどこがちがうのかを理解できるよう取り組むことでした。本章のエクササイズは，自分自身を振り返る機会になると同時に，双極性障害の症状があらわれているときのあなたがどのようにみえるかをまわりの人に聞くチャンスにもなったでしょう。エクササイズを終えたら，次の章へ進む準備ができています。第4章では時間を追って症状を観察し続けることで，高揚や落ち込みが大きくなりすぎないうちに気分の変動が来ると気がつくための方法をみていきます。

ステップ **2**

早いうちに気づく

ステップ ❷

第4章

気分を認識してラベルづけする

> **この章では…**
>
> ▶気分の変動をモニターするのが大切である理由を理解します。
>
> ▶あなたの気分を認識してラベルづけすることに取りかかります。
>
> ▶気分の変動を記録する方法を学びます。

　自分の気分の変動を認識することは誰にでもできるというわけではありません。少なくとも，すぐにはできません。また自分自身よりもほかの人の気分の変動のほうがずっと気づきやすいものです。ほかの人の気分は，その人の表情やボディランゲージにあらわれます。声の調子や言葉遣い，声の大きさ，また突然黙り込んで何も言わなくなるといったことにもあらわれます。行動からさえ，その人の気分が判断できます。ところが，同じそうした変化でも，自分についてとなると気づきにくくなります。

　声の調子や言葉遣いには気分の変化を示すものがありますので，よく注意していると，あなたの気分が変化していることを自分で見分けられるようになるでしょう。たとえばジョーは躁になりつつあるときには職場で品のない冗談を言うようになります。上司という立場上ふさわしく

ないのはわかっていますが，まわりの人の表情を見て自分がそのように振る舞っていることに気がつきます。ラクエルの場合，セラピストは待合室を歩くラクエルのようすから彼女が躁になりつつあるのがわかるといいます。普段よりも弾むような足取りと，いつになく晴れやかな笑顔から，毎回見抜かれるのです。

　また，身体にある感覚も，気分を見分ける手がかりになります。たとえば気分が落ち込んでいるときには，歩くときに地面ばかり見ていた，歩きながら顔をしかめていたといったことに気づくかもしれません。表情が硬く緊張していたり，眉を寄せているために頭が痛くなったりすれば，心配があるのかもしれません。行動も手がかりになります。目覚まし時計のスヌーズボタン（訳注：アラームをいったん止めてから数分後にまた鳴らすためのボタン）を何回も押す，アラームそのものを止めてしまうなどしていつまでもベッドから出ないでいるのなら，一日の活動を始める気分になれないのかもしれません。

　第3章で紹介したように，気分の症状をコントロールするポイントは，介入すべき適切なタイミングをしっかり認識することです。それができるようにするためには，よりしっかりとした自己認識を発達させなくてはなりません。本章の目標は，あなたの気持ちや行動にあらわれる微妙な変化で，うつまたは躁の再発を示すものにもっと気がつけるようになることです。第3章ではうつと躁の症状をそれぞれ軽度，中程度，重度の場合でみてきました。本章ではもっと微妙なサインに注目します。もしもあなたがすでに気分の変動の微妙なサインに気づいていて，変化に敏感なのならば，この章のはじめの部分はざっと目を通すだけにして，あとのほうの気分グラフに集中して取り組んでもかまいません。この章のエクササイズは，うつ，軽躁，躁になりつつあるのが必ずしも認識できない人向けのものです。まずは気分をラベルづけするなどの簡単な概念から学んで，それから日々の症状の観察へと進みます。

エクササイズ 4.1　気分を自分のものにする

以下の空欄に，良い気分のときと悪い気分のとき，それぞれどんな感じがするかを記入してください。

私が良い気分のときの感じを説明するとしたら	例
	喜ばしい，幸せ，興奮している，穏やか，平和，満足している，平坦，安堵している，心配事がない，遊び心がある，ふざける，楽しい
私が悪い気分のときの感じを説明するとしたら	**例**
	悲しい，憂うつ，落ち込んでいる，後悔している，涙ぐむ，動揺している，怒っている，イライラしている，ムッとしている，心配している，ストレスを感じている，恐れている

まず自分をよく知らなくてはなりません

　自分自身をよく知っている人もいます。そうした人は気分の微妙な変化に気がついています。良い気分についても悪い気分についても，さまざまな種類を説明できます。しかし，それだけの自己認識レベルを誰もがもっているわけではありません。あなたはいかがですか？　誰かに自分の気分について聞かれたら，良いか悪いのどちらかだけで答えがちですか？　それならば，次のエクササイズに取り組みましょう。

　エクササイズ 4.1 では，良い気分のときと悪い気分のとき，それぞれがどんな感じかを表してみてください。そうした気分の揺れをここしばらくは経験していない場合も，いずれかの方向へ振れたときをなるべく思い出してみてください。

　エクササイズ 4.1 がなかなか記入できないようならば，まわりの人に

70 ステップ2 早いうちに気づく

エクササイズ 4.2　今日のあなたの気分を何と表しますか？

ステップ1：以下の直線上で今日の気分をいちばんよく表す位置に印をつけてください。

悪い　　　　　　　　どちらともいえない／　　　　　　　　良い
　　　　　　　　　　良くも悪くもない

ステップ2：あなたの気分をラベルづけしてみましょう。エクササイズ4.1であげた言葉のなかから当てはまるものはありますか？
　今日の私の気分をいちばんよく表すのは：

ステップ3：なぜそうとわかるのですか？　あなたの思考，感覚，また行為は，あなたの気分について何を伝えてきていますか？
　私の気分が＿＿＿＿＿＿＿＿＿＿＿＿＿＿＿とわかるのは：

助けてもらいましょう。その人たちから見て最近あなたが良い気分だったと思われるときに，どんな印象だったかを話してもらいましょう。あなたはどんなようすだったと言われるでしょうか？　悪い気分についても同様に聞いてみましょう。もしまわりで助けてくれる人がいないようなら，あなたの知っている人，またはテレビ番組の登場人物でもかまいませんので，その人たちを対象にエクササイズをしてみてください。その人の良い気分，悪い気分をどう表しますか？　その人の気分を伝えるサインを注意深く見ましょう。そうして見ていると，同じサインが自分にもあるのが認識できるようになるかもしれません。

　たいていの人が，気分が状況によって日ごとに，あるいは1時間ごとにさえ変化するのを経験します。「気分を自分のものにする」というのは，そうした気分の揺れを認識して，ラベルづけして，管理できるよう

第 4 章　気分を認識してラベルづけする　71

エクササイズ　4.2【記入例】　今日のあなたの気分を何と表しますか?〈ラクエル〉

ステップ 1：以下の直線上で，今日の気分をいちばんよく表す位置に印をつけて
ください。

悪い　　　　　　　どちらともいえない／　　　　　　良い

　　　　　　　　　良くも悪くもない

ステップ 2：あなたの気分をラベルづけしてみましょう。エクササイズ 4.1 であ
げた言葉のなかから当てはまるものはありますか?
　今日の私の気分をいちばんよく表すのは：
　　良い感じ，どちらともいえない状態よりも良く，でも高揚していない。

ステップ 3：なぜそうとわかるのですか?　あなたの思考，感覚，また行為は，
あなたの気分について何を伝えてきていますか?
　私の気分が＿＿＿良い感じ＿＿＿とわかるのは：
　　今日は誰に対しても怒っていない。ストレスでイライラしていない。気持ちが
　　とても良い。
　　たくさんの作業をこなせている。

　になることです。ほかの人とくらべて気分の変化をより上手に認識でき
る人もなかにはいます。エクササイズ 4.2 に取り組んで，あなたの自己
認識を確かめましょう。
　ラクエルは気分が落ち込んでいくときにはいつも気がつきますが，気
分が高揚し始めて軽躁または躁に向かっているときには同じように気づ
くことができません。ラクエルが軽躁状態のときにエクササイズ 4.2 に
取り組みました（エクササイズ 4.2【記入例】）。これをみるとわかるよ
うに，ラクエルは気分は「どちらともいえない」から「良い」のあいだ
だと認識していますが，気分を表す説明は軽躁らしくありません。ラク
エルは悪い気分と良い気分がどんなものかを理解していますが，気持ち
が高揚しているのが自分にとっては普通だと考えているのです。気分が
どちらともいえない（良くも悪くもない）ときには，これはうつだと考
えています。ちがいを見分ける力を失っているのです。

うつはあまりに苦しく，軽躁と躁はときに気持ちが良いために，普通の気分がどういう感じかがわからなくなる人がいます。軽躁の状態の気持ちは悪くはないので，人によっては軽躁のときの気持ちを普通の気持ちと思いこんでしまうかもしれません。それがラクエルの問題です。自分はただ「普通」だと思い込んでいるので，躁の警告サインを見落とします。

ラクエルだけではありません。同じ間違いをする人はたくさんいます。実際，どちらでもない（良くも悪くもない）気持ちをうつと関連づける人もいます。そうした人は強い気持ちがない状態に馴染みがなくて，それが好きではありません。双極性障害のない人がほとんどの時間を気持ちがどちらでもない状態で過ごしているとは認識していないのです。

自己認識できるようになる

気分がまわりの環境や人と結びついている人はおおぜいいます。まわりにいる人しだいで，あなたの気分は良くも悪くもなるでしょう。場所も同じ効果があります。ポールは郵便局へ行かなければならなくなるたびにイライラします。列は長いし，郵便局の職員は良いサービスを提供しようという意識がまったくないように思えます。郵便物の受け取りに行かなければと考えるだけで気分がイライラしてきます。一日を良い気分ではじめたときでさえ，郵便局へ向かうために家を出る頃には不機嫌になっています。

ところが，ポールのガールフレンドのアンジーは，ポールのイライラは郵便局とはあまり関係ないと考えます。彼女は，ポールの気分がやや落ち込んでいるときには，列に並ばなくてはならない場所へ行くのはたとえ待ち時間が短くても，耐えられなくなるようだと気づいています。ポールは自分のイライラした気持ちをそこにいる人たちのせいにしますが，アンジーには悪い気分がポールのなかで始まっているのがみえます。

ジョーの妻のサラもこの点ではポールと似ています。サラはジョーの

継母を訪ねることを嫌っています。継母が自分を嫌っていると考えているのです。継母を訪ねなければならないと考えるだけで，サラは嫌な気分になります。しかしジョーには，サラの気分はむしろ腰の慢性の痛みと結びついているようにみえます。その点については，たしかに，ジョーの継母がいつも機転が利いたとはいえません。過去に，痛みはすべてサラの頭のなかにあって気のせいだろうという意味の発言をしたこともあります。ジョーはそうではないと継母に伝えて，それについての意見はサラに言わないよう説得しましたが，サラはいつまでもこだわっています。腰に痛みがあって，しかもこの過去にこだわっているために，継母を訪ねることを考えだけで気分が悪くなるのだという点をサラは理解していません。

　気分と経験は互いに密接に結びついています。気分が悪いと，まわりとのやりとりが好ましくないものになってしまうかもしれません。同じように，状況が悪いと，完全に良かった気分も台無しになるかもしれません。たいていはどちらが先かだったのかを判断できないでしょう。

　不愉快な出来事が起こったときに，原因になったと考えられる人や物に責任を押しつけて納得しようとするのは，人間の自然な性質です。そうした性質が私たちにはもとからあるため，双極性障害があなたに与える影響に対する自己認識が限られていると，間違った結論を導きやすくなり，悪い気分を，やまいからくる気分の変動ではなく，まわりの人や出来事に結びつけてしまうでしょう。自己認識を高めるためにできることがあります。

気分のサイン

　うつのときでなければ，ある活動から次の活動へとどんどん移っていって，その際に自分が何を感じているかにいちいち立ち止まって注意を向けることもないのが普通でしょう。朝起きて一日をスタートするときから，とくに意識しないで活動し始めます。うつのときは起きたとた

74 ステップ2 早いうちに気づく

エクササイズ 4.3 あなたの気分を知る手がかりを探す

1. 自分の行動から自分の本当の気持ちかがわかりますか?

ジョーは,仕事で物を落としたり,何かと忘れがちになると,悪い気分になっているとわかります。何かで間違っては,自分に対して怒りを感じます。そうした気持ちに気づくと,自分がイライラしているとわかります。**あなたはいかがですか?**

2. ほかの人に対して自分自身が反応するのを聞いてはじめて自分の気分に気づいた,ということはありましたか?

ポールは,ガールフレンドが「大丈夫よ。心配することは何もないわ」とくりかえすようになると,自分が不安を感じているとわかります。問題は実際にはささいな何かがストレスになっているだけですが,ガールフレンドに対して怒りがわいてくるのを感じます。**あなたにもそんなときがありますか?**

3. 自分は大丈夫だと思っていても,まわりの人から,表情であなたの気分がわかると言われたことはありますか?

トミーの母は,息子本人よりも息子のことをよくわかっていると言います。トミーは,これを聞くと気持ちがムッとします。しかしあとから母が正しかったと認識します。母は,トミーのボディランゲージから彼の気持ちが落ち込んでいるとわかります。トミーは,母親に気分を言い当てられるのがとても嫌です。**あなたの気持ちを言い当てる人はいますか?**

4. 実際に機能できなくなるまでは,うつだということになかなか気づきませんか?

アマンダは,自宅でしなければいけないことがまったくできていないと認識するまでは,うつの時期に入りつつあるとは理解できません。夫が手伝わないことや,子どもたちが散らかすことに,怒りをぶつけます。家が汚くなっているのは,彼女が普段よりも長い時間をテレビの前やベッドのなかで過ごしているからだと認識するまでには,いくらか時間がかかります。**あなたも身に覚えがありますか?**

んに気持ちが重いことに敏感に気づいて,つらい一日になると感じます。気づかないではいられないはずです。ところがそのほかの感情となると,もっと微妙で気づくのが難しいことがあります。

躁のときには自分で気づいていない場合がよくあります。気持ちがイ

第4章　気分を認識してラベルづけする　75

ライラしたり怒ったりしているときには，ほかの人のせいだと考えます。心配や不安があれば，目の前の問題や恐ろしい出来事と関連づけて考えるのが一般的です。こうしたとき，私たちは自分の気分に気がついていないかもしれません。なぜなら，経験している気持ちを自分の外側の何かと関連づけて，誰か，または何かのせいだと考えるからです。エクササイズ4.3にあなたの気持ちと気分を探るための質問をいくつかあげました。少し時間をとって，それぞれの質問への答えを考えてください。ひょっとすると，あなたは自分で思っているよりも自分の気持ちによく気づいているかもしれません。もう少しよく見て，手がかりをいくつか集めるだけで，気分が次にどう振れるかの合図になる微妙な変化を認識できるようになってくるかもしれません。それぞれの質問のあとに，ほかの人の答えの例をあげておきます。

　エクササイズ4.3の質問のどれか1つにでも「はい」と答えたのならば，これから紹介する方法を使うと気分の変動を認識するうえで役立つでしょう。ここで紹介するのは，まずよく注意し，何を感じているかについて気持ちのメモをとって，経験していることを気分と結びつけられるようにするという方法です。エクササイズ4.4から始めましょう。

自分の気分をモニターする

　気分や気分以外の症状を定期的にモニターするのには，いくつかの理由があります。たとえば，日々の気分の変化に通じると，気分に影響を与え続けていそうな特定の要因を見つけやすくなります。たとえばあなたは雨の日，または何もすることがないときに，気分が落ち込みますか？あまりにも騒がしいとき，混沌としているとき，あるいは睡眠が十分でないときに，興奮したり，または躁状態になり始めますか？

　自分の気分を定期的にモニターする，あるいはエピソードのはじまりを特徴づけるほかのサインや症状がみられないか注意することで，躁,

軽躁やうつの動向を把握することができます。人によって，最初に睡眠の習慣が変わることに気づくという人もいます。集中するのが難しく感じるという人もいます。まわりの人のことですぐにイライラするようになっている自分に気づくという人もいます。

　ポールはうつになりつつあるとき，仕事以外の時間は寝て過ごすようになります。アマンダは普段よりもずっと心配が増えます。ラクエルは感傷的になり，テレビのコマーシャルを見ているときに泣いてしまうこともあります。トミーはまだ双極性障害とわかって日が浅いため，自分が躁になりつつあるときに何が起こるのかはっきりとわかりませんが，友人の話では躁になると一晩中どんちゃん騒ぎをしたがるということでした。母親はトミーがけんかをふっかけてくると言います。アマンダは自宅が一点のシミもなく清潔になるときは自分が躁になりつつあるとわかっています。

気分グラフ

　次のエクササイズ 4.4 は気分グラフです。1 週間のあいだ毎日，自分の気分を評価するものです。左の欄の評価は重度の躁を表す最高の＋5 から始まり，重度のうつを表す最低の－5 までです。中央の0という評価は，良いとも悪いとも，どちらともいえない気分を表します。

　あなたの気分をもっともよく表している評価の点を毎日○で囲みましょう。週の終わりにそれらの点を線で結んで，気分がどのように変動したかを確かめます。グラフの下の欄に，気分の変化と関係があると思われる状況をどのようなことでもすべて記録してください。ひょっとして数日間薬を服用するのを忘れてしまったということはありませんか？ 眠れなかった，または非常に大きなストレスを抱えていたということはないでしょうか？　これらの手がかりによって，気分の変動と症状の再発を引き起こす原因がわかりやすくなるかもしれません。

第 4 章　気分を認識してラベルづけする　77

エクササイズ　4.4　気分グラフ

このワークシートを使って毎日の気分を記録してください。

月第　　　週	計画	日	月	火	水	木	金	土
躁								
＋5　眠っていない，精神病的	病院に行く	●	●	●	●	●	●	●
＋4　躁，判断力の低下		●	●	●	●	●	●	●
＋3　軽躁	医師に連絡	●	●	●	●	●	●	●
＋2　活力の高まり	行動をとる	●	●	●	●	●	●	●
＋1　興奮しやすい，幸せ	注意深く観察する	●	●	●	●	●	●	●
0　正常		●	●	●	●	●	●	●
−1　元気がない，憂うつ	注意深く観察する	●	●	●	●	●	●	●
−2　悲しい	行動をとる	●	●	●	●	●	●	●
−3　ふさぎ込む	医師に連絡	●	●	●	●	●	●	●
−4　動けない		●	●	●	●	●	●	●
−5　自殺のおそれがある	病院に行く	●	●	●	●	●	●	●
うつ								

気分の変化を引き起こした原因は？

症状を記録する

　人によっては，気分をモニターするよりも身体的な症状，睡眠習慣，思考の変化などをモニターするほうが簡単なこともあります。うつまたは躁のエピソードが始まってきたときに，変化してきていると気づく症状を抜き出し，それをエクササイズ4.5の症状グラフに書いてください。いくつか一般的な例をあげます。

・エネルギーレベルの変化をモニターする
　　　＋5：ものすごいエネルギーにあふれ，じっとしていられない
　　　　0：正常なエネルギーレベル
　　　－5：エネルギーが皆無で，動くことができない

・集中力の変化をモニターする
　　　＋5：あまりにもいろいろな考えが浮かんできて話ができない
　　　　0：正常な集中力のレベル
　　　－5：思考速度が極度に遅い

・自己評価の変化をモニターする
　　　＋5：「私は神である」と考える
　　　　0：自己評価に問題がない
　　　－5：「自分が大嫌い」，「自分にはまったく価値がない」

　モニターする項目を決めたら，－5から＋5までそれぞれその項目がどんなようすかを説明する言葉を書き入れてください。たとえばエネルギーレベルの変化を測定している場合，－2は「疲れている」，＋2は「興奮している」などとなるでしょう。毎日変化をモニターし，グラフにつけてください。
　あなたの症状をもっともよく表している評価の点を毎日○で囲みま

第 4 章　気分を認識してラベルづけする　79

エクササイズ　4.5　症状グラフ

モニターする症状：..

月第　　　週	計画	日	月	火	水	木	金	土
躁								
＋5	病院に行く	●	●	●	●	●	●	●
＋4		●	●	●	●	●	●	●
＋3	医師に連絡	●	●	●	●	●	●	●
＋2	行動をとる	●	●	●	●	●	●	●
＋1	注意深く観察	●	●	●	●	●	●	●
0		●	●	●	●	●	●	●
−1	注意深く観察	●	●	●	●	●	●	●
−2	行動をとる	●	●	●	●	●	●	●
−3	医師に連絡	●	●	●	●	●	●	●
−4		●	●	●	●	●	●	●
−5	病院に行く	●	●	●	●	●	●	●
うつ								
気分の変化を引き起こした原因は？								

しょう。週の終わりにそれらの点を線で結んで，症状がどのように変動
したかを確かめます。グラフの下の欄に，症状の変化と関係があると思
われる状況をどのようなことでもすべて記録してください。ひょっとし
て数日間薬を服用するのを忘れてしまったということはありませんか？
眠れなかった，または非常に大きなストレスを抱えていたということは

ないでしょうか？　これらの手がかりによって，気分の変動と症状の再発を引き起こす原因がわかりやすくなるかもしれません。

気分グラフと症状グラフの活用法

- 「気分グラフ」の主な目的は，症状の再発が始まったときにそれを同定することです。これは気分の小さな変化を見逃さないように注意していれば達成できます。毎日，自分の気分を評価することを習慣にすれば，変化がいつ生じるか，またそれが出来事に対する反応なのか，それとも症状の再発を知らせる，より持続的な変化なのかがわかるでしょう。

- 自分の症状をたどる経験を積んだら，症状が再発しつつあるように思われるときにだけこのグラフを使うことにしてもかまいません。気分，あるいは顕著な症状が安定するまで毎日モニターしてください。

- 薬を変更したことでどのような効果があったのかを，「気分グラフ」または「症状グラフ」上でモニターすることができます。薬があなたの気分やほかの症状に及ぼす影響をみるために，薬を加える，減らす，または別のものに変更するときの気分の軌跡をたどってください。薬の用量が変わるごとにグラフに記録し，あなたと医師が薬の効果をモニターするときに役立ててください。

- 「気分グラフ」と「症状グラフ」は，とくに次の診察まで数週間の期間がある場合など，そのあいだのあなたの状態を精神科医やセラピストに伝えるのに役立ちます。毎日，自分の気分または症状を記録し，それらの改善ないし悪化と関連がある状況はすべてグラフに書き留めてください。あなたと医療提供者があなたの症状の変動をよりよく理解して，極端な変動，あるいは持続的な変動を最小限に抑えるためには何をしたらよいのかがわかりすくなるでしょう。

- 新しい医師またはセラピストの診察を受け始めたときには，自分の気分や気分以外の症状をモニターし，毎回診察に訪れるときにグラ

フを持参することで，医師らがあなたのことや症状のパターンを理解する助けになります。また次の診察までのあいだにどのようなことが起こったのかを，記憶だけに頼るよりも伝えやすくなるでしょう。

82　ステップ2　早いうちに気づく

次の章では？

　このワークブックの目標の1つには，気分の揺れがまだ穏やかでコントロールしやすいうちに変化に気づく方法をお伝えすることもあります。なかには気分の微妙な変化にとても敏感な人もいます。そうした人には本章のエクササイズは必要ないでしょう。しかしうつまたは躁が始まろうとしているサインに気がつけるようになるのに手助けが必要な人もおおぜいいます。気分が変化すると，私たちはそれを双極性障害よりもむしろまわりの物事や人と関連づけて考えがちです。本章のエクササイズを使って，サインに気がつけるようになりましょう。次の章では，重篤な気分の変動と関連するよくある引き金について説明します。気分の揺れについてより多くを知っていることは，気分の変動をよりコントロールできるようになるためのポイントです。

ステップ ❷

第5章

引き金を見分けて，対処法を改善する

この章では…

▶気分の変動を起こしがちな引き金について学びます。

▶あなたの気分の変動の引き金となっているかもしれない状
況や出来事を見分けます。

▶症状が始まったときに自分が自然にどう対処しているかを，
より意識できるようになります。

▶対処の方法が間違っていないかどうかを探ります。

▶気分の変動の引き金，または変動への対処という点で，薬
がどんな役割をはたしているかを考えます。

引き金

　ほとんどの人がそうですが，きっかけがよほどはっきりしているので
ないかぎり，何があなたの気分の変動を引き起こしているのかに気づい
ていないでしょう。人は誰でも，出来事，周囲の人，状況，見聞きする
こと，また周囲の人が話す内容に対して，ポジティブにもネガティブに
も反応します。反射のように素早く反応する場合もありますし，思案
し，検討し，また反芻しているうちにだんだんと反応している場合もあ
ります。いずれにしても，たいていは出来事が終われば反応も終わりま

す。車を停める場所が見つからないときに感じる欲求不満のようなもの
です。場所さえ見つかれば，ネガティブな気分は消えるのが普通です。
しかしときには，出来事つまり引き金が大きくて効果がいつまでも続く，
または小さな反応として始まったものでも，雪だるま式に膨らんでいき，
気分が明らかに変わって動揺をなかなか振り落とせなくなる，といった
場合もあります。

　本章の目標は，気分の変動のきっかけとなってそのまま持続する，あ
るいはうつ，軽躁，躁のエピソードにつながりかねない一般的な引き金
についてお伝えすることです。気分の変動と結びついていそうな事柄を
たくさん知っているほうが，あなたの気分が悪化し始めたときにそうと
気がつくチャンスが増えるでしょう。気分が変動し始めたことに気がつ
けるようになると，全面的なうつや躁のエピソードへと進む前にそれを
防ぐために行動するチャンスも増えます。

　本章のもう１つの目標は，そうした引き金となる事柄に対してあなた
がどのように反応するかしだいで，物事を改善することもできれば，さ
らに大きな問題を生んでしまうこともある，という点への意識を高める
ことです。理想としては，自分の反応をコントロールしたいでしょう。
対処するときに，状況をさらに悪くするのではなく苦しさを和らげる方
法を選びたいのです。第９章以降では，あなたがすでにもっている対処
スキルをさらに強めると同時に，新しいスキルもいくつかお伝えします。
本章では，あなたが今どんな対処法を使っているのかに自分で気づいて，
それから対処戦略を改善する方法にも気づくことで，備えを万全にする
とともに，第９章へ進む用意も整えます。

季節による気分の変動

　予想できるタイミングで気分の変動が起こる場合があります。よくあ
る例は，冬に起こるうつと，春に起こる躁です。季節の変化が気分の
変動の引き金になるケースです。季節性のパターン，季節性感情障害
（SAD）と呼ばれます。一年のなかでも特定の季節に重篤な気分症状が

あらわれそうだとわかっていれば，あらかじめ策を講じておけます。た
とえば春に躁になりやすいならば，医師と相談して気分の揺れを普段よ
りも細かく観察して，症状があらわれ始めたらすぐに対応できるように
備えておけるかもしれません。精神科医に相談して，気分を安定させる
薬を予防的に増やしてもらえるかもしれません。冬の数カ月の大うつ病
を避けるためにも，同じような対策をとることができるでしょう。

　マリアは休暇の季節が大嫌いだといいます。といっても，クリスマ
スのお祝いのために家族がおばあさんの家に集合するのは大好きです。
キッチンから漂ってくるメキシコ料理のタマーレスの匂いは，思い浮か
べただけで唾液がわいてきます。しかしその一方で，大家族が神経にさ
わる部分もあるのです。マリアには兄が3人いて，全員が結婚しており
それぞれ子どもたちがいます。子どもたちは大切ですが，子どもの姿が
あるとマリアがいつ結婚するのかといった質問に必ずつながります。マ
リアは，子どもも夫もいらないと思っていると言いだす気にはなれませ
ん。また，マリアの母親にとってクリスマスは一大行事で，贈りものを
買って包装し，クリスマスカードを家族や友人に送り，全員の好物を料
理します。マリアには，こうしたことすべてについて母親を手伝うだけ
のエネルギーがなくて，そのことで毎年罪悪感を抱きます。冬はクリス
マス休暇があるので，マリアの気分が季節の変化に影響されたものなの
か，それとも休暇の準備のストレスからくるものなのかを知るのは困難
です。両方が組み合わさって影響しているのかもしれません。どちらに
しても，休暇がひょっとすると引き金かもしれないと認識しておくこと
で，マリアは来年に向けて備える計画が立てられるようになります。

ストレス

　ストレスはラクエルにとって気分の変動の引き金になっています。と
くに大きいのは仕事上のストレスです。すべき仕事が多すぎて，こなす
ための時間が少なすぎると，ラクエルは圧倒されて眠れなくなります。
その結果，季節によってうつまたは躁になります。春には薬をきちんと

服用していても，睡眠不足のためによりイライラしとげとげしくなるようです。冬に圧倒された気持ちになると，生産性が上がらない，物事を組織立てる力がない，作業が遅い，また気持ちが混乱している，といったことに対する自己批判につながります。こうした気持ちからうつになる場合があります。困ったことに，ラクエルの仕事は冬と春にいちばん忙しくなりがちです。夏は仕事がゆっくりしていて，ラクエルの症状も夏の数ヵ月にはそれほど大きな変動はないようです。これは偶然かもしれませんし，仕事上のストレスの波を反映しているのかもしれません。また症状のあらわれ方が季節によってちがうために特定の季節には日々の仕事上のストレスに圧倒されやすいことによる結果かもしれません。そこの部分はなかなかはっきりとは見分けられません。ただ，いずれにしても，ラクエルはほかの季節とくらべて冬のはじめと春のはじめには，症状をコントロールするために普段よりも努力しておかなくてはなりません。

人間関係の出来事

　ポールのガールフレンドのアンジーは，ときどき機嫌を損ねてポールからの電話の着信記録に折り返さないことがあります。ポールが何かくだらないことや無思慮なことをして原因を作っている場合もありますし，アンジーがささいな何かに必要以上に反応して原因を作っている場合もあります。どちらが最初にケンカを始めたにしても，アンジーが電話をかけてこないと，ポールはかなり動揺します。ポールは，はじめはアンジーに対して怒りを感じますが，しばらくすると自分を責めるようになって気持ちが落ち込みます。ポールの頭には，アンジーは彼が双極性障害だと知りつつそのまま受け入れてくれる数少ない女性の1人だという考えがめぐります。アンジーは特別な存在で，彼女を失うと考えるのは耐えられません。ふたりのあいだに意見の対立などがとくにないときでも，アンジーが電話をすぐに折り返してこないと，ポールは最悪のシナリオを想像します。待っている時間が長くなればなるほど，おそら

く考えすぎだろうとわかっていながらも，問題が頭のなかでどんどん大きくなります。アンジーを失うのではないかという恐れが，ポールの症状の大きな引き金になっています。

　ジョーの妻のサラは双極性障害ではありませんが，気分が大きく落ち込むときがたまにあります。夫が何かサラが動揺するようなことをしたときにはとくにそうです。夫のジョーは双極II型障害があり，アルコールの乱用歴が長かったのですが，ここ数年は改善しています。ジョーとサラは一緒にたくさんのことを乗り越えてきており，友人からジョーと別れるようにとアドバイスされたときでさえサラは別れませんでした。結果として，今ではサラはジョーの軽躁病的な振る舞いにはとても敏感で，わずかなサインでも気分が悪くなる引き金になります。サラからみれば，ジョーの軽躁は必ずジョー自身もまたふたりの結婚生活も問題に巻き込んできました。先週，ジョーがサラの母親の前で性にまつわる冗談を言いました。症状があるときにしかしない振る舞いです。サラはすぐに徹底的に非難しました。ジョーが軽躁を否定して，ただ笑わせようとしただけだと主張すると，サラはしかりつけて，ジョーのやまいが今までにも大きな問題を引き起こして，乗り越えるのが難しかった数々の時期を並べ立てました。ジョーはサラの気分の変動の引き金なのです。

喪失

　大切な誰かが亡くなった日などは，気分が大きく変動する引き金になります。このたぐいの引き金がいつでもあなたを落ち込ませるとしたら，喪失が起こったことだけでなく，その喪失への対処のしかたにも問題があるかもしれません。ラクエルの兄のスタンにも，双極I型障害があります。スタンは2003年にイラクでの戦争で親友を失いました。それから何年と経った今でも，スタンはそのことを考えるだけで耐えられなくなります。毎年親友が亡くなった日が近づいてくると，スタンはしだいに仲間から遠ざかり，お酒を飲む量が増えて，酔いの勢いで怒りと痛みを鈍らせようとします。ラクエルが電話をすると「それについては話し

たくない」とだけ言います。何度かはラクエルが精神科の診断を受けさせる受診令状を手に入れるほかない状況になり，結果としてスタンは入院することになりました。スタンのうつと物質使用が妄想にまでつながると，兄を取り戻すには入院しか方法がありませんでした。

　トミーの両親は，彼がまだ子どもの頃に離婚しました。トミーには重篤な気分の変動がありましたが，両親はそれがなぜかを知りませんでした。トミーの行動をめぐってケンカが絶えませんでした。父親はもっと厳しくしつける必要があると考え，母親は治療が必要だと考えました。トミーに双極Ⅰ型障害があるとわかるまでには何年もかかり，それまでのストレスに両親の結婚生活は耐えきれませんでした。やがて，トミーは治療を受けて，母親は再婚しました。実の父親はその後トミーといっさいかかわろうとはしませんでしたが，幸いにも，継父はトミーに実の父のように接しました。トミーは父親が自分を捨てたことを怒っていましたが，同時に両親が離婚したことに対しては罪悪感も抱いていました。

　夫婦一般の例にもれず，トミーの母親と継父もときには言い争いをして，それがトミーをどのように扱うかをめぐっての場合もありました。トミーが同じ家に住んでいてふたりの声が聞こえていた頃には，彼らがケンカをするとパニックの感じがわいてきて，気分が落ち込む引き金になりました。トミーにとっては耐えがたい気持ちでしたが，トミーにはそうした自分の反応がうつを悪化させている仕組みを理解できるほどの自己認識はありませんでした。母親と継父の争いがとくに激しくなると，トミーのうつは重篤になり，生きていたくないと話しだしました。いつもそうなると彼らの注目がふたたびトミーに戻るのでした。

睡眠の変化

　睡眠不足は双極Ⅰ型障害のある人の多くで躁の引き金になります。ポールの場合，寝不足が躁の引き金になっているのか，それとも躁だから一晩中起きていたいと思うのか，どちらなのかがいつでもはっきりとわかるわけではありません。ポールはとても創造性豊かです。夜更かし

しながらテレビを見ているときに仕事のプロジェクトのための新しいアイデアを思いつくこともめずらしくありません。彼は創業まもないベンチャー企業のソフトウェア技術者で，いったん新しいアイデアを思いつくと，インスピレーションが新鮮なうちに一気に仕事をしてしまいたいと考えがちです。そんなときはあまりに忙しくて，夜の薬をよく飲み忘れます。朝になる頃には興奮と疲労感とが入り混じった気持ちになります。身体は寝たがっていますが，気持ちは先に進み続けます。さて，どれがはじまりだったのでしょうか。寝不足か，躁病的なアイデアか，それとも薬を飲み忘れたことでしょうか？　決してわからないでしょう。大切なのは，ポールが気分の変化のパターンを認識して，それに対して何か手を打つことです。

　軽躁や躁よりもうつのほうが多い人ならば，スケジュール変更，旅行，騒がしい環境，体調不良などで睡眠不足になると，うつの症状にとてもよく似た疲労や無気力を感じるかもしれません。悲しい気持ちも，動揺するような考えを引き出し，意欲を失わせ，また活動を減らして，そうしたことがすべて気分の悪化を雪だるま式に強めていくかもしれません。

感傷的なこと

　ラクエルは感傷的で，テレビのコマーシャルを見ているときや，悲しい出来事を思い出したときに涙ぐみます。今日は教会で司祭が戦争で亡くなった人々を悼む話をしました。ラクエルは，兄スタンの友人で，イラクで亡くなったチャールズを思い出しました。チャールズのことは何年も思い出していませんでしたが，ラクエルはすぐに泣き出しました。チャールズの死を知った当時にどれほど悲しかったかだけでなく，スタンがどれほど打ちのめされていたかも思い出しました。チャールズの両親の目に浮かんだ虚ろな表情を思い出して，彼らが今日のような日には今でも感じているだろう痛みを想像しました。

　ラクエルにとって，こうした感傷的な出来事，悲しい出来事があると，

その日一日の調子がそれで決まりかねません。悲しい思考が1つあると，ほかの悲しい出来事を思い出します。悲しい記憶1つから，あっという間にほかの悲しい記憶，悲しんでいる人，悲しい瞬間などを連想します。日曜日の礼拝の終わりを告げる音楽が聞こえてきてはじめて，思考の世界にさまよいこんで礼拝のすべてを逃したことに気がつきました。歩いて帰るときに，悲しい思考を手放そうと自分に言い聞かせましたが，もう間に合いませんでした。その日は友人たちと出かける予定でしたが，いまやそんな気分ではありません。ラクエルは家にいて，悲しい映画を見ながら，ナッツとマシュマロ入りのチョコレートアイスクリームを2リットル近くも食べながら，自分を哀れに思っていました。そんな状況になる傾向が自分にはあると，ラクエルは知っていました。自分でも，その行動に名前をつけて，「惨めさにどっぷり漬かる」と呼んでいました。彼女の一部は，気分が雪だるま式にさらに膨らまないうちに乗り越えなくてはならないとわかっていましたが，また別な部分は，その状態に妙な心地よさを感じていました。友達と出かけて社交的に振る舞うのはいつでも少し苦手でした。テレビ，アイスクリーム，孤独，そして悲しさ——それなら，どうしたらよいのかをよく知っていました。

ポジティブな出来事

　気分症状の引き金になるのは，ストレスが強い出来事や悲しい出来事だけではありません。ポジティブな出来事も，寝不足につながる，薬を指示どおりに飲む妨げになる，自分は大丈夫でもう薬はいらないと考えさせるようになるといった場合には，悲しい出来事と同じ効果を及ぼします。良い例は赤ちゃんが生まれる場合でしょう。もしもあなたが出産する前から気分の変動がある女性ならば，出産したあとに気分症状の新しいエピソードに引き込まれやすいといえます。あなたが出産するわけでなくても，家族に新しく子どもを迎えたり，子犬を飼い始めたりすると，睡眠が乱れて気分症状の引き金になるかもしれません。

問題を放置する

　時間とともに自然に解消されたり，気にしなくてもよくなったりする問題もなかにはあります。一方で，いつまでも煩わされ続けて，再発したり，それについて考えることをやめられなくなったりしてストレスになる問題もあります。たとえばマリアは，上司が，彼女が同性愛者だということで差別をすると考えています。はっきりと何か言われたことはありませんが，オフィスのほかの女性と比べて，扱いが明らかにちがいます。上司はマリアと一対一で話すときは敬意を払いますが，スタッフミーティングのときに，ときどき彼女に向かって敵対的でわざとらしい態度で話し，ほかの人たちの前で恥をかかせます。経験からマリアは証拠がない状態で差別したと誰かを非難できないことを知っています。そのため，これまで上司とそのことで話をするのを避けてきました。気にしない，無視しよう，彼の欠点を許そう，などと自分に言い聞かせようとしています。しかし動揺するようなことを上司がすると，それが頭から離れなくなります。友達や家族に話し，嫌がらせの現場を実際に見た何人かの同僚たちとさえ話します。動揺する出来事があってから数週間は，朝起きて真っ先にそのことを考え，夜寝ようとしているときに考え，教会でさえ考えている自分に気がつきます。そして気がつくとそのことであらためてはじめから怒りを感じ直しています。出来事を頭のなかで再現して，そのときその場でこんなふうに声を上げて上司に説明を求めればよかった，と思う台詞を加えます。

　マリアの場合こうした状況がうつの引き金になります。マリアにもそれがわかっていますし，問題を放置すると，危害を加えている人ではなくて自分自身を傷つけることも知っています。ただ，マリアは，困難な問題や心無い人々に立ち向かうのは，とくに立ち向かった結果何が起こるかを心配する理由がある場合には，難しいことも知っています。マリアは，クビになるだろうか，意見を言うと上司のさげすむような行動がひどくなるだけだろうかと考えます。マリアは今の仕事が好きで，仕事を失う可能性のあることはしたくありません。それが彼女のジレンマで

す。

引き金を認識できるようになる

　うつまたは躁の時期をひととおり過ごしたあとで，何が症状の引き金だったかを振り返ろうとすることはめずらしくありません。症状がいつ始まったかは，たとえば薬を飲むのをやめた，出産した，などのようなかなりはっきりとしたきっかけがあったのでもないかぎり，なかなか思い出せないものです。ストレスの強い出来事として失職した，パートナーと別れたなどということがあっても，それは気分の変動の原因ではなく結果かもしれません。引き金をよく知ろうとすると，まわりの人からいくらか助けてもらいながら，しばらく症状を観察し続けなくてはならないでしょう。第4章では気分症状を観察するための戦略をいくつか学びました。同じ戦略を使って，気分症状の引き金となっているかもしれない出来事に気づくことができます。

　何がうつを引き起こしたかは覚えていても，何が躁につながったかは覚えていない，ということはよくあります。それだからこそ，家族，友人，医師やセラピスト，あるいは同僚などに手助けしてもらう必要があります。症状が始まったときにあなたのまわりにいた人なら誰でもかまいません。あなたの症状が始まったときに何が起こっていたか，あなた自身が覚えていなくても，まわりの人が思い出せるかもしれません。エクササイズ5.1に，過去にあなたの症状の引き金となったかもしれない出来事や状況を書き出してください。

　気分の変動が起こるはっきりとした引き金がとくになかった，という場合もあります。単に朝起きてみたら気分が悪かっただけかもしれません。そんなときには，これはきっと悪いことが起こる予感にちがいない，目覚めたときのベッド上の位置が良くなかった，悪夢を見た，またはベッドを出るときに右足から降りたのが良くなかったのだ，などと自分に言い聞かせるかもしれません。何が気がかりだったのかがあとになってそ

第5章 引き金を見分けて，対処法を改善する　93

エクササイズ 5.1 あなたの引き金を認識する

以下の空欄に，あなたが躁またはうつの症状のはじまりと関連があると考える出来事を
いくつか書き出してください。あなたをよく知ってくれている人に頼んで，助けてもら
いながら例をいくつか記入しましょう。

	あなたのうつ症状の 引き金となった出来事	あなたの躁症状の 引き金となった出来事
季節的なこと		
ストレスの高い出来事		
人間関係の出来事		
喪失		
睡眠の変化		
感傷的なこと		
ポジティブな出来事		

の日のうちにわかる場合もあるかもしれませんが，説明できない場合も
あるでしょう。単に疲れている，お腹が空いている，あるいは体調をく
ずしつつあるのかもしれません。ホルモンの変動が影響しているかもし
れませんし，薬の副作用，季節性のアレルギー，または髪を切ったら気
に入らなかったということも考えられます。引き金になる事柄はたくさ
ん考えられます。とはいえ，たとえ引き金を具体的に絞り込めなくても，
気分の変動は認識して症状を和らげられるようになります。

対処戦略

　気分が良くないときによくなろうとするのは，人間として自然な性質
です。なるべくくつろげるようにしたり，気持ちを落ち着かせようとし
たり，元気になろうとしたりするでしょう。どうするとうまくいくか，
またはうまくいかないかを見つけるのは，たいてい試行錯誤になります。
あなたもすでに，少なくとも少しのあいだなら気分が良くなるけれども，

実際には逆に気分が悪くなる方法があることを知っているかもしれません。アルコールはその良い例です。不安を減らすため，夜寝つくため，またはまわりに人がいる状況で気持ちを楽にするためにアルコールに頼る人もいます。しかしアルコールを普段から飲んでいたり，過度に飲んでいたりすると，実際には睡眠が妨げられ，別な問題を生む発言や行動をするようになり，また仕事効率が落ちます。食べ物で落ち着こうとするのも，よくある例です。炭水化物，砂糖や油を多く含む食品は，一時的に気持ちが良くなりますが，体重が増えてかえって自分に対するネガティブな気持ちにつながります。

　そこで2つの目標があります。1つは，あなたがすでに使っているポジティブおよびネガティブな対処行動に気づけるようになって，次に気分の変動が起こるときに備えることです。2つ目は，新しい対処戦略を発達させるか，またはこれまでに使ってきた対処戦略をさらに有効に活用できるようにして，別な問題を生み出さずに症状だけを和らげる見込みを高めることです。

気分が晴れる事柄

　ほとんどの人が，出来事への自分の反応が実際には対処行動になっていることに気づいていません。たとえば，アマンダはうつになりつつあるときには，眠るか，少なくとも眠っているふりをします。気持ちが乱れているときやイライラしているときには，家族に向かって叫ぶことでストレスを発散します。こうした行動は理想的な反応とはいえませんが，アマンダが圧倒されているときには，対処を助けます。ほかにも，教会へ行って友人に助けを求める，カウンセラーを訪れるという場合もあります。

　ラクエルの場合，気づく間もなく基本的な対処方略に逃げ込んでいます。ストレスを減らそうと甘い物を食べるか，または問題に向き合わずに何時間でもパソコンで「ソリティア」のゲームをします。回避していると，ひとまず気分が晴れます。しかし残念ながら，この方法で対処し

ているうちに，ここ数年で体重が40 kg近くも増えてしまいました。ラクエルはそれで自己嫌悪を感じてきましたが，新しい対処方略を身につけようと思うほどではありませんでした。今はラクエルは気持ちが滅入るときにはその場を物理的に離れることで対処できるようになりつつあります。ベッドから出る，またはカウチを降りる，アパートを出る，シャワーを浴びる，スーパーマーケットへ出かけるなど，ネガティブな思考から注意をそらせることならなんでもかまわないのです。

　ジョーは気持ちが高ぶっているときにも，落ち込んでいるときにも，お酒を飲むかギャンブルをします。ミゲルは欲しかったものを買い込みます。トミーは双極性障害と診断されてからそれほど経っていないために，症状が自分にどのような影響を与えるのかがあまりよくわかりません。気分が良くないときには，自分の問題の責任を，まわりにいる人に本能的に押しつけます。対処行動とは呼べないかもしれませんが，トミーにとってはジョギングをするとストレスを解消しやすくなります。また，ジョギングはペースを落とすのを助けてくれて，迷走する思考を穏やかにし，眠りやすくしてくれます。

　ポールはコントロールを失うことがとても嫌なので薬を必ず指示どおりに服用するように心がけていますが，それでも絶対にうまくいくとはかぎりません。ストレス，仕事，季節の変化などで，ときどき気分が変動します。普段は人がまわりにいる状態が好きなポールですが，気持ちがすぐれないときには，誰も彼も避けている自分に気がつきます。この対処戦略が良い場合もあります。刺激を減らしますし，家族やガールフレンドが質問をしすぎたり，彼を「治そう」としたりするときにはイライラするのを避けられるからです。ただし，まわりの人を避けている時期が長くなりすぎると，本来は彼を不調から引っ張り出してくれるはずの支援や手伝いを受けられなくなるので，問題になります。

　こうした対処戦略は，一時的とはいっても，やはり役立ちます。問題を完全に解消するわけではありませんが，その人の気持ちをいくらか晴れやかにします。少し時間をとって，あなたが気分を良くするためにど

96   ステップ2　早いうちに気づく

エクササイズ 5.2   対処行動

以下に分類をあげましたので，最近気分が落ち込んだ，困った，イライラした，または
高揚したときにそれに対処するためにあなたが使った方法をいくつか思い出して，当て
はまる分類項目の下に書き出してください。また，いちばんよく頼る方法を○で囲んで
ください。

何かを買いこんだ（例：慰めとなる食べ物，お酒）

気を紛らせた（例：テレビ，インターネット）

物質を使用した（例：タバコ，薬物）

人を頼った（例：話をした，一緒にいた）

何らかの活動をした（例：運動，料理）

回避または先延ばしした（例：ベッドから出ない，人と会うのを避ける）

自己表現した（例：創作的な活動，叫ぶ）

そのほかの対処行動

んな行動をとっているかを考えてください。エクササイズ5.2を使って，
あなたが自分で気分を良くするためにしているとわかる行動を書き出し
てください。わかりやすいように，なるべく最近の状況について考えま
しょう。もしも何も思いつかないようなら，これから先1週間ほどのあ
いだ，自分を少し観察しましょう。気持ちがすっきりしないときに注目

して，自分自身がどう対処しているかを観察しましょう。それからエク
ササイズ 5.2 に取り組み，あなたの対処行動を書き出しましょう。

対処リソースを使う

　対処行動となると，ネガティブな何かを取り除くよりも，ポジティブ
な何かをつけ加えるほうが簡単なのが常でしょう。たとえば，クッキー
を食べるのをやめるよりも，野菜や果物をもっと頻繁に食べるようにす
るほうが簡単です。同じように，新しい能力を身につけるよりも，すで
に身についている能力を活用するほうが簡単です。新しい友達を作るよ
りも，すでに知っている誰かに電話をかけるほうが簡単です。

　対処リソースは，たとえ自分で気がついていなくても，誰もがもって
います。対処リソースは個人的な性質で，たとえば知性，ユーモアのセ
ンス，料理の腕，親しみやすさ，などといったものがあります。そうし
たリソースがあるから，その日を無事にすごし，嫌な出来事を乗り越え，
症状に対処できます。個人的な信念も対処リソースになります。たとえ
ば信仰心，人間性への信頼，強い職業倫理といったものから，成功への
願い，家族に対する責任感，将来への希望といったものまでさまざまで
す。

　あなたの世界にいる人々も，対処リソースになってくれるかもしれま
せん。たとえばポールのガールフレンドのアンジーは，ポールにとって
は，一緒にいるだけで喜びを感じて，自分自身を好きだと感じさせてく
れます。ポールの両親，兄たち，姪たちも支援を頼りにできる人たちで，
気分が落ち込んでいるときにポールは実際に彼らを探します。マリアの
職場の友人たちは笑わせてくれるし，アマンダの教会の友人たちは抱え
ている問題を反芻しないですむように気を紛らせてくれます。

　活動も対処リソースの1つです。ポールはスポーツを楽しみます。テ
レビでサッカーやホッケーを見たり，実際のゲームを観戦しに行ったり
すると，お気に入りのチームがライバルチームに負けているとき以外は

98　ステップ 2　早いうちに気づく

エクササイズ 5.3　対処リソースにできるものは？
以下に，対処するときによりどころにできるリソースの分類をいくつかあげます。あなたが今もっているリソースを見つけて，分類項目の下に書き出してください。毎日のように使っているものでなくてもかまいません。

　対処するうえで助けになる自分の性質

　前に進み続ける力を生み続けてくれる自分の信念

　頼めば支援してくれる人

　安堵感がいくらか得られる活動

　過去に助けてくれた専門家たち

気持ちが軽くなります。ラクエルの兄のスタンは，ピアノを弾いて，気分を動揺させる思考から注意をそらします。トミーは気持ちが高ぶるとジョギングをします。アマンダは家を掃除します。

　専門家に助けを求めることも，明らかに対処リソースです。ポールは精神科の先生が好きですし，アマンダはカウンセラーを信頼しています。どちらのケースでも，治療を受けると，症状があらわれ始めているときに自分で気づいたり，悪化するのを防いだり，うつまたは躁の時期を切り抜けたりするための力を高めてくれます。

　エクササイズ 5.3 で，その日一日，または苦しい時期，あるいは気分症状があらわれている時期を切り抜ける助けになる対処リソースのリストを作ってください。

環境を変える

　アマンダはこれまで，怒りとイライラが頂点に達したときに仕事を辞めるという行動をくりかえしてきました。彼女にとって，この行動は軽躁または躁の症状です。仕事環境から離れた状態は，それこそアマンダが必要としていることでした。ただ，必要なときに素早く離れるのではなく，同僚や上司と対立してはじめて立ち去っていたので，たいていは結果として辞職するか解雇を言い渡されることになりました。ケンカや口論の場面，または刺激が多すぎる環境から立ち去るのは，悪い考えではありません。気をつけなければならないのはタイミングです。

　環境を変えると少し時間を稼げますので，そのあいだに思考をまとめて，怒りを静め，落ち着いて，自分に何が起きているかをよく考えられるようになります。感情の高ぶりを静めやすくなると，よく考え抜いてから賢明な決断ができます。しかし，環境を変えるタイミングをうまくつかめずに，その場を離れる必要を無視し続けて，コントロールを失う状況にまでなってはじめて立ち去ると，新しい問題を生むだけです。ジョーはここ数年はお酒を飲まずに真面目にすごしていますが，過去に飲みすぎたときには，妻のサラはとてもイライラしました。飲むのをやめるようにと言ってもジョーが聞く耳をもちませんでしたので，サラは言うのをやめました。ジョーが飲み始めて不愉快な振る舞いを始めると，サラは子どもたちを実家の母に預けてショッピングに出かけました。家計にそれほど余裕があったわけではないので，高価な買い物をすることはまずありませんでした。実際にたいていは何も買いませんでした。それでもサラにとってはジョーから離れるだけで良い効果がたくさんありました。ショッピングを終えると，友人を訪ねたり子どもたちを迎えに行って映画に連れていったりしました。ジョーが自宅でお酒を飲んでいるあいだ家に帰らないですむなら何でもよかったのです。サラにとって，環境を変えることは，夫の飲酒問題そのものは解決しませんでしたが，それに対処するのを助けて，あとから悔やむかもしれないような言葉を口走るのを抑えてくれました。

環境を一時的に変える戦略は，多すぎる刺激やイライラを減らしてくれる場合には助けになります。苦痛の元になっている人から離れることも，あなたがその人に向かって爆発する前にそうできれば理にかなっています。騒々しい家，レストラン，商店街などは，集中力が落ちているときや思考が迷走しているときには，手に負えないかもしれません。ちょっと失礼して，状況から離れると対処しやすくなるでしょう。

ジョーは過去には環境を変えるためにお酒を飲んでいましたが，夫婦関係に問題を生み，子どもたちには悪い見本となり，ジョー自身も翌日仕事へ行くのがつらくなりました。酔っぱらうのはジョーの対処行動の1つでした。ストレスになる思考，心配，また問題から注意をそらしてくれて，さらに妻と子どもたちが彼を避けて家から出ていくというおまけのメリットまでありました。でもジョーが本当に欲しかったのは，束の間現実から離れてリラックスするための静かな時間でした。そうと自分で気がつくまでには，何年もの時間と，家族を失うかもしれないという脅威と，いくらかのセラピーとを必要としました。今では，症状を和らげるために環境を変える必要があるときには，妻に事情を話して，彼のための時間を作る方法を一緒に探すだけです。

今の環境そのものが症状に対処する妨げになっているのならば，場合によっては，環境を永続的に変える必要があるかもしれません。そうした環境としては，精神科の治療を受けることに反対する人と一緒に暮らしている，アルコールや薬物を避けるのが難しい，過度なストレスがかかる職場環境，季節性感情障害になりやすくする条件がそろっている，精神科の治療が受けられない，といったものが考えられるでしょう。

健康的な習慣を強める

ほとんどの人がそうですが，あなたもおそらく健康的な対処戦略と不健康な対処戦略とを混ぜて使っているでしょう。不健康な対処は，一般に素早く，簡単で，即効性の，ただし一時的な安堵感をもたらします。健康的に対処すると，より持続的な効果が生まれます。好ましくない対

第5章　引き金を見分けて，対処法を改善する　101

エクササイズ　5.4　なぜ対処行動を変えるのか？

エクササイズ 5.2 から対処行動を 1 つ選んで，それを減らす，または増やすと決めてください。その対処行動の頻度を変えるメリットとデメリットを考えてください。

使う頻度を減らしたい対処行動：

使う頻度を増やしたい対処行動：

そのように変えることのメリットはなんですか？　どのように役立ちますか？　そのように変えるにあたって，難しい点は何ですか？

処法は，素早く安堵させてくれるように思えるので，ほとんどの人が衝動的に使います。しかし本当に効果がより高いわけではありません。効果がより高いように思えるだけです。対処するときの習慣を変えようとする場合には，努力するだけの意味があるのだと納得していなくてはなりません。

　あなたが普段からよく使う対処行動を書き出したエクササイズ 5.2 に戻って，変えるだけの価値があると思えるネガティブな対処行動，またはもっと頻繁に使うべきだと考えるポジティブな対処行動を 1 つ選びましょう。そしてエクササイズ 5.4 に取り組み，選んだ対処行動を変えたときのメリットとデメリットを考えてください。

対処スキルを高める計画を立てる

　このワークブックではここまでに，あなたの気分がどのように変動するか，何が症状の引き金になっているか，あなたが普段どのように対処しているか，といったことへの理解を深めてきました。第 6 章以降で

102　ステップ2　早いうちに気づく

エクササイズ　5.4【記入例】　なぜ対処行動を変えるのか？〈マリア〉

エクササイズ5.2から対処行動を1つ選んで，それを減らす，または増やすと決めてください。その対処行動の頻度を変えるメリットとデメリットを考えてください。

使う頻度を減らしたい対処行動：

使う頻度を増やしたい対処行動：
　気に障ることを言われたら，回避するのではなく，そうとその人に伝えたい。

そのように変えることのメリットはなんですか？　どのように役立ちますか？　そのように変えるにあたって，難しい点は何ですか？
　率直に話をするほうがよい。私が何も言わなければ，その人は失礼なまま逃げてしまう。自分を弁護しなければいけない。相手が私の気持ちを読み取ってくれるのを期待できない。その人がどう反応するかがわからないので，決して簡単ではない。

は，症状をコントロールするためのスキルをたくさん学びます。あなたがこれまでにも気分の変動のある時期をいくらか経験してきているのならば，おそらく対処のための方法をすでにいくつか見つけているでしょう。そのなかには，効果のある方法もそれほど効果のない方法もあるかもしれません。本章のポイントは，あなたが日頃から使っている自然な対処法を見分けて，苦しさから一時的にしか開放されないたぐいの戦略に頼る頻度を減らし，効果のある戦略を意識的に選べるようになることです。エクササイズ5.5を使って，あなたの対処能力を高めるための目標をいくつか設定してください。ここで決めた戦略を，エピソードの合間に練習して，うつまたは躁で実際に使わなければならなくなったときにはよく身についていて自動的に行動できるようにしておきましょう。このワークブックを読み進めながら取り組んでいくうちに，対処リソースが増えて，症状をより効果的に管理できるようになるでしょう。

第 5 章　引き金を見分けて，対処法を改善する　103

エクササイズ 5.5　対処スキルを強める

以下のそれぞれについて，気分の変動に対処するためにこの戦略をもっと頻繁に使える
ようになるための目標を設定してください。

対処リソースを使う（どれを使うか？）

環境を変える（どんなときに役立つか？）

自分の気持ちをくじくたぐいの行動は避ける（代わりに何をするか？）

健康的な習慣を強める（どんな健康的な習慣をすでに身につけているか？）

次の章では？

　本章では気分の変動の一般的な引き金を紹介しました。ここで学んだ情報を，第4章で取り組んだエクササイズと組み合わせることで，症状がコントロール不能になる前に気がつくための早期警告システムを作っていくことができるでしょう。また，気分の変動に対処するための簡単な戦略もいくつか学びました。症状が悪化しつつあると感じたときに使うと，いくらかコントロールを取り戻すことができてくるかもしれません。次の章では，気分を良くするものではなく，悪くする一般的な事柄に注目します。本章で学んだもののほかにもさらに新しいスキルが身につくでしょう。気分を悪化させないですむようになりましょう。そうすると，第7章以降で学ぶスキルを使って気分症状を改善するチャンスが生まれます。

ステップ **3**

悪化させない

ステップ❸

第6章

気分を悪化させる事柄を避ける

この章では…

▶気分を悪化させる可能性のある行動について学びます。

▶心でつぶやいている言葉のなかから，症状を悪化させる可能性のあるものを見分けます。

▶絶望的な考えや自殺念慮に対処するための新しい方法を見つけます。

　気分を良くするためにできる行動もありますが，逆に症状を悪化させる行動もたくさんあります。たとえば気持ちが憂うつなときには，悲劇的なテーマの映画を見る，悲しい歌を聴く，過去に失った何かについて考えるといった行動はうつを悪化させます。もともと気分が沈んでいるからそうしたものに引きつけられるのかもしれませんが，そのままそれにさらされていると，気分がますます悪くなります。

　同じように，気持ちがイライラしているときには，騒がしくて混雑した場所へ出かける，テレビでニュースを見る，マイナス思考の人と一緒にいるといった行動をとると，ますます不機嫌になってしまうでしょう。「どうせすでに気分が悪いのだからたいして変わらない」と自分に言うかもしれません。しかし，気分を良くしたいのならば，どうしたら気分をそれ以上悪化させないですむかを考えることにしましょう。

108　ステップ3　悪化させない

　本章では双極性障害の症状を悪化させるおそれのある一般的な考えや
行動を学びます。あなたにとって馴染みのあるものもあるかもしれませ
んし，気分の変動と結びつけて考えたことはなかったという行動や考え
方もあるかもしれません。たとえば，気持ちが高揚したり躁の状態になっ
たりすると，夜の活動と刺激を渇望しがちになる人がいます。こうした
ものは症状を強めてコントロールを難しくします。なぜなら夜間の睡眠
時間が減ると軽躁や躁は悪化するためです。睡眠不足を補うために昼寝
をしようとしても，普段の睡眠・覚醒サイクルが乱れると気分の変動が
悪化することがわかっています。

　気分の変動が始まろうとしている初期のサイン（第3章・第4章参照）
に気がつけるようになったならば，次の課題は気分の振れを大きくしな
いことです。本章で紹介する例を読み進めながら，あなたが避けたいと
思う事柄，またやめたいと思う習慣をリストに書き出してください。書
き出したら，気分の変動をコントロールできるようになるための計画に
それを加えましょう。

気分の変動を悪化させる心のつぶやき

　何かを自分自身に言い聞かせるのは，人間として自然なことです。気
分が良いときなら，何ごとも大丈夫，応援しているスポーツチームが必
ず勝つ，などのように信じ込めます。気分が悪いと，自分は失敗する運
命なのだ，苦しい状況にあって手も足も出ない，などと確信してしまう
でしょう。たとえ考えを裏づける本物の証拠が何ひとつなくても，私た
ちはとても上手に言い聞かせて自分を説得できるのです。身体が伝えて
くる本能や気持ちを信頼しているのです。なぜならそうしたものがたし
かに正しいこともあるからです。

　残念ながら，心のなかでつぶやいて自分に言い聞かせる傾向は，気分
をコントロールしようとする努力に逆効果に働くと，状況を悪化させか
ねません。以下に，双極性障害などの気分障害を管理するために何かを

決断しなくてはならなくなったときに心につぶやきがちな内容をいくつか紹介します。あなた自身がつぶやいたことのある内容があるようなら，こうした考えが気分の変動をコントロールできるようになるという目標をどう妨げるかを考えてみてください。気持ちを指針にするのではなく，生産的ではない思考を理屈でしっかり考えましょう。

「私は心のやまいではない」

たとえば双極性障害の診断のような良くない知らせを告げられた不愉快な経験があるのならば，何らかの思考に抵抗する気持ちはおそらくおわかりでしょう。慢性の心のやまいの診断を告げられるのは，診断が間違っていないと思ってもつらいものです。たとえそれまでに何年もやまいとともに生きてきて，治療を受けていたとしても，心理的にも感情的にも診断を遠ざけたいと思うのは自然です。これは一般に「否認」と呼ばれるもので，たいていは状況を悪くします。

否認は，私たちにとって感情的にも心理的にも受け入れられない情報を受け取ったときの，正常な反応です。何かが不快で，苦痛で，自分について思っていることと矛盾するときに，それがもたらす心地悪さから私たちを守ってくれます。あなたが，よく眠れなくて疲れ果てているのに，まわりの人に「大丈夫。いえ，本当に，元気です」と話すときに作用しているのは否認です。気分がかなりイライラして，気持ちが高ぶった感じがして思考が迷走しているのに，自分自身に向かって「私の問題じゃない。まわりのみんなが神経にさわることをしているだけだ」とつぶやくとき，これも否認です。うつを解消するには薬を服用しなければならないとわかっているけれども，飲みたくないとします。このときに，気分が良くなってきているし，エピソードは「自然に過ぎる」，と信じ込むために使うのも否認です。

否認は通常，無意識のうちに作用します。否認している自覚がないので，修正するのは難しいかもしれません。否認していないかどうかを確認し続けるには，気分症状について話すときの自分自身の言葉に耳を傾

けるとよいでしょう。気分が悪いにもかかわらずほかの人に「大丈夫」と話すとき，あなたは問題を抱えていることを否認しています。気分が悪いことを否認するのは，一方では家族になるべく心配をかけないようにするためという側面もあるかもしれませんが，もう一方で，あなたは自分自身に向かって問題なんてないと説得しようとしています。気分症状があるという考えに抵抗するのではなく，医師の治療上のアドバイスにしたがって，気分の変動をコントロールするための新しいスキルを身につけましょう。気分の変動を否認しているかもしれないと自分で思うならば，第12章のエクササイズに取り組むと，受け入れやすくなるかもしれません。

「努力するのはうんざりだ」

　うつによってエネルギーは乏しくなり，意欲は失われ，精神的に鈍く，絶望的になります。そのせいで，薬を飲まず，医師の診察に行くのもやめ，自分の疾患をコントロールしようなどという果てしない闘いに見切りをつけてしまったほうがましだろうと思いこんでしまうこともあるでしょう。疾患をコントロールするのに必要な努力のせいで，ときには精神的にも感情的にもへとへとに疲れきってしまうことがあります。そうした感情に対処するために，自分の疾患をコントロールしようとするのを一時的に休む人もいます。2, 3日のあいだは自由な感覚を味わえるでしょう。しかし残念ながら，状況はかえって悪化してしまいます。

　努力するのはもううんざりだからやめてしまいたい，と思うのは正常な感情です。仕事にうんざりしたとき，学校が嫌になったとき，小さな子どもの世話にほとほと疲れてしまったとき，借金から抜けだそうとするのに疲れたとき，ふさわしいパートナーを見つけようと努力するのにうんざりしたとき，人はそのように感じるものです。自分の疾患をコントロールしようと努力する一方で，このように生活に四苦八苦しているとしたら，特別に疲れきってしまったとしても当然です。ときに生活は非常に大変になるかもしれません。こうした時期に対処するには，たく

さんのネガティブなことと帳尻が合うように，生活にポジティブなことを加える必要があります。何か楽しみにする好ましいこと，あなたを喜ばせてくれる，または微笑ませてくれる人，仕事で長い一日を終え急いで家に帰る理由があれば，それらを支えにもちこたえ，自分の最好調の状態でいるために努力することができるでしょう。生活のなかにポジティブなことがないならば，今からそれらを加えていきましょう。第15章に例をあげていますが，想像力を駆使して，あなたの生活を好調でいるために必要な努力をするだけの価値があるものにしてください。

　薬物療法からも心理療法からも必要なものが得られなくて，努力することにうんざりしてしまったのならば，あきらめるのではなく何かを変える方向で考えるとよいかもしれません。自分で判断して薬の服用をやめるよりも先に，まず臨床家に悩みを話しましょう。覚えておいてください，薬を急にやめると再発のリスクが高くなります。臨床家に相談してもまだ納得できないようならば，セカンドオピニオンを求める時期かもしれません。

何かを変えるべきとき

　人生でときどき何かを変えたくなるのは普通のことです。誰もが，髪型を変えたい，新しい家に引っ越したい，家の外壁のペンキを塗り替えたい，部屋の模様替えをしたい，新しい趣味や習い事を始めたい，仕事を変えたい，あるいは生活全体をもっとわくわくするものにしたい，といった衝動に駆られることがあります。ほとんどの場合，そうした変化は何の問題もありません。しかし，一度に変えようとすることの数が多すぎたり，しっかり考えなかったためにさらに大きな問題につながったりすると，効果はマイナスになります。軽躁や躁に関連する気分の変動は，たいてい新しいアイデアと衝動（考える前に行動する傾向）に満ちあふれています。上向きの気分と理屈が一緒になると，劇的ともいえる変更で，たとえば仕事を辞める，浮気をする，高価な買い物をするといっ

112 ステップ3 悪化させない

エクササイズ 6.1 変化は良いアイデアだろうか？

自分で論理的に考えたり，または信頼できる人に助けてもらったりしながら，あなたが考えている大きな変化について，以下の質問への答えを出してください。実際に行動する前に，自分で出した答えをよく検討してください。

- 私は本当にこの変化を望んでいるのだろうか。
- それは私の時間とエネルギーを費やすだけの価値があるのだろうか。
- 私はどれほどの努力を進んで注ぐつもりだろうか。
- ほかの人はこれを良い考えと思うだろうか。
- 私は変わりたいという漠然とした衝動に駆られているのだろうか。それとも現状を本当に不満に思っているのだろうか。

たことがすべて理にかなっていて正当だと思ってしまいかねません。しかし，そうした強い衝動に負けてしたがってしまうと，状況が悪くなることがおおいに考えられます。

感情と距離を置く

　変化を求める衝動に対処するための戦略の1つは，変わろうと考えてからその考えにしたがって行動を起こすまでのあいだに，しばし時間をおくことです。その休止時間のあいだに，検討している変化についてよく考え，長所と短所をくらべて，あなたにとって最善の決定をすることができます。エクササイズ6.1に人生で何か大きな変化を起こしたいという衝動を感じる時期に考えてみる価値がありそうな質問をあげます。

24時間ルール

　24時間ルールは，あなた自身やあなたの大切な人とのあいだに交わす約束です。普段のあなたならしそうもないことや，ほかの人が反対しそうなこと，または何かリスクをともなうことにかかわる決断または行動をするときには，24時間だけ先延ばしにする，というルールです。今日良いアイデアであるならば明日になっても良いアイデアですから，24時間先延ばしにしても害はないはずです。決断または行動を24時間

遅らせたことで，そのあいだにこのワークブックのほかの方法を用いて，自分の考えをよく検討できるようになります。そうすれば行動しようと決意したときに，後悔するような行動をとることもないでしょう。もし24時間では十分でないというなら，48時間ルールにしてもよいでしょう。トミーは旅に出たいという自分の衝動的欲求に負けてしまう前に24時間ルールを用います。ラクエルは商店街で過剰に買い物をしたいという衝動に駆られると，24時間ルールを用います。アマンダは夫を叱りつける前に24時間ルールを用います。そして，もしその問題が夫婦の衝突のリスクを冒すに値するなら，それは翌日になっても重要な問題だろうと考えます。冷静になるための24時間を自分に与えると，がみがみと夫に食ってかかる代わりに要領よくその状況に対処できる可能性が高くなります。

小さく変える

もし変化を求める衝動が軽躁または躁によって駆り立てられたものであると確信したなら，症状をコントロールするために必要な予防措置を講じたうえで，その欲求を満たすために自分が変えることができる何か小さなことはないかと自分自身に尋ねるという戦略もあります。新車を買う代わりに，今もっている車を洗い，ワックスをかけることはできないでしょうか？ 新しいアパートに引っ越す代わりに，今のアパートをもっと魅力的に，あるいはもっと整然となるように変えられませんか？ もっと大きな場所を手に入れる代わりに，ものを整理整頓し，より広い空間を作り出すことはできませんか？ どうしても髪の色を変えたいという衝動に駆られたら，一時的なカラーリング剤にしてはどうでしょう？ それなら気が変わったときに洗い流せます。極端な髪型に切ってしまう前に，試しにスタイリングのしかたを変えてみてはどうでしょう？ あるいは髪をスタイリングしてほしいと友達か美容師に頼んでみてもいいでしょう。外見を一新したい場合は，新しいものを購入するのではなく，手持ちの洋服を活用して試してください。アクセサリーが必

要ならば，無駄にお金を費やして後悔しないように，まずディスカウント店やリサイクル店に行ってみてください。ボーイフレンド，ガールフレンド，恋人，または配偶者を変えるというように，より大々的に変えたいという場合は，効果的な決断について説明する第16章を先に読んでください。

気分の変動を悪化させる行為

薬の服用をとばす

　薬を飲まないと事態は悪化していくものです。ほんの数回分の服薬をしないだけで，体内の薬物の濃度が下がって薬の効果が失われ，有害になるかもしれません。なかには一種の個人的な反抗として薬の服用を短期間だけやめる人もいますが，それで傷つくのはその人自身です。

　もし自分に薬を飲み続ける必要があると納得できないなら，または投薬計画を変更する必要があるように思うなら，何らかの行動をとる前にまず，そのことについて医師とよく話し合ってください。双極性障害の症状があなたの考えを変えて，薬を服用したくないと感じさせている場合もありうることを覚えておいてください。何かを劇的に変える前に，時間をかけて，あなた自身の考えをよく評価してみてください。

ハイな状態のままでいる

　抑制がきかなくなる前のハイな状態（ポジティブな気分の変動）が楽しくて，その状態を引き延ばそうとする人がいます。躁の本格的なエピソードへと発展させずに，軽躁の状態でいたいと望んでいるのです。残念ながら，そのようにうまくいくことは滅多にありません。軽躁は，双極Ⅰ型障害のある人では簡単に躁へと進展します。長い目で見れば危険を冒してまでハイな状態を維持する価値などないとほとんどの人が言いますが，それでもハイを長引かせようとする行動はよくあることで，必然的に事態を悪化させてしまいます。

軽躁のときは，その症状のために衝動的に行動したいと感じていても，ほとんどの人がまだ論理的に考えられます。ハイのままでいたいと感じる衝動は無視しにくいかもしれませんが，たいていはあなたのなかにもう１つの部分があって，その部分が躁がもたらしかねない結果に苦しみたくないと考えています。気分が高揚し始めたときに悪化させる行動をしないように，次にその状況になったときに何をするかの計画をあらかじめ作っておいた方がよいでしょう。計画は簡単なものでかまいません。軽躁があなたにどんな影響を与えるか，また症状を抑えるためにできることをしないとどんな結果になるかを思い出すために，メモを作るだけでもよいでしょう。メモを作ったら，いざというときに探さないですむように，たとえばメモボード，スマートフォンやパソコンのデスクトップなどのようにすぐに見られるところに置いておきましょう。

トミーは明らかな躁病エピソードに何回か苦しんできましたので，このエクササイズを試してみようと思いました。トミーがインデックスカードに書き出してからベッドルームの鏡の縁，目の高さほどに貼ったメモを紹介します（エクササイズ 6.2【記入例】）。トミーの例を読んだら，エクササイズ 6.2 であなた自身の計画を作ってください。

トミーの例にならって，エクササイズ 6.2 にあなたがハイまたは躁になりつつあると感じたときにすることの計画を作ってください。できたらコピーを作って，すぐに取り出せる場所に置くか，信頼できる誰かに託してください。このたぐいのワークシートが威力を発揮するのは，必要なときにすぐに取り出せて，アイデアがあなた自身のものだった場合だけです。やってみましょう！

睡眠不足

眠れなくなるというのは軽躁と躁の症状ですが，これも問題を悪化させると思われます。気分障害における睡眠パターンに関する研究で，睡眠不足は双極性障害の人を躁にさせる可能性があることが明らかになっています。睡眠不足は旅行や，就寝時に問題について考える，残業して

116　ステップ3　悪化させない

エクササイズ 6.2 ハイな状態でい続けることの忘れてはいけないリスク

ハイでい続けたいと思う衝動に負けないために，自分に向けてアドバイスを書いてください。

エクササイズ 6.2【記入例】 ハイな状態でい続けることのリスク〈トミー〉

ハイでい続けたいと思う衝動に負けないために，自分に向けてアドバイスを書いてください。

　　ハイでい続けたいと思ったらするべきこと

　　　　　　　　　　　　　　　　　　　　　　　　　トミーより

前にも同じ経験をしている。また経験してはいけない。

ハイな状態で暮らし続けられそうに思えるのは幻想にすぎなくて，しかも負の側面がともなう。

ハイな状態は，嘘をついて，誘惑して，安全だと思い込ませようとする。

でもちがう！

ハイな状態は，病院と屈辱へとつながる。そこへ行ってはいけない。

覚えておこう，躁になるリスクをともなわないでも気分を良くして楽しむ方法はたくさんある。

前にも同じ経験をしている。また経験してはいけない。

働く，夜にわずらわしい騒音を耳にする，就寝が近いときに楽しい活動に夢中になるといったことが原因となって起こることがあります。これらの理由で睡眠不足になると，たちまち不眠症になり，眠りに落ちることができなくなってしまうのです。睡眠研究者のほとんどは，毎日同じ

頃にベッドに入り，同じ頃に目覚めることを勧めます。症状を悪化させないために，次のような簡単なルールを守ってください。

(1)徹夜を避ける。
(2)良い睡眠を確保できるように旅行のスケジュールをたてる。
(3)心配事に取り組むのはベッドに入る前にする。

怒り

　過去にうつの期間を経験したことがあると，症状が再発したときに自分自身を腹立たしく思ってしまいがちです。しかしうつに陥ったことについて腹を立てたところで，ますます気分が悪化するだけです。またしてもうつ病エピソードを経験しつつあるという事実に落胆していると，ますます惨めになり，エピソードから抜け出すことがいっそう難しくなってしまいます。双極性障害を抱え，またしてもうつに苦しまなくてはならないことを腹立たしく思うこと自体はかまいません。あなたには怒ったり，欲求不満に感じたり，失望したりする権利があります。しかしながら，いちばん良いのは，いらだつ気持ちを認め，その怒りから抜け出せるよう働きかけることができるようになるまで，怒りを手放すことです。怒り狂ったままでいたら，その怒りの炎にますます油を注ぐだけです。

自分を守るための計画を作る

　状況を悪化させないためには，いくらか計画が必要です。あなたの気分の変動を悪化させる要素をあらかじめ知っておいて，この次に気分が高揚しすぎたり落ち込みすぎたりしたときにはそうした要素を避けると決めなければいけません。何をどのように避けるのかを思い出させてくれるものが必要になります。エクササイズ 6.3 を使って「自分を守るための計画」に取りかかりましょう。まず，あなたのうつまたは躁を悪化

118 ステップ3 悪化させない

エクササイズ 6.3 自分を守るための計画

私のうつを悪化させる可能性がある事柄	それに対して私がしようと思うこと

私の躁を悪化させる可能性がある事柄	それに対して私がしようと思うこと

させるおそれがあるとわかっている事柄のリストを作ってください。それから，その事柄についてそれぞれこの次に症状が悪化し始めたら何をするかを書き出してください。本章で紹介する例のなかに思い当たるものがあれば，それもすべて含めてください。何があなたの気分の変動を悪化させているかがよくわからないのならば，家族，友人，または医師かセラピストに手伝ってもらって，一緒に考えましょう。あなたをよく知っている人なら，最近あなたの気分が良くない状態から最悪の状態に振れたときのことを話してくれるかもしれません。

　ラクエルが本格的な躁病エピソードを経験したのはずいぶん前のことです。しかし実際には，ときおり軽躁になることがあります。ラクエル

第6章　気分を悪化させる事柄を避ける　119

エクササイズ 6.3【記入例】　自分を守るための計画〈ラクエル〉

私のうつを悪化させる可能性がある事柄	それに対して私がしようと思うこと
過去について考えること。 自分の欠点と失敗をリストアップすること。	気分転換に食事を作る。 自分の子どもたちのことを考える。
テレビで悲しい映画を見ること。	ベッドから出てテレビを消し，そして別の部屋で何かをする。
母親から電話で「アドバイス」を受けること。	誰からかわかってから電話に出る。つまり，気分が良くなったら母親に電話をする。
ワインを飲むこと。	気分が落ち込んでいるときにはワインを買わない。
私の躁を悪化させる可能性がある事柄	**それに対して私がしようと思うこと**
ショッピングモールで買い物をする，とくに大売出しのときに。	躁のときにはショッピングモールを避ける，または買い物を必要な物だけに制限する。
夜遅くインターネットサーフィンをする。	朝にEメールをチェックする，または夕食のすぐあとにネットにつなぐようにする。
家族の集まり（人が多すぎる，騒がしい）。	家族の集まりには参加しない，または早めに帰るようにする。
徹夜でテレビを見る。	テレビを見るのではなくて，ベッドに入って本を読む。

のエクササイズには，症状があらわれたときにそれを悪化させないようにするための彼女の考えが示されています（エクササイズ6.3【記入例】）。

自殺を考える

　死または自殺に関する思考がもっともらしく，または心地良く感じられることがあります。ひどいうつ状態になると，自分には死ぬしか選択の道はないと確信しかねないほど，暗い考え方をするようになることも

あります。これらは，自分の命を奪うことを企てるうちに，しばしば自分自身に対する有害な行動へといたってしまう恐ろしい考えです。気分にまかせて自殺について考え続ける時間が長くなると，気分がますます悪化して，衝動的に行動するリスクが高まります。

　自殺念慮はさまざまな形態をとります。もっとも重篤な形態では自殺をするよう命じる声が聞こえてくることがあります。これは幻聴で，うつのときに脳のなかで生じる生物学的な変化が引き金となって起こります。あなたの真の考えではありません。自殺念慮のより穏やかなものには，死に関する漠然とした考え，またはただ逃げ出してしまいたい，消えてしまいたいという願望などがあります。中程度では，そうなるよう必ずしも自分で何かをするわけではなくても，死んでしまうならそれはそれでかまわない，と考えることがあります。平和に眠りに落ち，そのまま目が覚めなければいいのに，と願う人もいます。

　死または自殺について考えるというのは通常，未来について絶望に駆られたり，何も変えることができないと無力感に襲われたりした結果です。自分の問題に対してほかに何の解決策も考えられず，がんばって続けていく理由がまったく見あたらないとき，死が許容可能な選択肢であるかのように思われ始めることがあるのです。しかし選択肢はほかにもあります！

警告！
- 自殺をめぐる幻想は非常に誘惑的になりえます。生きるよりも死んだほうがいいという考えへあなたを巧みにいざなってしまう可能性があるのです。
- 自殺をめぐる幻想は偽りの安らぎを与えることがあります。それはあなたをだまし，死はあなたの問題の妥当な解決策であると信じ込ませてしまいかねません。
- 自殺をめぐる幻想は，あなたを欺き，誰も気にしないだろうと思わせてしまいます。幻想のせいで，自分などいないほうがみんな都合

第 6 章　気分を悪化させる事柄を避ける　121

が良いという偽りのイメージを作りあげてしまいます。自分がいな
くなったあとの嘆きと苦痛をみえなくします。あなたを救うことが
できなかったことで家族や友人がもつ罪悪感を想像できなくなって
しまうのです。

• 幻想はあなたにとって危険なだけではありません。ほかの人にとっ
ても危険な基準を設定してしまいます。自殺を図った親をもつ子ど
もは自分自身も自殺を図る可能性が高くなります。自殺は，あなた
を愛してくれる人たちの行く末も似たように運命づけてしまうこと
があるのです。

自殺念慮があるときにすべきこと

　最後の最後になるまで助けを求めるのを待たないでください。自殺に
ついて具体的に考えている，あるいはそれほど明確ではないにしても，
別に死んでもかまわないという思いが浮かんでしまうことに気づいた
ら，そのことについて誰かに相談してください。家族に話すか，医師に
電話をしてください。あるいは聖職者に助けを求めてもいいでしょう。
自殺幻想など自分で歯止めをかけるからとたかをくくってはいけませ
ん。

　もし以下のうちのいずれかを経験した場合には，助けを求めてくださ
い。

• 自殺念慮（実行方法をめぐる幻想など）。
• 死への漠然とした考えがくりかえし生じる。
• 死んだ人，または死にかけている人をうらやましく思う。
• 自分の所有物を人に譲っている。
• 家族，友人，またはペットに別れを告げている自分の声が聞こえる。
• あなたがいなくても生きていくよう，人に心の準備をさせ始めてい
る。
• 自分のまわりにある，自殺を図る助けとなりうるものに目が留まる

ようになる。

- 過剰服用にいたるに十分な量を所持するために，ひそかに薬を蓄え始めている。
- 薬の注意書きが自殺の処方箋のようにみえる。

このワークブックの目標はうつと躁の症状がコントロールできないほど強くなる前に予防または緩和する方法をお伝えすることです。自殺についていえば，自殺が魅力的な考えに思え始めてしまう前に予防するのです。気分の変化を観察するためのエクササイズを使って，できるかぎり薬を一貫して服用し，そしてここまでに紹介した症状をコントロールするための方法を学べば，うつと躁のエピソードがコントロールを失うほど悪化するのを止められるでしょう。

生きる理由

自分の生活をより良いものにする機会を得るには，何か新しいことを学べるくらいの期間は生き続けていなくてはなりません。死と死ぬことについての思考を撃退するために，エクササイズ6.4に取り組んでみてください。あなたの生きる理由をあげるのです。人生は生きるに値するのだろうかと疑問に駆られたときのために備え，あらかじめ計画を立てましょう。調子が良くないとき自分自身に思い出させたいことをあげてください。

ポールは一連の深刻なうつを2，3度経験し，薬を過剰に服用して自殺を試みたことさえありました。生き続ける理由を考えることで，死にたいという願望から抜け出そうと取り組んだことを覚えています。ポールが書いた生きる理由のリストを例に示します（エクササイズ6.4【記入例】）。あなた自身の計画を立てるときの参考になるでしょう。

希望をもつ理由

自殺念慮を抱いてしまうほど落ち込んだ気持ちになると，自分の問題

第6章　気分を悪化させる事柄を避ける　123

エクササイズ 6.4　生きる理由

生き続けていく理由をあげてください。人生について暗い考えを抱き始めたら，もう1
日がんばれるように，リストを見返してこれらの理由を思い出してください。

どうしてこの世を去るべきではないのか

誰のために生きるのか

失ったら残念だと思うもの

未経験のこと

自分にとって重要なこと

エクササイズ 6.4【記入例】　生きる理由〈ポール〉

生き続けていく理由をあげてください。人生について暗い考えを抱き始めたら，もう1
日がんばれるように，リストを見返してこれらの理由を思い出してください。

どうしてこの世を去るべきではないのか
　僕には，自分の人生でしたいことがある。
　僕は，途中で投げ出すやつじゃない。
誰のために生きるのか
　母，祖母，ガールフレンド，親友，姪，弟
失ったら残念だと思うもの
　ホッケーの試合，スーパーボール，ソーセージピザ，セックス
未経験のこと
　新車を買いたい。
　グランドキャニオンを見たい。
　スキューバダイビングを習いたい。
自分にとって重要なこと
　家族とアンジー

を解決するには死ぬしかないかのように考えてしまうことがあります。スランプから抜け出せる自信を一時的に失ってしまったのかもしれません。ほかの人が励ましてくれたり，良くなれると信じてくれても，それを過小視してしまうのは，それがそのときのネガティブな考えと一致しないからです。未来について期待を抱くに足る十分な理由はあるかもしれませんが，ひどいうつのときには視野が狭くなり，考えを曇らせてしまい，そうした理由がみえなくなってしまうのです。だからこそ，希望をもつべき理由を，より自信や希望を抱いているときにリストにしておくのがいちばん良いのです。そうしておくと，うつになってしまったときにそのリストを読み，もっとポジティブな見方が可能だということ，希望を抱くべき理由があると自分でもどこかでちゃんとわかっているということを思い出せます。エクササイズ 6.5 に未来には希望があると信じる理由をあげてください。

　ときどきこのリストを見直し，希望をもつために考えつく新しい理由を加えてください。人生は生きるに値するのだろうか，と疑問に思い始めたときに見ることができる場所に，リストを保管してください。

　臨床家は，たとえきわめてあいまいであろうと，あなたの自殺念慮を深刻に取り上げます。あなたもそうすべきです。人生は生きるに値しないかもしれない，あるいは眠りに落ちたままもう二度と目が覚めなければいいと漠然と考えていたのが，いつしか自殺しようと積極的に計画するようになってしまうこともありうることを，臨床家たちは知っているのです。死が念頭にあることをほのめかすようなコメントをすると，臨床家，家族や友人たちはときには過剰とも思われる反応をすることがあります。彼らが過剰に反応するのは，あなたがどの程度実際にそのような考えにしたがって行動してしまいそうなのかがわからないからです。あなたは死について考えると気が楽になるかもしれません。しかし彼らは，焦燥をともなった恐れと，あなたの健康に対する責任を感じるのです。彼らを失うことについてあなたが心配していない瞬間でも，彼らはあなたを失いたくないと思っているのです。

第 6 章　気分を悪化させる事柄を避ける　125

エクササイズ　6.5　希望をもつ理由

希望をもつ理由を書き出したリストを作ってください。以下の質問が参考になるかもしれません。

- 自分が今していることで，改善への期待がもてることは何か。
- 気分を落ち込ませる問題は一時的なものだと考えられる可能性はあるか。
- 過去にもこうした苦しい時期を乗り越えたことがあるか。
- どうしてほかの人は，私の未来に希望があると信じるのか。
- うつでないときには，どんなことに希望を感じるか。

エクササイズ　6.5【記入例】　希望をもつ理由〈アマンダ〉

希望をもつ理由を書き出したリストを作ってください。

　　　私が希望をもつ理由

私には，私を愛し，困難なときにも耐えていけるよう助けてくれるたくさんの人がいる。
私は以前うつになり，希望を失ってしまったことがあった。しかし再びそれを取り戻した。
私は強い人間である。出産に耐えられるのなら，この状態だって耐えることができる。
私はうつになるといつもこのように考えてしまう。でもそれは過ぎていくだろう。
私には生き延びていけるように援助してくれる良い医師と良いセラピストがいる。
子どもたちは，私に希望を抱かせてくれる。
私はまだ新しい薬を試し始めたばかりである。医師は，この薬によってこの状態から抜け出せるだろうと考えている。
私は，自分のためにできることがもっとたくさんあることを知っている。

次の章では？

　双極性障害の症状があるときになんとかして気分を良くしようとするのは，本能的ともいえる反応です。残念ながら，気づかないうちに状況を良くするよりもむしろ悪くしている場合が多々あります。本章ではうつと躁の症状を悪化させかねないさまざまな状況，活動，また反応を説明しました。本章の目標は，そうした事柄に対するあなたの認識を高めて，何が起こっているかに気がついたときに，さらに悪化するのを避ける，または止められるようになることでした。次の章でも引き続き同じテーマで見ていきますが，今度は思考パターンに注目しながら，それしだいで症状を悪化させかねない点について学びます。また，ネガティブな感情をますます強める思考をコントロールするためのスキルも学びます。目指すのは，あなたの対処戦略を，本能的だけれども役に立たないものから，気分を実際に良くするものへと切り替えることです。

ステップ **❸**

第**7**章

感情に思考をコントロールさせない

この章では…

▶気分がどのように思考に影響を及ぼすかを探ります。

▶あなたの気分と行動とのつながりを見つけます。

▶反応しすぎないようにするための新しい方法を生み出します。

　双極性障害の症状のような気分の変動にくりかえし悩まされ続けてきた人の多くは，感情に人生を支配されているようだと訴えます。人生を振り回す気分の変動に対してなすすべがないかのように，無力感を抱いています。本章では，気分の変動があなたの思考や行動の選択にどのように影響を与えていて，それに対して何ができるかを学びます。

思考と気持ち

　このワークブックにここまで取り組んでくるとそろそろお気づきだと思いますが，気分の変動をコントロールするための戦略の中心にあるのは，気分と行動と思考のそれぞれの結びつきです。ここでは思考と気持ちの結びつきをさらに詳しく説明します。おそらく自分でこれまで思っていたよりも感情はコントロールできるのだとあなたも気づくでしょ

う。思考，気持ち，また行動が互いにどのように影響し合うかがわかれば，対処しようとするときにもさまざまな選択肢から選べるようになります。

気分は姿勢に強く影響する

気分が悪いと人生の展望までネガティブになる，と気づいたことはありますか？　普段よりも自己批判的になって，将来の見通しは暗く，世界は苦難に満ちて希望はほとんどないように思えます。気分の良い日にもそうした見方をいくらかしているかもしれませんが，気分が悪いと，ネガティブな考えに注意が集中していつまでもくよくよしやすくなります。これは，気分が，あなたが自分自身，将来，まわりの人たち，また世界をどのように眺めるかにおおいに影響するからです。

気分がポジティブに振れる状態，または軽躁や躁にともなう多幸感を経験していれば，高まった気分が自分を過剰にポジティブに眺めさせることに気づいたかもしれません。自信が強くなって，チャンスは無限に思われ，まわりの人にはあなたが普段よりも魅力的で面白く思われるかもしれません。双極スペクトラム障害の人の多くがそうですが，あなたも，多幸感がいらだちへと切り替わるとそうしたポジティブな思考があっというまに暗くなるのをよくご存じではないでしょうか。自分については良く考え続けるかもしれませんが，まわりの人があなたの人生に干渉してくる，バカにみえる，あるいは支配しようとしているようにみえ始めるかもしれません。気分が普通に戻ると，自分の姿勢がそれほど劇的に変わっていたことを覚えていなかったり，そのときの状況ではそれが論理的な考えだったのだと信じていたりするかもしれません。

気分は行動の選択にも強く影響する

気分が大きく変動して，気分に影響された姿勢が強いと，行動の選択にも影響を及ぼすようになるかもしれません。たとえばイライラした気分があって，他人に対してネガティブな見通しで接していると，子ども

たちや同僚が自分を妨げているように思えて，当り散らすことになるかもしれません。不安な気分で恐ろしい見通しをもっていると，悪い結果を予想して，問題を解決しようとしたり情報を集めたりしないかもしれません。多幸的な気分で怖いものなしの見通しをもつと，何ごともうまくいくと思うので，不必要なリスクを冒しかねません。こうした状況はどれも，気分が行動の選択をコントロールする例です。ほかにも，まわりの人を遠ざけて孤立する，考えずに行動する，好ましくない決断をする，支払えないほど高額の買い物をする，またアルコールやストリートドラッグで自分を治療しようとする，といった行動もよくあります。

気分が変動すると，過剰に反応しやすくなる

　双極性障害はうつや躁のエピソードの最中に，またときにはエピソードとエピソードの間にも，悲しみ，いらだち，興奮，不安，怒りといった強い感情を生み出します。これらの感情，または気分の変動は，不安な状況に対して過剰な反応をする傾向を強めます。たとえばアマンダはうつ状態にあると，すべきことがあまりにもたくさんあるときにいっそう圧倒されがちになります。先週は，日曜日の午後になって息子が次の日の朝が締め切りの学校の学習課題があり文具を買う必要があるのだと言いだしました。アマンダはその日，しなくてはならないことがすでにたくさんありました。そのため土壇場になってこのようなことを言われ，ひどく頭にきました。そのうえその課題が2週間前に出されていたことを知り，血が煮えたぎるように感じました。息子はほんの中学生でしたが，アマンダは腹を立て，息子に対し，無責任で，思いやりがなく，彼女がどれほど一生懸命働いているかをわかっていないと文句を言いました。息子は謝り，自分の部屋に行きました。彼女は冷静になったあと，どなりつけてしまったことで気がとがめました。そのため自分の用事はあと回しにし，息子を店へ連れていって学習課題を手伝ってやりました。アマンダはうつでないときでも，何らかの状況で自分のスケジュールが乱されるのが好きではありません。しかし通常は，ささいな物事に過剰

に反応して子どもたちをどなりつけたりはしません。

　あなたも気持ちが圧倒されていることに気づいた経験はありますか。アマンダの例（エクササイズ7.1A【記入例】）を見てから，少し時間をとり，エクササイズ7.1Aに気持ちが乱れた最近の出来事，頭をよぎった考え，およびその状況にどのように反応したかを書き記してください。

　あなたの気分の変動があなたを過剰に反応するよう仕向けてしまいます。しかし出来事に対してどのように反応するかは，その状況に対してあなたがどう考えるかで決まるのです。アマンダはたしかにもともと悪い気分でした。しかしそれにしても息子に対してこれほど強く反応したのは，息子の要求が彼女の時間や彼女がどれほど一生懸命働いているかを彼が評価していないということを意味していると彼女が考えたからでした。というのも，もし息子が彼女の時間を尊重していたのなら，土壇場でやっかいをかけることなどしないだろうと，その瞬間に思ったからです。この状況において，実際には宿題の課題を忘れていた子どもの問題にすぎなかったのに，アマンダは問われているのは自分だと考えてしまったのです。

　アマンダが息子に対してとった反応は感情的でした。外的な出来事がどのようにしてそうした感情的な反応の引き金となりうるかは容易に理解できます。あなたも経験からわかるかもしれませんが，うつと躁の期間中に生じる感情の変化は，何も特別なことなど起こっていないときでさえ，感情的な思考をかき立てる可能性があります。ここでもう1つ，アマンダの例を紹介します。

　うつはアマンダを沈んだ気分にさせ，状況がやがて改善するだろうなどとは考えられなくします。自分の問題について考えれば考えるほど，ますます絶望的な気持ちになってしまいます。「生活がこんなにめちゃくちゃなんて，信じられない。私は決して借金から抜け出せないんだわ。家のことや子どもたちのこと，それに仕事もきちんと続けていくことはできないわ。もうあきらめてしまったほうがいいんだわ」，彼女はこのように自分に言います。朝，起きたときにこのように考え始めると，ベッ

第7章 感情に思考をコントロールさせない　131

エクササイズ **7.1A**　出来事，思考，行動——圧倒される

あなたにとって 引き金となった出来事	あなたの思考	それにどう対処したか

エクササイズ **7.1A【記入例】**　出来事，思考，行動——圧倒される〈アマンダ〉

アマンダにとって 引き金となった出来事	アマンダの思考	アマンダがそれに どう対処したか
息子が，土壇場になって，しなければならない学習課題があると話した。	彼はいい加減で，思いやりがない。私がどれほど一生懸命働いているか，どれほどたくさんするべきことがあるかを理解していない。	息子をどなりつけ，嫌な思いをさせた。あとで気がとがめたので，彼を店へ連れてき，学習課題を手伝った。

ドから起きあがる気も，家族と会話をする気も，支払い期限が過ぎていることを承知している請求書を支払う気さえもなくなります。うつは彼女の思考に影響を及ぼし，ネガティブで絶望的な思考にしてしまいます。嫌な気分と暗い考えの両方のせいで，朝起きてまた一日を始めていこうという意欲がなくなってしまうのです。ベッドのなかにとどまったまま，夫に子どもたちの世話をさせ，請求書をもう1日，机の上に置きっぱなしにしてしまいます。

　このアマンダの例は，うつの期間に気分が思考と行動の選択にどのように影響を及ぼすかを示しています。しかし同じことが気分が高まる時

期に起こることもあります。トミーは最近2回の躁病エピソードの最中に，しばらくのあいだ多幸的な気分を感じました。しかしその後，イライラして腹が立ったのです。これもまた，気分が行動に影響を与える例です。

トミーは両親の家へ一緒に夕食をとるために行ったとき，イライラしていました。母親は，彼が落ち着かないようすで普段よりも歩き回っているのに気づきました。そして彼に薬を飲んだかと尋ねました。トミーはカンカンに怒りました。「僕の薬のことについてはほっといてくれよ。僕はあんなものを飲むのが大嫌いなんだ。母さんは，そのことでいつも僕にしつこく聞いてばかりいるじゃないか。どうして僕を怒らせるんだよ。その話をもちださずに，一晩過ごすのは無理なの？ 帰るよ」トミーはドアをバタンと閉めて外に出ました。そして自分の車に乗り込み，あっという間に走り去りました。彼は友人の家に行き，ビールを2，3本飲んでようやく落ち着いて，自分のアパートに帰ることができたのです。あなたも似た経験をしたことがありますか？ 少し時間をとってエクササイズ7.1Bに取り組み，イライラした気持ちがあなたをどのように過剰に反応させるか，例を書き出してください。

うつの場合と同様，躁によっても感情をかき立てる思考が自然に生じてくることがあります。たとえば，突然すばらしい考えがひらめいて，そのことで良い気分になるということがあるかもしれません。自然発生的な創造的な思考やアイデアは非常にわくわくするものであり，たとえそれがその時点で実際的ではなかったとしても，追求してみたいと思うことがあるでしょう。

ポールはもともととても創造性豊かな人です。軽躁または躁のエピソードが始まろうとしている時期になると，創造的なひらめきが溢れ出してくるかのような経験をよくします。たとえば，ある夜，眠れなかったので遅くまでテレビを見ていました。そのときに学習困難の子どもたちのための新しい読書プログラムに関するコマーシャルを目にしました。読むのがとても難しいと子どもにとってどんな感じだろうと自分の

第7章 感情に思考をコントロールさせない　133

エクササイズ 7.1B 　出来事，思考，行動——イライラする

あなたにとって 引き金となった出来事	あなたの思考	それにどう対処したか

エクササイズ 7.1B【記入例】　出来事，思考，行動——イライラする〈トミー〉

トミーにとって 引き金となった出来事	トミーの思考	トミーがそれに どう対処したか
母親がトミーに，薬を飲んだかと尋ねた。	母は僕のことに口出しをする。母は僕をしつこく悩まそうとしている。僕が薬を飲むのが大嫌いなことを知っているのに，母はまだその話をもちだしてくる。	母親に向かってどなった。夕食を食べずに出ていった。自分の車でさっさと走り去った。落ち着くまでビールを飲んだ。

身に置き換えて考えているうちに，コマーシャルで流れていたものよりもはるかに優れたプログラムのためのすばらしい考えを思いつきました。ポールは，考えを書き留めるためにコンピュータのところへ行きました。午前3時に疲れてきていることに気づき，翌朝8時までに起きなくてはならないことを思い出しました。彼は自分自身のことをかなりよく理解し，自分がこの3時間のあいだしていたことがエネルギーの躁病的な爆発だったと気づきました。もし一晩中寝ないでこの計画に取り組んだら，躁がさらに悪化するかもしれないとわかっていました。ナイト

テーブルの上にある薬箱を見て，まだ薬を飲んでいなかったことに気づきました。今薬を飲んだら，目覚まし時計が鳴っても寝過ごしてしまうでしょう。そのため彼はコンピュータの電源を切り，薬なしで寝てみました。しばらくのあいだ寝返りを打っていましたが，その後目覚まし時計が鳴るまで数時間，眠りに落ちることができました。

　ポールの新しい考えは，時間を費やすに値するほどすばらしいものだったかもしれません。つまり，計画が問題なのではありませんでした。タイミングが問題だったのです。自然発生的な考えを追っていくうちに，晩の薬を飲むのを忘れてしまいました。そして起きていられる時間よりもずっと遅くまで起きて過ごしてしまったのです。その結果，翌日ポールは仕事でへとへとに疲れましたが，考えが疾走し始めていました。それは躁があらわれてきている症状でした。

　あなたもポールのような経験をしたと思われるときのことを考えてください。そしてそれについて，エクササイズ 7.1C に書き留めてください。都合の良い時間を待たず，すぐにその場で行動を起こさずにはいられないように感じたとき，どんなふうだったかを思い出してください。躁状態のときには，事態が実際以上に緊急であると思ってしまうことがあります。そして今すぐに行動しなければ，自分のすばらしい考えをすべて失ってしまうように思うことがあるのです。そのために眠ることができなくなり，薬を飲むのを忘れてしまうとしたら，その行動は新しい問題を生むかもしれません。

　紹介した各例は，感情の状態によって，内的または外的な出来事に対して過剰な反応をする場合があるようすを示しています。あなたの反応はその状況に対するあなたの評価に基づいています。つまり，あなたがそれについてどのように考えるかということです。上で説明したように，うつまたは躁によってかき立てられた思考は感情によって歪められていることがあります。気分しだいで，過剰にネガティブであったり，過剰にポジティブであったりすることがあるのです。もっと重大な問題は，感情的な反応と状況についての考えによって，その状況にどれほどうま

第 7 章　感情に思考をコントロールさせない　135

エクササイズ 7.1C　出来事，思考，行動——軽躁

あなたにとって 引き金となった出来事	あなたの思考	それにどう対処したか

エクササイズ 7.1C【記入例】　出来事，思考，行動——軽躁〈ポール〉

ポールにとって 引き金となった出来事	ポールの思考	ポールがそれに どう対処したか
テレビのコマーシャルを目にしたが，それは読み書き障害について創造的な考えを促すものだった。	すばらしい考えを思いついた。テレビで紹介されたものよりはるかにすばらしい。忘れてしまわないうちに，今すぐ取り組んだほうがいい。この考えで僕は大もうけをするだろう。	ベッドから出た。晩の薬を飲まなかった。午前３時までコンピュータに向かっていた。仕事に行かなくてはならなくなるまで，数時間しか寝なかった。

く対処するかが決まってしまうということです。もし物事を正確にとらえていなければ，必ずしも常にその状況にうまく対処できるとはかぎらないでしょう。

思考の誤り

　ここからのエクササイズのねらいは，気分があなたの知覚を歪めて過剰に反応させているときに，そうと認識できるようになることです。過

剰に感情的な思考が生じるときにそれをとらえられれば，自分の反応に
コントロールされるのではなく，それを自分でコントロールすることが
できます。そのための方法の1つは，過剰に感情的に考えているときを
自覚することです。その状態に気づくことができれば，論理的に考えて，
良い行動方針を選ぶことで，反応をコントロールするチャンスが増えま
す。

　歪曲した考えをとらえるためには，何を探すべきかを知らなくてはな
りません。うつと躁の思考への影響のしかたにはいくつか一般的なパ
ターンがあって，思考の誤りと呼ばれます。これから，うつのときと躁
のときに陥りやすい一般的な思考の誤りを説明していきます。こうした
思考の誤りのうちいくつかでも自覚できれば，間違った方向へ導かれて
しまう前に歪みを修正する機会を得られるでしょう。

　いちばんよくある誤りは，状況を完全に理解するために必要な情報が
そろう前に結論へ飛躍することです。結論への飛躍は，ほかの人や出来
事について推測や仮定をするときに起こります。概して，抑うつの気分
のときの推測はネガティブであったり，気分を害するものとなります。
多幸的な気分であるなら，推測は過剰にポジティブになる可能性があり
ます。イライラしているときには，推測で自分の怒りの炎をますますあ
おってしまうでしょう。人は通常，気分に一致した結論に飛ぶものです。
不安に感じているときには恐ろしいことを予測するでしょう。嫉妬深く
なっているときには，裏切りなど実際になくとも，裏切られているよう
に感じてしまいます。腹が立っていると，まわりの人が何かネガティブ
な意図をもっているかのように予測してしまいます。

　結論への飛躍をめぐる問題は，それらの結論がしばしば正しくないと
いうことです。早合点にしたがって行動すると，間違うかもしれません。
結論への飛躍のしかたは実にさまざまです。たとえば心の読みすぎ，先
読みの誤り，破局化，自分への関連づけがあります。以下でそれぞれに
ついて説明しますので，あなた自身がそうしたパターンで考えてあとか
ら自分が間違っていたと気づいたときのことを思い出してみてくださ

い。

　以下では，結論への飛躍につながりやすいこうした思考パターンを1つひとつ説明します。あなたにとってお馴染みのパターンもあるかもしれません。それぞれの思考の誤りに関連して，過剰な反応につながる前に誤りを修正するための戦略も紹介します。読み進めながら，あなた自身がストレスを感じる状況に反応して結論へと飛躍したかもしれないと思うときのことを思い出してみてください。目標は，思考の誤りが起こっているときにすぐに気づいて，過剰に反応してしまう前に介入できるようになることです。ここで紹介する方法を習慣のようにして練習していると，やがてそれほど結論への飛躍をしなくなるでしょう。仮に飛躍してしまっても，そうした思考を修正したり，さっさと捨て去ったりすることができるようになります。

心の読みすぎ

　ほかの人が何を考えたり感じたりしているかを，本人に直接聞かずに推測しようとするとき，この思考パターンは心の読みすぎと呼ばれます。これは非常によくある論理的な間違いです。これが思考の誤りとされる理由は，推測が，事実ではなく感情に基づいている場合が多いためです。誰かを見たときに，その人の容姿や服装から結論への飛躍をするかもしれません。あなたが以前に知っていた別の誰かがその人と似た姿や振る舞い方をしていたのを思い出して，目の前のその人もきっと似た考えや気持ちをもっているだろうと仮定したりします。あるいは，誰かを長く知っているのなら，その人の思考がわかると考える習慣がついているかもしれません。

　ときには推測が当たっていることもあるでしょう。だからこそ，自分の「直感」は信頼できるという自信につながります。ところが，心の読みすぎがあなたの行動を支配するようになって，結果的に推測が間違っていた場合には，この思考の誤りはやっかいな問題を生みかねません。以下はよくある例です。思い当たるものはありますか？

躁病的なマイク：「彼女が僕に関心をもっていることはわかっている。彼女はたぶん，ただ僕の気を引きたいがためにあのドレスを着てきたんだろう」

神経質なネリー：「聞くまでもないわ。彼が私にひどく腹を立てているのがわかるわ」

うつのドリス：「たぶん彼らは，物事がうまくいかなかったのは私のせいだと思ってるわ」

軽躁のヒラリー：「私が先生のいちばんのお気に入りだから，彼らは私に嫉妬しているだけなんだわ」

エクササイズ7.2に心の読みすぎについてあなたが経験した例をいくつか書き留めてください。誰かに対して推測をして，結果的に間違っていたときを思い出してください。もしもあなたに確信があって，ただ結論への飛躍をしているのではないと思っているのならば，このエクササイズは少してこずるかもしれません。例が何も思い浮かばないようなら，誰かに対する最近のあなたの考えに注目してみましょう。このエクササイズの対象は，日常的に会う人を選んでください。そして，この次に見かけるか，話をする機会があったら，その人が何を考えているかについて，あなたの心にどんな推測がわいてくるかを観察してみてください。覚えておきましょう，非常に熟練したセラピストでも，心は読めません。セラピストがある人について何らかの結論を引き出すまでには，膨大な情報を集めるのです。

結論への飛躍をするとき，あなたは状況，問題，人物などについて推測，または仮定をしています。自分の仮定が正しいと確信していることもあるでしょう。しかし感情が思考に影響を与えているとしたら，あなたは間違っているかもしれません。心の読みすぎに関連していちばん問題になるのは，推測を相手の人に話して，それがどちらかというと非難のように聞こえたときに，口論の原因になりやすいという点です。論争の火に油を注ぎかねない例をあげます。

第7章　感情に思考をコントロールさせない　139

エクササイズ　7.2　心の読みすぎ
以下の空欄に，誰かの考えについて仮定をしたかもしれないときの例をいくつか書き出
してください。
　心の読みすぎについての自分自身の例

- 「あなたの考えていることはわかっている」
- 「私が正しいことはわかってるはずだ」
- 「あなたより私のほうがあなたのことをよくわかっている」
- 「あなたが怒っているのはわかる」
- 「あなたは自分がほかの誰より頭がいいと思っているんでしょう」
- 「あなたは自分が完璧だと思っているんでしょう」

　誰に対して話しているかにかかわらず，心の読みすぎは嫌な気持ちを
かきたてて，口論になりかねません。**心の読みすぎと，それが引き起こ
しうる争いを避けるための方法は，心の読みすぎを使って断言するので
はなく，質問をしてみることです。**動揺していないときならおそらく自
然にそうしているはずです。あなたのなかに強い感情がたくさんあった
り，状況があなたから強い反応を引き出したりする場合には，はっきり
とした結論を出す前に，十分時間をとって物事をもっと論理的に考え抜
く必要があるでしょう。
　最近誰かがあなたの心を読もうとして，あなたの気持ちを尋ねるので

はなくてあなたに向かって断言し，しかもそれが間違っていた，という出来事を思い出してください。おそらくあなたは怒りを感じたでしょう。ただ心を読むよりももっと悪いのは，結論への飛躍をしておいてから，何も言わずにその仮定に基づいて行動することです。開かれた対話がなければ，食いちがいを解消するのは難しいでしょう。

　心を読むのではなく，以下のような質問をしてみましょう。

- 「あなたは何を考えているの？」
- 「あなたは私の考えに賛成ですか」
- 「私はあなたのことをよく知っているから，きっとあなたはこう感じていると思うんだけど…，正しいかしら」
- 「怒っているの？」
- 「ときどき私は，あなたが自分を私よりも賢いと思っているという印象を受けることがあって，それが本当にわずらわしいの」
- 「あなたは気づいていないのかもしれないけど，あなたが私を批判するとき，まるであなたが，自分は完璧で私はひどい，と言っているように聞こえるんだけど。そう思っているの？」

自分への関連づけ

　自分への関連づけは，それを証明する事実がないにもかかわらず，誰かのコメントや何かの状況が自分に関係していると仮定して結論に飛躍することです。うつ状態になると，とくに自分自身についてあまり好ましく感じていない場合には，批判に対して神経質になるかもしれません。こうした神経質さがあると，ほかの人の言葉のなかに実際にはない批判を聞きとるようになることがあります。非難されていないときでも物事を自分のことだと受け取って結論への飛躍をする場合があります。自分への関連づけのパターンがあると，スポットライトが自分に当たっているような気持ちになります。妄想ほど重くはありませんが，同じくらい苦しいかもしれません。以下に自分への関連づけの典型的な例をあげま

第7章 感情に思考をコントロールさせない　141

エクササイズ 7.3　自分への関連づけ

以下の空欄に，事実を全部知らないのにもかかわらず，何かを自分に関連づけて受け取ったときの例をいくつかあげてください。

　自分への関連づけについての自分自身の例

す。エクササイズ7.3にあなたの例をいくつか記入してください。

　　神経質なサリー：「夫は，食卓で塩を手渡してほしいと言う前に，例
　　　　　　　　　　の不機嫌な音をたてたわ。彼をよく知っているもの。
　　　　　　　　　　あれは，私の料理にがっかりしているという意味よ。
　　　　　　　　　　決して彼を満足させられないみたい」
　　自信喪失のデニス：「息子が学校でこんなにも問題ばかり起こすのは私
　　　　　　　　　　の責任だわ。私さえもっと良い母親だったなら」
　　激しやすいハーベイ：「僕たちが入っていったとき，彼らがどんな目で僕
　　　　　　　　　　を見たか，わかった？　彼らときたら，一瞬，話を
　　　　　　　　　　やめちゃっただろう，僕が次に何をするのか見よう
　　　　　　　　　　としたんだ」

　うつのとき，またはイライラしているときに，物事を自分のことだととらえてしまいがちな傾向が自分にあるとわかっているのなら，過剰な反応をする前に，そのことを考えてみるようにしましょう。以下に，職場で無視されているように感じたときに，それに対処するために，アマ

142　ステップ3　悪化させない

エクササイズ 7.4 　物事を自分に関連づけて受け取らないようにするのを助ける質問

- それは本当に私に関することなのか。
- ほかの説明は考えられないか。
- 私とはまったく関係がないという可能性はあるか。
- それはほかの人に関することか。
- それは心配するに足るほど重要か。
- 話し合うに足るほど重要か。
- 今は気分がそれほど良くないために，過剰に神経質になっているだけなのか。

エクササイズ 7.4【記入例】 　物事を自分に関連づけて受け取らないようにする〈トミー〉

- それは本当に私に関することなのか。
   そうだ。僕と，僕の薬のことだ。
- ほかの説明は考えられないか。
   もしかしたら僕は気がふれたようにみえたのかもしれない。母は，僕のことを心配していただけかもしれない。
- 私とはまったく関係がないという可能性はあるか。
   それはない。たしかに僕と僕の薬のことで，ほかの誰の問題でもない。
- それはほかの人に関することか。
   母親は，僕の生活に口出ししないではいられない。いまだに赤ん坊のように扱う。僕が自分で自分のめんどうを見るのを信頼していない。母親はずっとそうだった。
- それは心配するに足るほど重要か。
   おそらく，それほど重要ではない。
- 話し合うに足るほど重要か。
   そうかもしれない。薬については放っておいてくれと話したけれども，母親は聞く耳をもたない。僕ひとりでは，話ができない。父親に頼んだら，話してもらえるかもしれない。
- 今は気分がそれほど良くないために，過剰に神経質になっているだけなのか。
   考えられる。たしかに僕は母親に向かって怒鳴り声をあげて家を飛び出した。昔の僕は，そんなことはしなかった。昔は，母親にももっと上手に対処できた。

ンダが自分自身に向かって言えるようになったことの例を紹介します。

「彼女はわざと私を無視したような気がする。でも私は，自分がこのことについて少々神経質だと知っている。たぶん彼女は私のことが見

えなかったんだろう。あるいは，何かほかのことを考えていたのかもしれない」

　自分の敏感さを考慮することで，出来事に対して，当初の考えほど自分への関連づけをしていないほかの解釈もできるようになります。あらゆる可能性を考慮できれば，真実である可能性がもっとも高い結論を出せるようになるかもしれません。自分の経験に対する代わりの解釈を考慮し，それでもやはり，あることを自分のことだと受けとめるべきかどうかまだ確信がない場合は，誰かほかの人の意見を求めるか，もしくはあなたを動揺させた当の人物に尋ねてみてはどうでしょう。ただし必ずその話題が話し合うに値するものだと確かめてからにしてください。エクササイズ 7.4 に物事を自分に関連づけて受けとめがちになっていると気づいたときに自分に向けて問いかけるとよい質問のリストを載せます。事実と想像していることとを分けて整理する助けになるでしょう。母親が薬の服用についてした質問にトミーが過剰に反応してしまったとき，彼はガールフレンドに助けてもらいながら，このリストの質問を自分自身に問いかけました。トミーの答えもあわせて紹介します（エクササイズ 7.4【記入例】）。

先読みの誤り
　先読みの誤りは，未来の出来事について予測することです。気分が落ち込んでいるときには，ネガティブな予測をしてしまいます。また，うつが気持ちをネガティブにしているので，そうしたネガティブな予測がとても現実的に思えます。そのため，何か悪いことが起きるだろうという考えは，たとえ推測にすぎなくても，簡単に受け入れられるようになります。そうした先読みの誤りの極端なものが破局化で，考えうる最悪の事態が避けられないという結論に飛躍してしまいます。不安と心配は破局化へと駆り立てます。壊滅的なことが起こるだろうと信じてしまうと，不安はますますひどくなります。このような状態に陥ると，パニッ

144　ステップ3　悪化させない

エクササイズ 7.5 　先読みの誤りと破局化
先読みの誤りと破局化についての自分自身の例

クになり，出来事の成り行きを変えることに無力感を感じてしまいます。心配な気持ちになると誰もが破局化をするというわけではありませんが，破局化をする人は，自分にはよくそういうことがあると思いがちです。以下にネガティブな先読みの誤りの例をあげます。エクササイズ7.5にあなた自身の例を書き出してください。

　　落胆しているドナルド：「それはうまくいかないだろう。僕には，うまくいくことなんて何ひとつないんだ」

　　不安なアニー：「私は，愚かなことをして物笑いの種になってしまうだろう。何を言うはずだったか，忘れてしまうんじゃないかしら。そこに立ち尽くしたまま，間抜けのように彼らをじっと見つめていることになってしまうんだわ」

　　最悪のシナリオのウィル：「仕事で大きなミスをしてしまった。クビになって，家賃が払えなくなるだろう。家を追い出されるだろう。ホームレスをまともな仕事に雇う人なんていない。人生は終わりだ」

　先読みの誤りは気分が高揚したり多幸感に浸ったりしているときにも

起こる場合があります。このときの予測は過剰にポジティブです。軽躁と躁は自信を普段よりも高めます。チャンスはみえますが，それにともなうリスクはみえにくくなります。ほとんど寝ないでもしっかり仕事をこなせる，思いついた新しいアイデアがきっと大きな儲けにつながる，知り合って数週間にしかならない相手でも結婚するべきだ，などという結論への飛躍をするかもしれません。多幸感によって強められたポジティブな先読みの誤りは，一般におそまつな決断につながります。好ましくない影響を完全に感じられるようになるのは，上向きの気分の変動が過ぎて，躁というバラ色の色眼鏡がなくなってからです。以下にあげるポジティブな予測からどんなネガティブな結果が生まれかねないか，考えてみてください。

軽躁のハリエット：「オフィスをもっと効率良くするためのこのアイデアを聞けば，彼女はきっと私のお給料を上げてくれるわ。ひょっとしたら昇進すらさせてくれるかもしれない。私はきっと責任者になるはずよ。その仕事に関して私は新米だけど，でもだからどうだっていうの？」

自信過剰のオスカー：「本なんて開くまでもなく，僕は間違いなくあのテストで優秀な成績をとれるさ」

多幸的なフレディー：「彼女こそ一生待ち続けた人だ。母親がなんと言ったってかまわない。運命の人と2週間も過ごせば十分。すぐにも結婚しよう」

先読みの誤りを避けるには，次に起こると予測したことによって激しく感情がかきたてられるからといって，その予測が正しいという意味ではない，ということを覚えておくと役立ちます。多くの人は，最初に考えたことには状況についての自分の直感が反映されていると考えます。動揺しているときに自分の直感が頼りになると考えたら，心に思い浮か

146　ステップ3　悪化させない

ぶ最初の考えにしがみつくでしょう。しかしながら，単に最初に考えたことだからというだけでは，それが正しいということにはならないのです。実際，ストレスの多い出来事に反応して最初に考えたことは，たいてい感情でいっぱいです。そして感情があなたの考えを歪めてしまうこともあります。もし何か良くないことが起こるだろうと早合点してしまい，その最初の印象にしたがって行動したとしたら，簡単に間違った道へと進んでしまうかもしれません。先読みの誤りの問題を解決するには，最初の推測でやめてしまうのではなく，可能性のあるほかの成り行きを検討することです。

　ラクエルと上司の関係は，長年にわたり不安定でした。上司への対応には過剰に神経質になってしまうということは彼女も認めます。しかし自ら進んで一生懸命に働こうとする彼女の気持ちを利用したり，彼女の給料や休暇手当てをごまかしたりしたことが過去に何度かあったのです。彼女は上司とやりとりをしなければならないとき，どうしても少々防衛的になっているのを自分で感じます。そう感じるせいで，上司の話に早合点してしまうことがときどきあります。たとえば，上司が彼女を自分のオフィスに呼び出し，今月の売り上げが落ちているから何らかの対策を施さなくてはならない，と言ったことがありました。彼女は即座にこう考えました。「みんなに約束していた昇給も時間外手当ももらえないだろうな。この会社は従業員のことなんか考えてくれない。帳尻が合いさえすればいいのよ。本当にやめたほうがいいんだわ」。彼女が何も言わないうちに，上司はさらに説明を続け，「生産ラインを変更し，利益の少ない商品は減らし，より利益の高い商品を増産する」と言いました。それは，ラクエルがその週に出したところだった発注をいくらか変える必要があるということでした。

　ラクエルはその指示を聞きながらも，やきもきしながら成り行きを見守っていました。彼女はまだ，自分が結論への飛躍をしてしまったという可能性について考えていませんでした。悪い知らせが来るものと確信していたのです。上司のオフィスをあとにしてからも，警戒をゆるめま

せんでした。生産の変更に取り組みながら何週間も緊張したまま，その悪い知らせを上司が言い渡すのを待っていたのです。結局のところ，ラクエルの予測は間違っていました。それなのに，彼女は最初の間違った予測が起こるのを待ちながら，数週間もストレスにさらされて過ごしたのでした。

ストレスの多い状況に反応して結論への飛躍をしてしまっている自分に気づいたら，最初に思い浮かんだ結果だけ考えてやめてしまうのではなく，可能性があるほかの結果についてよく考えてください。たとえば，ラクエルは，上司が話していることが真実である可能性，または自分が下した結論は部分的にしか正しくないという可能性について考えてみることもできたでしょう。ストレスの多い状況で，次にどのようなことが起こるのか不確かな場合には，より多くの情報を入手するようにしましょう。もしラクエルが昇給と時間外手当について直接上司に尋ねていたら，そんなに心配しなくてすんだでしょう。もし上司が，ラクエルが想像したような悪い知らせを告げたとしても，ラクエルは数週間も心配して過ごすのではなく，もっと良い解決策や自分の状況に対処する方法を見つけるためにその時間を使うことができたでしょう。

破局化

アマンダはストレスが限界にくると，破局化をしがちです。今年は彼女がクリスマスに夫の家族を自宅に招く番でした。彼女と夫は今まで，家が狭すぎたためなんとかこれをまぬがれてきました。しかし今ではこれまでより大きな新居をもったので，おじ，おば，いとこたちも含めて，家族一同がクリスマスにアマンダの家で集うことになるだろうと当然，考えられていました。アマンダは，義理の親戚たちとあまり良い関係ではありません。姑はいつも食べ物についてえり好みが激しく，アマンダと夫が姑にふさわしい贈り物をしないとすぐに気分を害してしまいました。姑は批判的で，うわさ好きなことで知られていました。そのため，アマンダと夫は，アマンダの病気のことを秘密にしておくことにしまし

た。アマンダは，姑がクリスマスに訪れた際にアマンダの双極性障害を
どういうわけか知ってしまい，親戚一同の前で彼女にそれを突きつけて
くるのではないか，と恐れていました。アマンダは自分の唯一の望みは，
ナーバスになる必要のないくらい，そして自分の正気が疑われる理由な
どないくらい完璧なお祝いを催すことだ，と確信しました。

　破局的な思考を減らすためには，状況を正しく認識し，何が起こるに
しても事前にそのための計画を立てておくことが必要です。何かを正し
く認識するというのは，それをあるがままにとらえる，過大視しない，
結論への飛躍をしない，そして不正確な仮定をしないということです。
どういう結果となる可能性がもっとも高いかがわかっていれば，あらか
じめそのための計画を立てることができます。その結果をコントロール
すれば，結局，自分が考えているほど悪い結果にならなかったというこ
ともあります。あるいは，状況があまり良い結果にならないだろうとい
うことが確実にわかっていれば，少なくとも，その成り行きに対処する
ために前もって計画を立てることができるでしょう。破局化をコント
ロールするために，エクササイズ 7.6 のステップを最後までやり遂げて
ください。

第7章 感情に思考をコントロールさせない 149

エクササイズ 7.6 思考の破局化を脱する方法

以下のステップで，恐ろしい思考の破局化を脱しましょう

1. もし自分が何かについて破局化をしている可能性があると思う場合は，起こる
   だろうと想像することを書き記してください。心のなかに状況を思い描くこと
   ができれば，それが役立つでしょう。

2. あなたが想像した災難が起こる可能性はどれほどか，自分に尋ねてください。
   それは100%確実でしょうか。50%の可能性でしょうか。恐れていることだ
   けではなく，真実だとわかっていることに基づいた数字を選んでください。

   私が恐れる災難が実際に起こる可能性は..................%です。

3. あなたが想像した結果以外に，ちょうど同じくらいの確率で起こりそうだと思
   われるほかの結果はありますか。もしあるなら，どのような選択肢が考えられ
   るでしょうか。あげてください。
   a.

   b.

   c.

   d.

   e.

   f.

4. 3のなかからもっとも起こりそうにない可能性を選び，その記号を書いてくだ
   さい。このなかにはあなたの当初の恐怖も含まれることがあります。

5. 残っている項目のうち，もっとも起こりそうな結果を選んでください。
   この状況の結果としてもっとも可能性が高いのは……

6. 結果をより良いものにするために，あなたにできることがありますか。状況の
   成り行きを改善させるようなことで，ほかの人にできることはありますか。も
   しあるのなら，どのようなことが考えられますか。

7. もしあなたの考えが正しく，結局状況が悲惨な結果となったとしたら，どのよ
   うに対処しますか。その後の状態に対処するために，どのような準備ができま
   すか。

150 ステップ3 悪化させない

エクササイズ 7.6 【記入例】 思考の破局化を脱する方法〈アマンダ〉

以下のステップを踏んで，恐ろしい思考の破局化を脱しましょう

1. もし自分が何かについて破局化をしている可能性があると思う場合は，起こる
  だろうと想像することを書き記してください。心のなかに状況を思い描くこと
  ができれば，それが役立つでしょう。

  姑はわが家を訪問中に，私の薬を目にするか，あるいは私がひどく動揺して神
  経が高ぶって行動し始めたことから，私が双極性障害であることに気づいてし
  まうだろう。夫がそのことをもらしてしまうということもあるだろう。姑はそのこ
  とで気分を害し，ほかの人たちの前で私にそれを突きつけてくるだろう。私は
  たぶん泣いてしまい，それに対処できないだろう。面目を失ってしまうだろうし，
  ほかの人はみんな，あまりにも居心地が悪くて早々に帰ってしまうだろう。

2. あなたが想像した災難が起こる可能性はどれほどか，自分に尋ねてください。
  それは100%確実でしょうか。50%の可能性でしょうか。恐れていることだ
  けではなく，真実だとわかっていることに基づいた数字を選んでください。

  私が恐れる災難が実際に起こる可能性は ___30___ %です。

3. あなたが想像した結果以外に，ちょうど同じくらいの確率で起こりそうだと思
  われるほかの結果はありますか。もしあるなら，どのような選択肢が考えられ
  るでしょうか。あげてください。

  a．姑はお祝いに夢中で，私が双極性障害だということに気づかないだろう。
  b．もし実際，気づいたとしても，姑は何も言わないだろう。
  c．お祝いは順調に進むだろう。私は神経質になることも，神経が高ぶってしまう
    こともないだろう。
  d．私は神経が高ぶってしまうだろうが，姑はそれが私にとって普通であると考え
    るだろう。
  e．姑は，私が双極性障害であることをすでになんとなく気づいていて，何も言わ
    ないだろう。
  f．姑がほかの親戚たちに何か言う前に，夫がうまく姑に対処してくれるだろう。

4. 3のなかからもっとも起こりそうにない可能性を選び，その記号を書いてくだ
  さい。このなかにはあなたの当初の恐怖も含まれることがあります。

  a，d，e

5. 残っている項目のうち，もっとも起こりそうな結果を選んでください。
  この状況の結果としてもっとも可能性が高いのは……

  私は神経質にはなるものの神経が高ぶってしまうことにはならないだろう。姑は
  何かおかしいと考えたら夫に訪ねるだろうし，そうすれば彼が私に代わってそれ
  に対処してくれるだろう。

6. 結果をより良いものにするために，あなたにできることがありますか。状況の成り行きを改善させるようなことで，ほかの人にできることはありますか。もしあるのなら，どのようなことが考えられますか。

全員が到着する前に私が心の準備をしておいたほうが，もっとうまくいくだろう。全員が到着する直前まであれこれやっているより，その前に短い休憩時間を確実にとるようにすることができる。
不安が抑えられなくなってきていると感じたら，ザナックスを飲むことができる。もし姑が私を窮地に追い込もうとしているようにみえたら，母との間に入って問題をうまく解決してくれるよう夫に頼むことができる。

7. もしあなたの考えが正しく，結局状況が悲惨な結果となったとしたら，どのように対処しますか。その後の状態に対処するために，どのような準備ができますか。

姑が私を問いつめ始めたら，夫が彼女を止めてくれるだろう。もしそうでなくても，私は冷静さを失わずに，短く答えて彼女の心配に対処してみようと思う。休暇が終わったあとで，私の問題について話すと姑に言ってみようと思う。彼女もきっとそれに賛成してくれるだろう。彼女に何を言ったらいいのか，また何を言うべきでないのかについて，事前に夫に話しをしてみよう。万一うまくいかなかったときのために，セラピストにクリスマス後の予約を入れておこう。

152　ステップ3　悪化させない

次の章では？

　本章では，心に浮かぶ思考があなたの気分にいかに強く影響を及ぼすかを，たくさんの例をあげながら説明しました。気分に影響を与える思考に気づけると，反応する前に考えられるようになります。思考や行動を何ひとつコントロールできないと感じるのではなく，プロセスを遅くして，状況を考えぬいて，感情的ではなくてより論理的な結論を導けるようになります。肝心なのは，思考や感情をよりコントロールできるようになると，行動ももっとコントロールできるようになる点です。そして，逆もまたしかりです。次の章では，行動を変えると気分や姿勢を変えられることを学んでいきましょう。このワークブックのエクササイズは，どれでもいつでも効果があるわけではありません。それでも，気分，思考，行動を変える助けになるものとしてもっている道具が多いほど，症状を管理するときの備えもより万全になるでしょう。

ステップ ❸

第8章

回避と先延ばしをやめる

この章では…

▶なぜ先延ばしするのかを理解します。

▶動機が弱いときにも動き出す方法を学びます。

▶難しい課題を避けるのをやめる方法を探します。

　私たちは誰もがたまには物事を先延ばしし，回避し，遅らせ，あるいはあと回しにします。意識的にそうしている場合には，天気が悪いから出かけるのを避ける，預金残高が不足しているから請求書の支払いを遅らせる，といったもっともな理由がある場合もあるでしょう。しかし，第4章で学んだように，私たちは必ずしも自分の気持ちに気づいているわけではないので，なぜかわからずに先延ばししたり回避したりしていることもめずらしくありません。たとえば歯科や婦人科に予約を入れるのをいつも忘れるということがあるかもしれません。その場合，歯科や婦人科へ行くと不安になるので回避しているということを，意識的には気づいていないかもしれません。実際，引き延ばしているのかと誰かがあなたに尋ねたとしたら，べつに歯科や婦人科を避けているのではない，ただほかにやらなければいけないことがあって気が回らないだけだ，と答えるかもしれません。

　先延ばしと回避は，双極性障害のある人では，とくに避けている事柄

が重要なことだったり，あるいは本当は気分を良くしてくれるはずのことだったりすると，大きな問題になりかねません。本章では，人々が回避したり先延ばししたりするときの一般的な理由，またそれに対して何ができるかを説明します。

無気力

- 「行動するだけのエネルギーがない」
- 「行動するだけの価値がない」
- 「行動を始められない」
- 「手におえない」

　あなたが抑うつ的な気分だったときに，こうした思考から物事を先延ばしにしたことはありますか？　先延ばしは，うつのときには非常によくある行動です。気分が落ち込むと，たいていエネルギーが乏しくなります。すぐに疲れてしまい，通常の活動に対する興味も失せてしまいます。その結果として，何ごとも回避したり，取りかかるのが遅れたりします。残念ながら，活動量が減ると，自分自身に対して，または人生に対して，ますます嫌な気持ちになってしまいます。これがさらにうつに拍車をかけるのです。以下の図は，これがいつまでも循環する仕組みを示します。

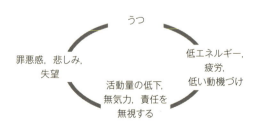

図：無気力のサイクル

エクササイズ 8.1 行動を起こす理由

私が行動を起こす理由

　先延ばしを克服するにはこのサイクルを断ち切る方法を見つけなくて
はなりません。もしうつでこのサイクルから抜け出せなくなってからか
なりの期間になるとしたら，少し難しいかもしれません。おそらくよほ
どの理由でもないかぎり，あなたは行動を起こさないでしょう。少し時
間をとって，無気力のサイクルを断ち切ることがあなたのためになると
思う根拠を考えてみてください。エクササイズ8.1 に行動を起こす根拠
を書き記してください。アマンダの根拠は，子どもたちの世話をする必
要があるということ，意気消沈していることにほとほと嫌気がさしてい
ること，そしてソファに横になる以外のことをすると自分自身に対して
気分が良くなるということです。ポールにとって活動停止状態のスラン
プから抜け出す理由は，すべきことがたくさんあること，見て見ぬふり
をしている時間が長引けば長引くほどますます状況が悪化するだけであ
ること，そしてほかの人たちとちがっていることが大嫌いだということ
です。ラクエルは自分の症状をコントロールできるようになって以来，
スランプに陥ることはめったになくなりました。しかし過去には，無気
力でいることが嫌でした。というのも，たとえ休んでいるようにみえて
も，罪悪感と自己批判に駆られ，休養どころではなかったからです。

動き出すには

回避と先延ばしを克服しようとするときには，小さく始めて，だんだん積み重ねていく方法がよいでしょう。いちばん良くないのは，いつも先延ばししている状態から，決して先延ばししない状態へと一気に変わろうとすることです。それは自分に期待するものとしては大きすぎて，失敗に終わる可能性があまりにも高いといえます。軽躁と躁は，あなたは自分のすべてを一気に変えられるし，またそうしなくてはいけない，と思わせます。その考え方に惑わされないでください。

どんな活動も，小さな一歩から始まります。ストレスになる何かを避けているのならば，不安の原因をつきとめることがはじめの一歩になります。ひょっとすると，前章で説明したような思考の誤りがあって，感情が恐ろしい思考を強めているかもしれません。結果が怖いために行動するのを避けているのならば，第7章へ戻って，結論への飛躍に関連するエクササイズにもう一度取り組みましょう。行動する準備ができたら，もう一度本章で以降のエクササイズに取り組んでください。

不安が問題ではないとわかったならば，動き始めるために助けが必要なだけかもしれません。先延ばしを克服するためには，まず目標を具体的に設定します。仮にあなたにエネルギーがあって，活動もあなたにとって意義があるとしたら，何をしたいですか？　どこから始めるかは，実際にはそれほど問題ではありません。サイクルを断ち切るための第一歩を踏み出す点が重要なのです。エクササイズ8.2は先延ばししたままなかなか動き出せないでいる状態から一歩を踏み出すためのコツです。

マリアは体重を減らさなくてはなりません。気分の変動のための薬を服用し始めてから体重がずいぶん増えましたが，自分が糖尿病と高血圧の家系だと知っています。マリアは食事制限のことを考えるだけでも空腹になったので，ダイエットを回避し続けてきました。とてもダイエットのルールを守れるとは思えませんでしたが，体重の問題を避け続けるのをやめなくてはならないこともわかっています。マリアはエクササイズ8.2のステップを使って，小さく始めるために日常生活に運動を追加

第8章　回避と先延ばしをやめる　157

エクササイズ　8.2　行動を始めるコツ

以下のステップにしたがって，あなたの無気力のサイクルを崩し，回避と先延ばしを克服していきましょう。

1. 小さく始めましょう。
2. 活動は一度に1つだけ選びましょう。
3. いつ始めるかを決めましょう。
4. 始めるための合図を作りましょう。
5. 行動を起こす理由のリストを見返しましょう（エクササイズ8.1）。
6. ネガティブなつぶやきは無視して，気分がのらなくても行動しましょう。

しようと決めました。選んだ活動は，朝出勤する前にウォーキングをすることでした。いつ始めるかの目標は，翌週の仕事始めの日です。選んだ合図は，ウォーキングシューズ，Tシャツ，スエットパンツを洗面所に置いて，朝起きたらまず目に入るようにすることです。インデックスカードに，行動する理由を1つだけ書きました。もちろん，「体重」です。行動することについてのネガティブなつぶやきは，「運動したくない」と始まりました。そこでマリアは，この思考は「運動したくない，でも，ともかくする」に変えようと心に留めました。

活動スケジュールを作る

　日課があると，どこか落ち着くものです。何を期待するべきかがわかります。こなさなくてはならないことを毎日こなしているだけで，気持ちが良いのです。それだからこそ，回避と先延ばしの行動パターンにはまってしまったときにはスケジュールにしたがって行動することが役に立つと感じる人もいます。仕事や学校といった一定の活動スケジュールがないと，物事を簡単に先送りしがちです。では，回避と先延ばしの何が問題なのでしょうか。ひとつには，大きな点として，何もしないと自分を好ましく思う感情，または達成感を与えてくれるであろう事柄を逃してしまうことです。楽しむ機会を逃してしまうこともあるでしょう。

158　ステップ 3　悪化させない

エクササイズ 8.3 活動スケジュール（日曜日～火曜日）

各仕事をやり遂げたら，□に✓印を記入してください。

時間	日曜日	月曜日	火曜日
午前 9:00	□	□	□
10:00	□	□	□
11:00	□	□	□
12:00	□	□	□
午後 1:00	□	□	□
2:00	□	□	□
3:00	□	□	□
4:00	□	□	□
5:00	□	□	□
6:00	□	□	□
7:00	□	□	□
8:00	□	□	□
9:00	□	□	□

第 8 章　回避と先延ばしをやめる　159

エクササイズ　8.3　活動スケジュール（水曜日〜土曜日）

各仕事をやり遂げたら，□に✓印を記入してください。

時間	水曜日	木曜日	金曜日	土曜日
午前 9:00	□	□	□	□
10:00	□	□	□	□
11:00	□	□	□	□
12:00	□	□	□	□
午後 1:00	□	□	□	□
2:00	□	□	□	□
3:00	□	□	□	□
4:00	□	□	□	□
5:00	□	□	□	□
6:00	□	□	□	□
7:00	□	□	□	□
8:00	□	□	□	□
9:00	□	□	□	□

160 ステップ3 悪化させない

エクササイズ 8.4 活動スケジュールを完成させるコツ

- それぞれの日に予定する起床と就寝の時刻を記入する。
- 仕事や予約といった，定期的に予定されている活動を書き込む。
- それぞれ1日に少なくとも何か1つ，楽しい活動を計画する。
- 1日に何か1つ，課題をやり遂げるための時間を予定する。
- 計画を立てるにあたっては現実的に。あまりにもたくさんの予定を詰め込みすぎない。

　楽しい活動にたずさわれば気分も晴れます。そうなれば，あなたはより
エネルギッシュに感じ，生活のほかの面にも目を向けていこうと動機づ
けられるものです。達成感をもたらしてくれる事柄にしても同じです。
やらなければいけないとここしばらく思い続けていた課題をこなすと，
自信につながって，自分自身を好ましく感じるようになります。

　エクササイズ8.3は書き込み欄を多くとるために2ページにわけまし
た。スケジュールは，1週間分を一度に全部立ててもかまいませんし，
1日分ずつ立てていくこともできます。活動スケジュールを最大限有効
に利用するために，前の日の夜に翌日の計画を立てる時間をとってくだ
さい。明日，自分は何をするつもりなのかがわかっていれば，時間を無
駄にしないようにし，やる気のなさに完全に支配されないですむでしょ
う。活動スケジュールを完成させるコツをエクササイズ8.4にあげます。

人

- 「人に見られたくない」
- 「人から意見を言われたくない」
- 「今は人とかかわり合えない」
- 「人に指図されたくない」

　あなたは人を避けることがありますか？　人とかかわらない理由とし

て，上にあげた例のなかにあなたがよく考えるものはありますか？　うつになると，人のそばにいたくなくなることがあります。人と一緒にいるのがあまりにも苦痛に感じられ，他人がうっとうしい，または思いやりがないように感じられたり，あるいは自分の現状を人に知られたくないと思うこともあります。おそらくあなたは自分の行動のしかた，またはほかの人のあなたへの対処のしかたについて不安を感じているのでしょう。社交的な状況を避けるのは自然な欲求ですが，それはうつのときにはおそらく最悪の行動の1つです。孤立は孤独を生みます。孤独はうつに拍車をかけます。うつが悪化すると，ますます自分を孤立させたくなるのです。これでは，下図に示すような悪循環になりかねません。ひとりぼっちでいると，自分の苦しみを思い悩む時間があまりにも多くなってしまい，ネガティブな思考をやめるよう説得してくれる人が誰もいなくなり，笑顔になる機会を逸してしまいます。家族や友人は必ずしも常に正しいことを言うわけではありません。しかし，あなたには彼らの支援が必要です。少なくとも，苦しみから気持ちを紛らわせるには彼らが必要なのです。

　解決策は，あなたがしたいと思うこととはまったく正反対のことをすることです。人を避けるのではなく，人のほうへ寄っていってください。落ち込んでいることを人に知らせてください。友人，家族，サポートグループのメンバー，仕事の同僚，セラピストや医師，あるいは近所の人を頼ってみてはどうでしょう。隠れないでください。彼らが手を差し伸べてあなたを助けようとするのを受け入れてください。彼らはあなたの問題を解決することはできないかもしれません。しかし，あなたの味方

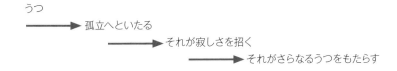

図

162　ステップ3　悪化させない

エクササイズ 8.5　人とかかわるもっともな理由

人とかかわると，次のようなポジティブなことがある。

エクササイズ 8.5【記入例】　人とかかわるもっともな理由〈ポール〉

人とかかわると，次のようなポジティブなことがある。
　一時的に自分の問題について忘れられる。
　私を笑わせてくれることがある。
　少しの間，自分自身から逃れられる。
　あとで必ず，そうしてよかったと，うれしい気持になる。

エクササイズ 8.5【記入例】　人とかかわるもっともな理由〈アマンダ〉

人とかかわると，次のようなポジティブなことがある。
　私が求めれば，実際，助けてもらえるということを思い出すことができる。
　私の過剰にネガティブな思考に現実的な歯止めをかけることができる。
　家族は，私は自分が思っているほど価値がなくはない，苦悩のなかでもひとりぼっちではないと言ってくれる。
　ほかの人と一緒に教会に行くと希望が得られる。

になって，あなたが自分の問題を解決するために必要なさらなる力を与えてくれることはできるでしょう。

　これは言うほど易しくはないかもしれません。人との関わりを避けることをやめるためには，心を盛り上げなくてはならないかもしれません。

エクササイズ 8.5 を使って，他人とかかわれば何か良いことがあるという理由を考えてください。社交が楽しかった過去の時期に思いを巡らせてください。そのときに何が楽しかったのか，それがあなたの気分をどのように改善したか，またはあなたの人生のなかにいる人があなたが気分の変動に対処するのをどのように助けてくれたか，といったことを具体的に絞り込んでください。

不確かさ

- 「どうしたらよいのかがわからない」
- 「どこから始めたらよいかがわからない」
- 「間違った決断をするかもしれない」
- 「それだけの価値があるかどうかがわからない」

アマンダは看護師として，職場でとてもきちんとしていて，決まった手順にしたがい，また部下たちにも同じようにすることを期待しています。調子が良いときには完璧主義者ですが，うつが悪化する時期には，その全か無かのアプローチがあだになります。完璧にできないときには一切何もしない傾向になるのです。家では物事を先延ばしし，近親の家族以外は避けて，課題や責任がどんどん山積みになるままにします。先延ばしにしても問題はなくならない，雑用は消えない，請求書も魔法のように支払い済みになるなどということはない，とわかってはいますが，行動しようにも力がないように感じられます。アマンダは完全に方向を見失うのです。

うつのために失業すると，次の仕事探しが重くのしかかってくるように感じられてアマンダは圧倒されます。仕事を探すにあたって気分が良くなるまで待つのがよいのか，それともすぐに探し始めるべきなのかが，わかりません。看護の仕事を続けるべきか，それとも職種をもっと簡単なものに変えるべきか，と考えます。選択を間違いたくないので，あき

らめて，障害手当をもらうことも考えます。不確かさが，アマンダを身動き取れなくしています。

うつになると，毎日普通にこなしていた活動や決断が，圧倒されるほど重く感じられるようになります。こうした状況では，物事を先延ばしし，遅らせ，または行動するのを避けるのは多くの人にとって自然な傾向です。先延ばしは第5章で説明した短期的な対処行動の1つです。一時的にストレスを解消するかもしれませんが，長い目で見ると，物事をさらに複雑，または困難にするおそれがあります。問題は，うつの症状があなたの集中力，エネルギー，決断力，そして自信を妨げているときに，どうしたら先延ばしから抜け出す方法を見つけられるかです。症状が良くなるまでは，気持ちが圧倒された状態のときにも役に立つ戦略を頼らなくてはいけません。たとえばエクササイズ8.6のような取り組みが，先延ばしをしないために役立つでしょう。

「Aリスト」と「Bリスト」

人生にあまりにも圧倒されて，行動するよりも何もかもを回避するほうが簡単に思えるときには，責任のある物事をそれほど重荷に感じないですむようにする方法が必要です。エクササイズ8.6に取り組むと，あなたの長い「すること」リストを，もっと短くて達成しやすいものに変えられるでしょう。目標は，1日ごとに短いリストを2つ作ることです。リストはそれぞれ，(1)絶対にしなければならないことと，(2)時間とエネルギーがあればやりたいと思うことです。しなければならないことが「Aリスト」となります。どの日についても，1日にあげるのは多くて2，3項目にとどめます。「Aリスト」の項目としては請求書の支払い，食料品の買出し，もしくは予約したところに出向くといった，あと回しにできないことがあげられます。また，考えるための時間を作る，計画する，または問題の解決法を探すといった心の活動を含めてもかまいません。

「Bリスト」には，時間とエネルギーが十分あればやりたいと思うことを入れます。必ずしも絶対にその日にしなければならないことではあ

第8章　回避と先延ばしをやめる　165

エクササイズ 8.6 「Aリスト」と「Bリスト」

以下の空欄に，今日やり遂げようと思うことを3つ以内で書き出してください。簡単に
達成できること，または大きな目標を小さなステップに分けたものを記入してください。

私の「Aリスト」
今日する必要があること 　1. 　2. 　3.

「Bリスト」には，「Aリスト」の課題を終えたらしたいと思うことを3つ以内で書き出
してください。雑用でも，楽しい活動でもかまいません。

私の「Bリスト」
「Aリスト」を終えたらやりたいこと 　1. 　2. 　3.

りませんが，もし時間とエネルギーが許せば，ぜひともやりたいと思っ
ていることです。たとえば切羽つまるまでやらずに待っているのではな
くむしろ先を見越してすませてしまう，あるいは最後の1錠を飲んでし
まう前に処方箋を補充しておく，といったことです。「Bリスト」の項
目は，友人を訪ねる，趣味に取り組む，好きな本を読むといった楽しい
活動でもいいでしょう。「Bリスト」も，決して1日に2，3項目より多
くならないようにしてください。「Aリスト」の項目に多くの時間をと
られるようであればとくにそうです。

　目標は，「Bリスト」の活動を始める前に「Aリスト」の活動を終え
てしまうことです。そうすると，もっとも重要なことを最初に行い，見

166　ステップ3　悪化させない

エクササイズ　8.6 【記入例】　「Aリスト」と「Bリスト」〈アマンダ〉

私の「Aリスト」
今日する必要があること 　1．寝る前に，子どもたちのランチを作っておく。 　2．シャワーを浴びて，さっぱりした服に着替える。 　3．使った皿を食器洗浄機に入れる。

私の「Bリスト」
「Aリスト」を終えたらやりたいこと 　1．1回分の洗濯（下着類）をする。 　2．車のフロントガラスの修理工場に電話をして，車の修理を予約する。 　3．インターネットで看護の仕事を探す。

過ごしてはならない問題を解決し，達成感を得ることを可能にしてくれるでしょう。そして残りの問題は翌日に実行してもいいのです。

　アマンダのような人はどちらのリストにも項目をあげすぎないように注意しなければいけません。アマンダはこれまでにもずっとリストを作ってきました。ただ，普段から持ち歩いているリストは何ページにも渡るものです。うつでないときにはたくさんの項目をこなせます。そのためアマンダにとっては，基準を下げてたった数項目だけの「Aリスト」と「Bリスト」を作るのはなかなか難しいでしょう。気分が良くなるまでは普段よりも少ない量でかまわないと自分を納得させなくてはなりません。彼女の「全か無か」のアプローチを少なくとも一時的にあきらめて，代わりに「一度に少しずつ」のアプローチを採用するということです。自己批判的な思考が妨げになるときには，第7章・第10章・第11章のエクササイズが助けになるでしょう。

恐怖

・「大変なストレスになる」

- 「状況にどう対処したらよいかがわからない」
- 「自分で正しいことができるとは思えない」
- 「気分がさらに悪化するだろう」

　第7章では，私たちが恐ろしい方向へ考えて回避に逃げ込みやすいことを学びました。しかし同時に，結論への飛躍をしがちな傾向に取り組む方法についても学びました。あなた自身が悪い結果を恐れるから何かを回避したり先延ばししたりしていると思うのならば，第7章へ戻って，あなたの状況に当てはまる思考の誤りを見つけ，恐れる思考に取り組んでから，行動するための計画を立てましょう。

　不快な状況に対処するのが好きな人はいませんが，ときに感情が思考に影響を与えて，何か行動すると壊滅的なことが起こるように思わせるために回避し続けている場合があります。第7章で説明した戦略を使って，あなたの恐れる思考をよく調べてみましょう。また第10章と第11章で紹介する戦略も使えます。行動する準備ができたと感じたら，エクササイズ8.6の「Aリスト」と「Bリスト」を使う方法も試してみてください。

喜び

- 「仕事をするよりも遊んでいたほうがいい」
- 「やっと気分が良くなったのだから楽しみたい」
- 「リラックスして何もしない時間をもつ資格がある」
- 「ハイな気分を失いたくない」

　ミゲルは軽躁のときでなくても，日頃から喜びを追求します。楽しいことが好きな性格で，仕事をしているよりも遊ぶほうが好きです。仕事は一生懸命して，請求書も支払っているので，仕事以外の時間には思い切り遊ぶ資格があると考えています。妻のデジリーは，その考えに基本

的に反対ではありませんが，彼女自身もフルタイムで仕事をしていて，家の雑用，庭仕事，車の維持管理，またそのほか大人なら誰でもしなくてはならないたぐいの細かい用事は，夫婦で同じように責任があると感じていました。ミゲルが受けもっている分の雑用をするようにとデジリーが声をかけると，ミゲルはまるで母親のようだと非難します。

ミゲルはもうすぐ40歳になりますが，心では自分を子どもだと思っています。いまだに，あらかじめ許可をもらうよりもあとから許してもらう方がよいという哲学をもっていて，相手が妻の場合にはとくにそうです。これはつまり，デジリーがミゲルにこなしてほしいと思っているいわゆる「大人の」雑用を先延ばしし続けて，友達と丸一日魚釣りに出かけておいて，あとになってから許してもらおうとするといった振る舞いになります。軽躁の時期になると，丸一日の魚釣りだったのが週末を丸ごと仲間と出かけたきりになり，たいていアルコールも飲みすぎることになります。

ミゲルはこれまで苦もなく雑用を先延ばししてきました。まだ両親と一緒に住んでいた頃からそうしていて，いずれ乱雑さに耐えられなくなった母親が代わりに雑用をしてくれることがわかっていました。母親は怒りましたが，ミゲルはそのたびに謝って，次回からはきちんとすると約束しました。こうしてミゲルのこの行動パターンが始まったのです。

結婚した今となっては，ミゲルの先延ばしは妻にとって問題です。デジリーはケンカが絶えない両親のもとで育ったので，争うのが大嫌いです。両親のようになりたくないと思っていますので，対立を避けて，ミゲルの行動を許そうとします。ミゲルが失業したときにも，酒気帯び運転で収監されたときにも，結婚記念日や彼女の誕生日を忘れていたときにも許しました。デジリーが問題に向き合うのを避ける行動も，ミゲルが雑用を先延ばしする行動も，同じくらい問題だといえます。

中道を見つける

ミゲルとデジリーに共通しているのは，ネガティブなことは避けた

がっている点です。ふたりとも，うつが悪化しすぎていたり，恐ろしかったりして行動できないのではありません。お互いを避けてはいませんし，何をしたらよいかが不確かなわけでもありません。ただ単に，ふたりとも不愉快な活動に気乗りしないだけです。ミゲルは週末に家の雑用をしたくないと思っていて，デジリーはそのことでケンカをしたくないと思っています。残念ながら，回避し続けると結婚生活が犠牲になります。

　喜びを追及する人は，楽しいことをして，即座にポジティブなフィードバックを受けます。気分が良いのです。あなたがうつの時期を経験したことがあるのならば，気分が良いのがどれほど安堵するものかをご存じでしょう。ミゲルがうつから解放されている時間を喜びでいっぱいにしたいと考える理由は，理解しやすいでしょう。同じように，デジリーがミゲルとケンカをしたがらない気持ちも理解しやすいでしょう。口論は，即座にネガティブなフィードバックとなって，とても不快なものです。ミゲルにしても，デジリーにしても，どこで身動きが取れなくなっているかといえば，「全か無か」のアプローチを使っているところです。ミゲルは雑用はすべてが不快で回避するべきだ，と仮定しています。デジリーは雑用をめぐるすべての話し合いが自分の両親がかつてしていたようなケンカにつながると仮定しています。どちらのケースでも，回避に対処するためには，中道を見つけなくてはなりません。すべてをすることと，まったく何もしないこととの2つの両極端のあいだのどこかに，妥協点を探すのです。

　デジリーとミゲルの問題は，私たちの問題ではないので，私たちからは客観的にみえて，彼らが何をしなければいけないかは簡単に理解できます。ふたりとも分別があって，お互いを思いやっています。お互いに，結婚生活も含めて人生を良くしたいと思っています。ふたりはお互いの目標を達成できるように，話し合いで妥協点を見つけなくてはならないのです。問題があることに気がついているのはデジリーですから，話をもちだす責任は彼女にあるといえるでしょう。しかし彼女は口論を避け

170　ステップ 3　悪化させない

ようとして，ミゲルの行動に関連した話題をすべて避けることで対処して
います。これがデジリーの「全か無か」のアプローチです。

　デジリーのような人が身動きが取れないと感じる理由の 1 つに，問題
をすべて自分で解決しなくてはならないと信じていることがあります。
これもまた，「全か無か」の考え方です。まわりに手伝ってくれる人が
いるのを忘れています。ミゲルとの中道を見つけるために，デジリーは，
対話をどのように始めたらよいか，また全面対決に発展しないようにす
るにはどうしたらよいかといった点でアドバイスを必要としています。
家族や友人に聞く方法がありますが，そうした人は必ずしも中立ではな
いでしょう。ミゲルは精神科へ通っています。精神科医も，相談相手と
して頼りになるかもしれません。

　臨床家は良い仲裁者になってくれる場合があります。デジリーが安全
な環境のなかで，脱線しないように助けてくれる誰かがいる状態でミゲ
ルの行動について話し合いたいと思えば，ミゲルが次にカウンセリング
を受けるときか，医師を受診するときに一緒に行かせてもらう方法があ
ります。以下に，デジリーが実際にそうしたようすを紹介します。

　　デジリー：ミゲル，あなたが次に精神科医のところへ行くときに，一
　　　　　　　緒に行きたいわ。
　　ミ　ゲ　ル：いいよ。でもどうして？
　　デジリー：雑用についてあなたと話をしなければいけないの。でもケ
　　　　　　　ンカはしたくないのよ。
　　ミ　ゲ　ル：またそれか。
　　デジリー：私たちのこの問題を解消するには，助けがいくらか必要だ
　　　　　　　と思うの。そのことでケンカはしたくない。解決策を見つ
　　　　　　　けたいの。自分たちだけでは解決できなかったから。結婚
　　　　　　　生活を台無しにする前に，誰かに助けを求めてみましょう。
　　　　　　　あなたを愛しているし，私の両親のようにはなりたくない
　　　　　　　の。

ミ ゲ ル：いいよ。

第10章では，「全か無か」の考え方に対処するためのアプローチをさらに学びます。こうした思考の背後にある理屈に取り組みます。あなたがよくこの問題に悩んでいるようなら，第10章へと読み進めてください。

172　ステップ3　悪化させない

次の章では？

　先延ばしと回避は，どちらもよくある対処行動です。不快な事柄や状況，不確かさ，また恐れの気持ちに対処する助けになります。うつにともなう無気力に対する一般的な反応です。回避と先延ばしは，短期的にはストレスを緩和するかもしれませんが，長い目で見ると，問題を解決してはくれません。本章では，あなたが何かを先延ばしする原因を見つけて，無気力のサイクルを断ち切るための戦略を提供することに注目しました。次の章では，あなたが身動きを取れなくなってしまう問題をもう1つ学びます。すなわち，圧倒されるあまりに身動きが取れなくなる問題です。

ステップ **4**

症状を和らげる

ステップ ❹

第9章

気持ちが圧倒されてしまったときに
コントロールを取り戻す

この章では…

▶気持ちが圧倒されてしまったときの対処法を学びます。

▶過剰な刺激を減らすことで環境をコントロールする方法を
学びます。

▶睡眠を改善する方法を見つけます。

気持ちが圧倒される

　どの程度のストレスまで対応できるかは，日によってちがいます。前
の晩によく眠れて，活力があって，集中できる日なら，目の前に課題と
責任が山ほどあっても比較的簡単にこなせるでしょう。疲れていて，す
でにストレスを感じていて，考えなければならないことが一度にたくさ
んありすぎる日は，対処するのもはるかに大変になります。対処する力
が限られていて，しなくてはならないことがたくさんあると，圧倒され
てしまうことはめずらしくありません。圧倒されているときには，疲労
と悲しみが入り混じった気持ちになる場合があります。イライラして気
持ちが高ぶることもありますし，心にもやもやした感じもあるかもしれ
ません。何をしなくてはならないかはっきりとわかっていても，どうし
ても取りかかることができないかもしれません。そして，目標を達成す

176 ステップ4 症状を和らげる

るまでに必要なステップの数を考えただけで，疲れ果ててやる気がなく
なるかもしれません。

　圧倒された気持ちになると雑用や課題を先延ばししたり，または完全
に回避したりしてしまいがちになることは，第8章の例で見てきたとお
りです。結果的にさまざまなことがますます遅れてしまいます。わずら
わしいことがどんどん滞っていると知ると，うつはよけいに悪化するこ
とがあります。とりわけ，それによって自己嫌悪になる場合はとくにそ
うです。どうしてそのようなことになってしまうのでしょうか。それは，
課題を先延ばし，または完全に回避すると，少なくとも一時的には嫌な
気分が和らぐためです。どういうことか，以下の例でみてみましょう。

1．人は圧倒されると，「私には対処できない」と自分に語りかけ，
　　極度の緊張に駆られます。しなくてはならない何かから離れて，
　　「あとでやろう」と自分に語りかけると，よりリラックスした気
　　持ちになります。

2．こうするとき，難しい課題を気分が悪い状態と結びつけ，そうし
　　た課題から離れることを気分が良い状態と結びつけるように，自
　　分自身を条件づけしているといえます。この条件づけのために，
　　次に難しい問題に直面すると，取り組もうとするのではなくて離
　　れようとする見込みが高くなります。こうして，良くない習慣が
　　身につきます。

3．この行動をくりかえしていると，その過程で自信と対処する力を
　　失います。

4．自信がないときは，ストレスの多い状況に対処しようとあまり考
　　えなくなります。

5．そうこうするうちに，問題や課題はますます大きくなり，対処す
　　るのがさらに大変になって，いっそう圧倒されることもあります。

6．こうして，ますます落ち込んだ気分になるのです。

第9章　気持ちが圧倒されてしまったときにコントロールを取り戻す　177

　この状況に対処するための最善の方法は，課題を分解し，しっかり引き受けることです！

分解して引き受ける

　圧倒される気分に対処し，さらに自分の目標に向かって前進するためには，仕事または問題に対する自分の見方を変えることです。何カ月間もおろそかにしてきた自宅の掃除をする，所得税の申請の遅れを取り戻す，あるいは仕事を見つけるといった，どのようなことであれ，大きくて圧倒されそうな仕事をより小さな対処しやすい部分に分解することができます。すべてはそれに対する自分の見方にあるのです。

　たとえば散らかったアパートの部屋を，掃除に何週間もかかりそうなひどい場所ととらえたら，それはあまりにも圧倒的でとても引き受けられないと感じてしまうでしょう。仕事を探そうと思っていても，働く心の準備をし，就職できそうな職場を見つけ，雇ってくれるようアピールするためにやっておくべきこまごまとしたことについて考えたら，あまりの大変さに立ちすくんでしまうこともあるでしょう。うつのときで意欲が乏しいと，どのように始めていいのか想像もつかないものです。集中力が低下していると，長く自分の思考を集中して考えを整理することができないことがあります。活力が低下していると，取り組むにしても疲れてしまってできないことがあります。これらがすべて重なり合った結果，精神的に完全に圧倒されてしまうのです。

気持ちが落ち込んでいる・うつ状態＋するべき大きな仕事
＝圧倒される気分

　大きな問題を解決すると気分が改善するのなら，あなたが抱えている大きな問題をより小さな対処しやすいいくつかの部分に分解するために次のステップを試してください。一度に1ステップずつ，やってみましょう。

178 ステップ4 症状を和らげる

分解する方法

- **ステップ1：一度にすべてしなくてはならないと考えない。**1日で事態をすべて片づけてしまいたいと思うかもしれませんが，それは理にかなっていないこともあります。エクササイズ9.1に，物事をやり遂げることに対して現実的な目標を設定するのに役に立ちそうなことを，あとで思い出せるようにいくつか書き出してください。

アマンダはどちらかというと完璧主義者です。常に自分が物事を完全にこなすことを期待してしまいます。一度に少しずつ仕事をしてもいいんだ，と自分自身に言い聞かせようとしたのですが，彼女のなかの別の部分がすべてをやってしまえるはずだと反応して，うまくいきませんでした。なぜなら，うつ状態でないときには，家のやっかいな仕事を1日でやってしまえるからです。もしあなたがアマンダのようであれば，あなたも自分にいくらか寛容になることに取り組む必要があるかもしれません。一度に少量でも，するほうが何もしないよりもましです。何もないよりも何かあるほうがいいのです。完璧主義から無理な期待を設定してしまいそうになるときには，自分自身にそう言い聞かせてください。

- **ステップ2：**問題を解決する，もしくは課題をやり遂げる際に**必要となる主なステップをすべて書き出す。**物事を書き記すのは好きでないという人もいるでしょうが，自分の頭のなかにあることを外に出して紙に表してみることが，それほど圧倒された気持ちにならないようにするのに役に立ちます。あなたのアイデアをエクササイズ9.2に書き留めてください。そして，それがうまくいくかどうか確かめてみましょう。

トミーは授業のために書かなくてはならない研究論文の遅れを取り戻すために，必要と思われるステップを書き出すことが役立つことに気づきました。1つひとつのステップに分解すると，より対処しやすいもの

第9章　気持ちが圧倒されてしまったときにコントロールを取り戻す　179

に感じられたのです。一方，アマンダは自宅を掃除するのに必要となる
ステップを書き出し始めたところ，しなければならないことのあまりの
多さに圧倒されてしまいました。リストはひとまずおいて，すぐに家の
掃除を始めました。アマンダの場合は，ステップ3に進むほうが有効で
した。

- **ステップ3：出発点を選ぶ。**何が最初のステップになるかがはっき
  りしていることもあります。しかし，たとえ順番がどうであれ，何
  かをしたほうが何もしないよりはましであるということがほとん
  どです。1ステップだけにとどまらずにもっと先に進みたい，という
  衝動にかられても，その気持ちは抑えてください。あまりにもたく
  さんのことを引き受けてしまうと，またもやすっかり圧倒された気
  持ちになってしまうでしょう。最初の1ステップを選び，それをエ
  クササイズ9.3に書き留めてください。書かれた形で目にすると，
  自分自身に対する約束を守るうえで役立つでしょう。

　ラクエルはときどき請求書の支払いが遅れることがあります。支払い
をするといつも，ほとんどお金をもっていないことを思い出すため，彼
女はこの仕事が大嫌いです。彼女はこれまで長いこと請求書の支払いを
避けてきたため，請求書を1カ所にまとめたり，小切手帳の置き場所を
把握したり，あるいはそれぞれの支払い期限を確認しておいたりするた
めのやり方が決まっていません。過去にはそのやり方を決めようと考え
たこともありました。しかしそれには思いのほか時間がかかりそうでし
た。やり方を決めるのは良い考えですが，そこから始めたいとは思いま
せんでした。代わりにラクエルは第一歩として，小切手帳と請求書を探
すことに決めました。その日一日中，請求書を見つけるたびに立ち止まっ
て，支払いのための小切手を書き，封筒に入れて郵送しました。このや
り方がもっとも効率の良い方法でないことはラクエルにもわかっていま
した。しかし少なくとも，この仕事をやり終えることはできたのです。

180 ステップ4 症状を和らげる

エクササイズ 9.1 1つずつやるためのつぶやき

1つずつやることについて，私が自分自身に言えること

例：「すべてをすることはできなかったとしても，まったく何もしないよりは何かを
　　したほうがよい」

エクササイズ 9.2 達成したいステップ

私が達成したいステップ

エクササイズ 9.3 どこから始めるかを決める

私はまず，ここから始めていこうと思います。

第9章　気持ちが圧倒されてしまったときにコントロールを取り戻す　181

課題を引き受ける方法

- **ステップ1：開始日と開始時刻を選ぶ。**やっかいな課題の第一ステップを始める時間を自分自身に指定します。妨げとなることがあまり多くは起こりそうになく，ほかの用事ができたりしそうにない，現実的な時間を選んでください。時間とエネルギーがありそうなときに予定してください。

- **ステップ2：第一ステップを実行する。**たとえそんな気分ではなく，意欲を感じない，あるいはそれよりもやりたいと思うことが多数頭に思い浮かぶとしてもです。わずかな進歩でも，一歩も進まないよりはよい，と自分自身に言い聞かせてください。

　楽しくもない課題を引き受けようと思っても意欲も関心もわかない，と訴える人はおおぜいいます。課題について考えただけでも圧倒される気分になるというときにはとくにそうです。このような人は行動しようと意欲がわくのを感じるまで，物事を先延ばしにします。しかしそのような感じはめったにわきあがってくるものではありません。意欲を高める，または自分自身に行動を起こさせる魔法などというものは現実にはどこにもありません。結局のところ，それは，行動を起こすことが自分にとってもっともためになると判断するだけのことなのです。いかなる抵抗や言い訳を感じても第一歩を踏み出すのは，そうすべきだとあなた自身が信じているからです。さしあたり，自分を身動きできなくさせてしまうネガティブな感情も無視して，とにかく始めましょう。いったん行動する自分自身をみれば，意欲がよみがえってくるでしょう。

- **ステップ3：各ステップをやり終えるごとに，上から横線を引き，リストから削除する。**行動に乗り出したことについて自分自身をほめてください。何か楽しいこと，愉快なことをして自分にごほうびを与えてあげてもよいでしょう。まだまだすべきことがたくさんあ

るからそれどころではない，などと思ったりしないでください。仕事はやりがいのあるものにしなければなりません。何かを成し遂げたときに得られる安堵感が動機づけになるのなら，仕事をやり遂げるだけで，そのこと自体が十分な報いになるかもしれません。やろうとしている仕事が難しくて，あまり楽しいものではないのなら，やり終えるためのポジティブな強化を与えるための別な方法を見つける必要があるでしょう。これは重要なステップです。なぜならそうすることで，その課題の次の部分へと続けて進んでいく理由が生まれるからです。あなたにとってどのような報いがよいか，考えてみてください。大がかりなもの，高価なものにする必要はありません。休憩時間をとる，アイスクリームを食べる，大好きなテレビ番組を見るといったことが報いとなるでしょう。自分にどのように報いるか事前に計画を立てて，それを思い出せるようにエクササイズ9.4に書き記してください。

- ラクエルは，請求書の支払いをすませると，そのごほうびとして短い昼寝をします。
- アマンダは，自分の目標に向けて行動を起こすことで，ぐずぐずとした先延ばしに対する自己批判からしばし逃れることができます。
- トミーは学期末レポートをやり終えると，そのごほうびとして，その晩は勉強から解放されて映画を見に行きます。

- **ステップ4：その課題において次にするべき部分を選択して，それをいつ行うか予定を立てる。** 課題を終えるまでステップ1〜4をくりかえしてください。課題をやり終えたら，自分を評価して，報いてください。達成したことを理解してくれそうな人に自慢するのもよいでしょう。

第9章　気持ちが圧倒されてしまったときにコントロールを取り戻す　183

エクササイズ　9.4　自分への報い

行動を起こすことができたら，自分自身に次の報いを与えようと思います。

達成を否定する

　ラクエルはうつだからといって物事を終えられない正当な理由になる
とは考えません。体力が乏しいときもありますし，集中力に欠けること
もあります。それでも自分に対して寛容ではありません。彼女は圧倒さ
れて身動きがとれなくなってしまうと，こなさなければならない仕事を
細かいステップに分けます。しかしそれぞれのステップをやり遂げても，
自分をほめるわけではありません。どうしてもっと早く終えなかったの
か，どうしてもっとうまくやらなかったのかと自分を非難するのです。

　課題をやり遂げたことに対して自分自身をさんざん痛めつけても，意
欲は得られません。もし仮にあなたが誰かほかの人，たとえば子どもや
生徒を指導しているのだとしたら，その課題をもっと早く，またはもっ
とうまくやり遂げなかったからといって相手をどなりつけたりはしない
でしょう。もしそのようなことをしたら，その子どもや生徒は，何かす
ることをやめてしまいます。あなたも同じことです。

　小さな達成にも喜びを感じて気持ちが明るくなるようにしなければ，
何をしても，症状が改善するどころかかえって苦しくなってしまいます。
気分の揺れや，双極性障害のそのほかのあらゆる症状と悪戦苦闘する際
には，何を達成するにしても，たとえ小さなことでも，非常に大変な努
力をしなくてはならないかもしれません。自分もこんな感じだなと思う

184 ステップ4 症状を和らげる

人は，不当なまでに多くを自分に期待し，自分自身を挫折に追い込むことのないようにしてください。ベッドから出られただけでも実際，大きな成果だということもあります。朝起きたというだけでも自分をほめてやる必要がある場合もあるのです。

過剰な刺激を減らす方法

躁と軽躁を悪化させる可能性がある刺激源は2つあります。第一群には，騒音など，環境からの刺激が含まれます。そして第二群は，たくさんの思考やアイデアを抱えていることからくる内的な刺激です（右頁の表を参照）。過度の外的な刺激は，あなたを圧倒された気持ちにすることがあります。外的刺激によって迷走思考がますます悪化し，集中するのが難しくなることもあります。過剰な刺激で，夜眠れなくなることもあります。人が笑って楽しんでいるといったポジティブなことでさえ，精神的に過剰な刺激になることもあります。身の回りの環境であなたを過剰に刺激するおそれがある事柄を，表にあげています。

ときには，自分の思考や行動が過剰な刺激となることもありえます。たとえば躁または軽躁の症状があらわれだした場合，普段よりも多くの考えが浮かんできて，より創造的になることもあります。自分の新しいアイデアについて考えれば考えるほど，ますます強く刺激されるのです。喜びまたは興奮といった感情によってその進行がエスカレートすることもあります。自分のアイデアを行動に移そうとした場合にはとくにそうです。興奮すればするほど，自分のアイデアの流れがいっそう速くなるでしょう。過剰に刺激され，自分の手に負えないほど多くの考えをもつようになって動揺したり，疲れきってしまうまでは，実際，これは気分良く感じられることもあります。残念ながら，このプロセスがあまりにも進行してしまうと，それを止めることは難しくなります。

ラクエルの兄のスタンのように躁とうつのときに幻聴がある人の場合，環境の騒音が多くてまわりでさまざまな活動が起きているときには，

第9章　気持ちが圧倒されてしまったときにコントロールを取り戻す　185

幻聴が悪化します。薬をしっかり服用すると同時に，過剰な刺激を減らすと役立つかもしれません。

環境における過剰な刺激の源

騒音	人が多すぎる	大音量の音楽	遊んでいる子どもたち
散乱	道路の交通	電話の呼び出し音	グループセラピー
混乱	大きな笑い声	赤ちゃんの泣き声	テレビのコマーシャル

内的な過剰刺激の例

迷走思考	新しい計画を始めること
問題や心配事について思い悩むこと	創造的な思考やアイデアをあれこれと考えること
過去のこと，とくに感情的な出来事について思い出にふけること	書き記す代わりに，覚えておこうとくりかえし考えること
新しい活動または冒険的なことを計画すること	悪い出来事についてあらためてまた考え始めること

環境的な刺激を減らす

　過剰な刺激を減らす最初のステップは刺激の発生を認識することです。あなたは緊張や不安，動揺を自覚しているかもしれませんが，必ずしもその原因を認識してはいないかもしれません。アマンダは子どもたちがケンカをしているとき，自分が緊張しているのだと実感することができます。第二のステップは刺激の源を同定することです。それはあなたの周囲の環境のことですか，それともあなたの心のなかのことでしょうか？　アマンダの場合は子どもたちです。第三のステップは行動を起こすことです。アマンダの場合，もっと騒がしくないことをするよう子どもたちの活動を変えさせることができます。あるいは，自分がその状態にもっと対処できると感じるようになるまで部屋から出ていてもよいでしょう。

　刺激の源が周囲の環境のものである場合は，それを静める，あるいはあなた自身がそれから離れる方法を見つけてください。テレビやラジオのボリュームを下げる，人ごみから離れる，子どもたちにもっと静かに遊ぶように言う，といったことが考えられます。考えをまとめ，落ち着

くための静かな場所を見つけてください。別の部屋に行ってもいいでしょうし，静かに散歩をすることもできます。灯りを消して横になることもできます。あるいはしばらくのあいだ自分の車のなかで座っていてもいいでしょう。

　ものが散乱した環境が過剰な刺激の源である場合，その環境から立ち去ることも，あるいは改善しようとすることもできます。改善に取り組むにあたっては，本章ですでに紹介した「分解する方法」と「課題を引き受ける方法」で説明した段階的な方法を用いて，1つひとつ処理していき，自分の環境をコントロールできるようにします。

内的な刺激を減らす

　多くの点で，内的な刺激をコントロールするよりも外的な刺激をコントロールするほうが簡単です。騒がしい環境からは離れることができます。しかし騒がしい心からは，簡単には離れられません。内的な刺激を減らすには，自分の心を静める方法，あるいは思考を整理するための方法を見つける必要があります。目標は，思考のプロセスが過剰な刺激源にならないよう，その速度をゆるめることです。では，いくつかアイデアを紹介しましょう。

静かな環境にする

　自分の環境を静めるために行動をとることは第一歩として適切です。外側がさほど騒がしくなくなれば，頭のなかの混乱も減るでしょう。外的な刺激を減らすことについては前述の指示にしたがってください。

自分自身を落ち着かせる

　精神的な過剰な刺激は，不安あるいは興奮といった強烈な感情によってあおられるようです。リラクゼーションのエクササイズを用いて身体の緊張を減らす，心が慰められる音楽でしばらくのあいだ自分の気持ちを紛らわせる，両足を上げて短いあいだ休憩するなどしてください。過

去にストレスを受けていたときにリラックスさせてくれた，あるいは落ち着くのに役立ったと思うものなら何でも，たいてい精神の過剰刺激を減らすことができるでしょう。ただし，アルコールは解決策としては避けたほうがよいでしょう。

はやる気持ちをおさえる

軽躁と躁の症状の１つに，新しい活動や冒険的なことについてのアイデアが次々と浮かんでくるということがあります。ときには，放っておいた雑用をやってしまいたい，創造的なことを始めたい，または自分の生活の何らかの面を変えたいという意欲が突き上げてくるのを感じることがあります。まるで１つの新しい考えが次の新しい考えにそのままつながるかのように感じられるかもしれません。これは気分良く感じられることがあります。最近うつに苦しんでいて思考速度が落ちていたという場合，あるいは意欲が低下していたという場合にはとくにそうです。しかし内的刺激の量をある程度制限しないと，あまりにも多くのアイデアを抱え，思考が支離滅裂になって苦しむようになってしまうこともあります。何か新しいアイデアが心に浮かんでくるたびにそれにしたがいたいという衝動をコントロールするには，第８章のエクササイズ8.6「Ａリスト」と「Ｂリスト」に取り組んでみてください。

夜に良質な睡眠をとる

睡眠を十分にとることも症状をコントロールできていると感じる方法の１つです。エクササイズ9.5には夜に良質な睡眠を確実にとれるようにするための戦略をいくつかあげました。ぐっすりと眠るためにできることをすべてしていて，それでもなお不眠の場合には医師に薬のことなど相談してみてください。

エクササイズ 9.5 夜に良質な睡眠をとるためのステップ

夜になかなか寝つけずに苦しんでいるのならば，次のステップを試してください。

- **首尾一貫していること**：たとえ週末であろうと，毎日ほぼ同じ時刻に床につき，同じ時刻に目を覚ますようにする。
- **睡眠は夜にとる**：日中に眠って夜遅くまで起きていることは避ける。睡眠サイクルがすでに昼夜逆転している場合には，睡眠を正常に戻すための計画に医師と一緒に取り組む。
- **ベッドは眠りのための場所とする**：テレビを見る，ものを食べる，本を読む，請求書の支払い手続きをするといったことは別の部屋で，テーブルやカウチでするように習慣づける。ベッドに行くことが眠りにつくことに結びつくよう自分の身体に教える。
- **快適にする**：気分よく感じられるような枕，毛布，服を選ぶことで，睡眠場所を快適する。
- **就寝に向け徐々に活動レベルを引き下げていく**：環境を静かにし，心を静め，少なくとも寝る1時間前には眠る準備を始める。
- **眠れなくなる可能性のある刺激物を避ける**：ホットココアやホットコーヒー，タバコ，デザートなどは夜間によさそうに思えるかもしれない。しかしカフェイン，ニコチン，あるいは砂糖に敏感な人の場合，眠るのがいっそう困難になることがある。もし消化器系の問題があるなら，夜遅くの夕食，または刺激の強い食事は胃に負担となり，眠れなくなってしまうこともある。

眠りにつけなかったらどうするか

　夜に良質な睡眠がとれるようにできることがあるのと同じように，しないほうがよいと思われることも多数あります。夜の眠りを妨げる可能性があることをエクササイズ9.6にあげます。なかなか眠りにつけないときには，こうした事柄を避けるための計画を立てましょう。

パニックにならない

　不安と眠りは両立しにくいものです。眠れないことについて心配しだして，それどころかパニックになってくると，ますます眠れなくなるだけです。眠りというのは自然に訪れるものです。自分の意志で身体にさせることではありません。したがって，自分をなんとか説得して眠りに

エクササイズ 9.6 睡眠に問題があるときにしてはならないこと

以下は，睡眠を妨げるおそれのある一般的なことと，おすすめの対処法です。あなたに当てはまるものを試してください。

- **カフェイン**：コーヒーをいれてはいけない。カフェインを飲むと眠れなくなることがある。寒い夜に熱いコーヒーを1杯飲むのが楽しみなら，夕方や夜中用にカフェイン抜きのコーヒーを買ってくること。
- **インターネット**：ベッドから抜け出してインターネットサーフィンをするのはやめること。眠くなるのではなく，脳を刺激し，眠れなくなってしまう可能性がかなり高い。
- **テレビと本**：テレビを見る，あるいは本を読むというのなら，目が冴えてしまわないものを選ぶ。退屈な本，または再放送のテレビ番組にするのがコツ。人が言い争っている場面が登場する番組や，次回に興味をもたせるような場面で終わる番組，暴力場面を含む番組，現実生活のドキュメンタリードラマなどは避ける。
- **雑用**：ベッドから起きあがって家の掃除をするのはやめる。すんでいない雑用が気になっても，真夜中に肉体労働をすれば，筋肉をリラックスさせるどころかむしろ緊張させてしまう。雑用をこなせるほど精神的に敏捷でいるためには目を覚ましていなければならない。これでは夜に睡眠をとるという目的を台無しにしてしまう。
- **運動**：運動をすればぐったりと疲れることがわかっていても，ベッドから起き上がって運動をするというのはおそらく賢明な考えではない。身体的運動は，心と身体を過剰に刺激してしまうおそれがある。運動が良い効果をもたらすのであれば，ベッドに入る前に運動する時間を設定する。

つかせようと必死になればなるほど，寝つくまでの時間がますます長くなってしまいかねません。寝つかれないと欲求不満になり，怒ってしまうことさえあります。このような激しい感情は眠りを妨げるだけです。

身体を静める

身体と心は一緒に作用し，眠りを促します。心があまりにもせわしなく，静まらないときには，身体をリラックスさせるようにすることでその作用を促すことができます。リラクゼーションはつま先から始め，頭部へと順に取り組んでみてください。各筋肉の緊張を解き放ち，身体を快適な姿勢にすることに集中してください。まずは片方の足先，それか

その脚全体，などのように1カ所ずつ取り組んでいきます。顔の筋肉，とくに額，あご，および目をリラックスさせることを忘れないでください。頭からつま先までリラックスさせたら，ゆっくりと10まで数えます。1つ数えるごとに緊張を解き放ち，さらにほんの少しずつリラックスするようにします。まだどこかに残っている緊張を探し出し，解き放ちます。もしこの種の戦略が気に入れば，第15章で紹介する，より入念なリラクゼーションエクササイズを試してみるとよいでしょう。

神経がさえて眠りにつけないとき

目がさえてしまって眠りにつけないという場合は，ベッドから出て，何かリラックスできることをするほうがよいでしょう。テレビを見る，本を読むなど，通常それをすれば落ち着ける，あるいは頭が疲れる活動なら何でもかまいません。

ベッドに入ると次々と心に浮かんでくる心配事を減らす

眠りにつくために身体をリラックスさせ始めると，その日の出来事，他者との会話，または自分が直面する問題についてとりとめもなく考えてしまうことがあります。これは自分ではどうしようもないように思えるかもしれません。考えが突然脳裏に浮かび，1つのアイデアから別のアイデアへとつながっていくこともあります。たちまち，ベッドに入る前よりも目が冴えてしまっている自分に気づくでしょう。もし就寝時にこのような経験を頻繁にするようなら，何か新しいことをしてみてはどうでしょう。そのような心配が次々と浮かんでくることをコントロールするためのステップを以下に紹介します。

- ステップ1：寝る前に自分の一日，心配事や問題を振り返るための時間を設ける。できれば就寝の1時間以上前がいいでしょう。ラクエルは晩のニュースの前に時間をとることにしました。ニュースを見ていると，自分の一日を解放し，精神的に寝る準備をしやすくな

第 9 章　気持ちが圧倒されてしまったときにコントロールを取り戻す　191

エクササイズ 〔 9.7 〕　一日の振り返りリスト

以下の空欄に，あなたの頭にある懸案，問題，人，考えを書き出してください。問題全体を説明するのではなく，思い出せる程度の短い言葉で記してください。順番は気にしなくてもかまいません。

　私の一日の振り返りリスト

　るのです。

- ステップ 2：リストを作る。自分を悩ませることについて考え，それを書き留めてください。それを見れば，頭のなかに留めておく必要はなくなります。手近にある適当な紙に書き留めてもかまいませんし，エクササイズ 9.7 を使って取り組んでもよいでしょう。ラクエルが作ったリストを紹介します（エクササイズ 9.7【記入例】）。

- ステップ 3：優先順位をつける。リストにあげた項目に，何らかの重要性に応じて順位をつけてみてください。些細な事柄でも，ごく最近起こったことだったり，本当にわずらわしく思えることだったりすると，実際よりも非常に重要に感じられることがあります。心配の程度の順序は，あなたの生活を全体として眺めたときの項目の重要性を反映するようにします。ラクエルも自分のリストに優先順位をつけました。

　ラクエルのリストの最初の朝寝坊については，優先順位でも 1 番と

192　ステップ4　症状を和らげる

エクササイズ 9.7 【記入例】　一日の振り返りリスト〈ラクエル〉

私の一日の振り返りリスト

　朝寝坊をした。
　上司は機嫌が悪かった。
　今日，うちの犬はえさを全部食べなかった。
　スカートがきつい感じがした。また体重が増えてきている。
　今週の週末に母に電話をして元気づけてみよう。
　借りた DVD を忘れずに返す。

エクササイズ 9.7 【記入例】　優先順位をつけた一日の振り返りリスト〈ラクエル〉

私の一日の振り返りリスト

(1) 朝寝坊をした。
(5) 上司は機嫌が悪かった。
(3) 今日，うちの犬はえさを全部食べなかった。
(2) スカートがきつい感じがした。また体重が増えてきている。
(4) 今週の週末に母に電話をして元気づけてみよう。
(6) 借りた DVD を忘れずに返す。

なっているとおり，彼女にとっては重要なことでした。なぜなら時間ど
おり起きるほうが残りの一日がよりスムーズに進んでいくからです。リ
ストの2つ目には5番という順位を与えました。それにより，リストで
は2つ目に書いてあるものの，生活を全体として眺めたときにはその項
目はさほど重要でないということを思い出せるようにしたのです。(1)以
外の項目はラクエルにとって必ずしもそれほど重要ではなく，眠りを犠
牲にするほどではないことは明らかでした。

• ステップ4：自分がもっとも思い悩む項目に対して行動計画を立て
　る。その解決に向けて一歩を踏み出すために，明日，自分ができる
　ことを考えてください。そのことについてもっと考える時間を作る，
　そのことを誰かに相談する，その件に関してより多くの情報を手に
　入れるというだけでもかまいません。重大な問題をすべて一度に解

第9章　気持ちが圧倒されてしまったときにコントロールを取り戻す　193

エクササイズ 9.7【記入例】　解決策を決めた一日の振り返りリスト〈ラクエル〉

私の一日の振り返りリスト

(1) 朝寝坊をした。もう15分早く目覚まし時計をセットしよう。

(5) 上司は機嫌が悪かった。私にはどうしようもない。

(3) 今日，うちの犬はえさを全部食べなかった。犬におやつをあげないようにする
　　ことについて子どもたちと話をしよう。

(2) スカートがきつい感じがした。しばらくのあいだ，パンを食べないほうがいい
　　だろう。

(4) 今週の週末に母に電話をして元気づけてみよう。私には，母の気分を良くする
　　ことはできないかもしれない。

(6) 借りたDVDを忘れずに返す。忘れないうちに車に入れておく。

決しなければ，と負担に感じる必要はありません。自分の選択肢を
よく検討して，理にかなった第一歩を考えてください。そして自分
の目標を達成するために役立ちそうなことを選択してください。記
憶しておかなくてもいいように，自分の計画を書き記してください。
ラクエルは自分でコントロールできると思う項目に対し，2，3の
アイデアを書き留めました。

• ステップ5：考えるのをやめる。思い悩んでいることがさほど重要
　ではない，あるいは自分にはどうしようもないことであるにもかか
　わらず，頭のなかに絶えず浮かんでいるとしたら，自分自身に「や
　めろ」と言ってください。たとえ頭のなかだけのことであっても，
　強制的な口調で言います。思い悩んでもエネルギーを浪費するだけ
　だということを自分自身に思い出させるのです。あなたの考えとエ
　ネルギーを何か価値のあること，もしくは自分のコントロールでき
　る範囲内にあることに向け直します。もしそれがうまくいかないな
　ら，公園を散歩したこと，あるいはこの前美しい夕日を見たことを
　思い出すなど，何かもっと楽しいことを考えるよう頭を切り替えて
　ください。

194　ステップ4　症状を和らげる

次の章では？

　うつ，軽躁や躁のときには，気持ちが圧倒されることがめずらしくありません。原因としては，周囲の騒音や活動からの刺激が多すぎる，心のなかでも活動が多すぎる，または責任あることが多すぎて，すべてに対処するだけのエネルギーがない，といったことがあります。気持ちが圧倒されると，ストレスを感じる物事を先延ばししたり回避したりするようになりますし，睡眠の妨げにもなります。本章では，刺激の量を減らして，夜の睡眠の質を良くし，気にかかっている課題を引き受けるためにできる事柄をいろいろと説明しました。次の章では，ネガティブな見通しを変えることで症状を改善する方法についてさらに学びます。将来への見通しが変わると，行動もポジティブに変わるでしょう。

ステップ❹

第10章

ネガティブな見通しを変える

この章では…

▶ネガティブな思考を過大視しない方法を探します。

▶視野狭窄を克服するための戦略を見つけます。

▶「全か無か」思考を克服する方法を学びます。

　第7章ではとてもよくある思考の誤りとして，結論への飛躍と呼ばれる種類を学びました。結論への飛躍は，あなたの考えを裏づける事実がほとんどないにもかかわらず，人，状況，出来事などについて推測をするときに起こります。どんな種類の推測をするかは，あなたの気分しだいです。つまり，論理の空白の部分を埋めるときに，気分が悪いとネガティブな推測で埋めて，気分が良いとポジティブな推測で埋めることになります。運が良ければ当たる場合もありますが，推測がはずれると，問題を生みがちです。

　本章では思考の誤りをほかに3種類学びます。結論への飛躍と同じように，本章で紹介する3種類も感情にあおられがちです。目標は，思考の誤りについてある程度しっかり学んで，それが起こったときに認識できるようになり，行動にネガティブな影響を及ぼさないようにすることです。

誤認

　本章で最初に説明する思考の誤りは「誤認」です。これは受け取った情報をあなたがどのように扱うかの問題です。情報を受け取ったときに，歪め方しだいで，ネガティブなことが実際よりもいっそう大きくて怖いものとしてみえるようになりますし，ポジティブなことも割り引いたり差し引いたりして実際より小さくて意味がないようにみえるようにもなります。ネガティブなことを過大視する例としては，約束の時間に遅れただけで，人生で最悪の一日だと受け取るケースがあるでしょう。ポジティブなことを過小視する例としては，容姿をほめられても，自分ではひどい姿だと思っているために相手の言葉を拒絶してしまうケースがあります。過大視はネガティブな感情を強めます。過小視はポジティブな出来事や状況がもたらしてくれるはずの良い気分を楽しめなくします。このたぐいの思考の誤りは気分が落ち込んでいる状態，うつの状態で起こりがちです。

　興味深いことに，誤認は気分が高ぶっている状態，軽躁の段階でも起こることがあります。この場合には，高ぶった気分がポジティブなことを過大視させ，ネガティブなことを過小視させるでしょう。たとえばミゲルは最近スポーツカーのコルベットを新車で買うのがいかに理にかなっているかを過大視して，妻がどれほど気分を害するかを過小視しました。彼の気分は軽躁から中程度のうつのあいだを変動します。ミゲルは，軽躁のときには気分の高揚を楽しんでいて，普段の自分とはちがった振る舞いをしていることに気づいているとはかぎりません。前回気分が高揚する段階に入っていたときに，誰かがそのコルベットの新車を走らせているところを見かけて，自分が買わなければと心に決めました。ミゲルの頭のなかでは，最近ローンの支払いが終わったばかりのセダンを下取りしてもらって，売却価格も良くて高速道路でももっと馬力が出る車に買い替えるのは理にかなったことでした。ミゲルは，スピードの出る車を走らせれば，自分は気分が良くなり，ストレスが減って，結果

第10章 ネガティブな見通しを変える　197

エクササイズ 10.1 うつの際の誤認

アマンダの誤認の例のとなりに，あなたの例を記入してください。

誤認	アマンダの例	私の例
問題の深刻さを過大視する	これはとんでもなくひどいことだ。自分の母親の誕生日を忘れてしまったなんて，もう二度と自分自身を許せないだろう。	
ポジティブな出来事，または達成を過小視する，あるいは賛辞を退ける	ついにキッチンを掃除したが，そんなことはたいした問題ではない。こんなに汚してしまわないようにすべきだった。 アマンダの上司：「よくやったね」 アマンダは過小視する：「たいしたことではありませんよ」 アマンダ：「あなたの通知表，かなりいいじゃない！」 息子は過小視する：「ああ，どうでもいいさ」	

的に良い父親にもなれると信じていました。こうして，ミゲルの視点からは，新車のコルベットは家族全員にとって良いものに思われました。これはポジティブなことを過大視する良い例です。ミゲルは妻が今のローンの支払いが終わったので家族で必要になると見込まれる経費に振り向けるお金ができたことを喜んでいるのを知っていました。しかしこの懸念については過小視しました。「彼女はしばらく文句を言うかもしれないけど，じきに納得するだろう。いつもそうだから」と，ミゲルは

198　ステップ4　症状を和らげる

エクササイズ 10.2 　感情的な距離をとる方法

以下は，感情的な距離をとるための戦略のリストです。あなたが試したことのある項目
をチェックしてください。チェックがついていない残りの項目から，あなたが試したい
と思うものを選んでください。

戦略	試したことがある	試したい
その状況から離れる		
その状況を評価する時間をとる		
その出来事について，ほかの人の意見を求める		
その件については一晩寝てから考える		
過大視した出来事を，自分がこれまでに経験したことと比較する		
ほかの人なら起こったことをどのようにとらえるだろうか，と自分自身に聞く		
しばらくのあいだテレビを見る		
話題を変える		
瞑想する		
昼寝をする		
落ち着くまでその件について話すことを拒む		

考えました。

　エクササイズ 10.1 にうつの際の誤認の例をあげます。あなたが状況
を誤認して，事実を過大視または過小視したときのことを記入してくだ
さい。

過大視をコントロールするために感情的な距離をとる

　うつや躁の状態では，その瞬間の感情によって過大視があおられま
す。感情が静まると，過大視もおさまる傾向があります。たとえば腹が
立っているときには，動揺させられるような状況を耐えがたく感じるこ

とがあります。しかしながらいったん怒りが静まれば，その状況は，わずらわしくはあってもなんとか対処できそうに感じられることがあります。仮に悲しい気分で友人グループから取り残されてしまっているとします。最初は打ちのめされたような気持ちになるかもしれません。しかし冷静になれれば，傷ついてはいても，なんとか対処できそうな気がしてくるでしょう。出来事あるいは思考から感情的距離をおき，反応する前に考える時間をとることによって，過大視をあおる感情を静めることができます。エクササイズ10.2に感情的距離をとるための一般的な方法をあげます。あなたが試したことのあるもの，これから試したいと思うものの横にチェックマークをつけてください。

ポジティブなことを過小視するのをやめる方法

　私たちが過小視する傾向になるのには，さまざまな理由があるでしょう。うつ状態にないときでも，人は謙遜して，または遠慮して，ポジティブなことを過小視したり，ほめられても退けたりすることがあります。その状況では賞賛を押し退けることが社交的な行動であっても，心のなかではやはり，ほめられると気分が良いものです。うつまたはイライラした状態のときには，それらが重きを成すと思わないため，ポジティブなことを過小視してしまいます。自分は賞賛に値しない，自分の行動はあまりにも不的確で問題にならないと考えてしまうのかもしれません。あなたが極端に高い期待をしている，または完璧主義であるならば，完璧でないかぎり何ごとも十分ではないと感じるかもしれません。このような考え方をすると，徐々に積み重なってより大きな成果となる小さな成果を享受できなくなってしまいます。ひどい気分で，何ひとつとして自分の思いどおりにいかないと思うとき，それとは正反対の根拠を過小視したり，あるいはまったく無視してしまうかもしれません。なかにはうつではないときにもポジティブなことを過小視する人もいます。このような人はいつも，物事のマイナス面，うまくいかない理由，あるいは

ポジティブな出来事を台無しにしてしまうかもしれないことを考えつきます。そのような人たちは悲観論者と呼ばれています。

こうしたなかのどれかが自分に当てはまると感じたら，あなたはおそらく，人生でポジティブなことを過小視する傾向があるでしょう。この行動の短所は自分について好ましく感じる機会を逃してしまう点です。人は誰でも，感情や気持ちを高めてくれることが日頃から必要です。生きていれば必ずあるネガティブな出来事が感情に及ぼす影響を振り払う助けになります。気分がだいたいにおいて沈みがちな人は，世界の見え方がほかの人たちよりも現実的なのだ，と主張します。たしかに彼らはバラ色の色眼鏡で世界を眺めている人のようにポジティブなことを過大視しないかもしれません。とはいえ，ポジティブなことを過小視してもうつの改善には役立ちません。

本章の目標は思考の誤りに対処するための戦略を伝えることです。ポジティブなことを過小視する点に関していえば，なにも楽観主義者になったふりをする必要はありません。必要なのは，生活のなかで，何を間違ったかや問題点だけでなく，何をしっかりできたかもみえるようにすることです。続いてポジティブなことを過小視するのをやめるための戦略を紹介します。

思考の停止

過小視を抑制するには，思考の停止と呼ばれる方法を利用できます。これは深く思い悩んだり，強迫的思考に駆られたりするのを治療するために考案された方法です。その目的は過小視をやめ，もっと正確なものにおきかえることです。過小視を抑制するための思考の停止には次の3つのステップが必要です。エクササイズ10.3A～Cで3つのステップに取り組みましょう。

第一のステップは過小視している自分自身をとらえることです。これはもっとも難しい部分です。あなたが過小視をしている言葉を耳にしたら注意してもらえるよう，家族の誰か，あるいは友人に頼んでおくとよ

第10章　ネガティブな見通しを変える　201

エクササイズ 10.3A　思考の停止ステップ 1——引き金を見分ける

以下の空欄に，ポジティブなことを過小視しがちな状況を書き留めて，その状況で自分またはまわりの人に向かって何と言いがちかを書き出してください。例をあげておきます。

ポジティブなことを 過小視する状況	自分やまわりの人に言うこと
まわりの人が私の容姿をほめてくれるとき	ありがとうとは言うけれども，実際に考えているのは，体重が増えてひどい姿だということ。ほめてくれたのは，私が太ったことに気がついたものの，ほかになんと言ってよいかがわからなかったから。

いかもしれません。ポジティブなことを自覚してからそれを押し退けてしまう状況に注意を払いましょう。おそらくあなたが自分で認識できるパターンがあるでしょう。たとえば，あなたの過小視は賞賛を退けるという形をとるかもしれません。もしそうなら，ほかの人からポジティブなフィードバックを受けるときに，過小視に気づくように自分で注意していられます。もしあなたのパターンが自分の達成をなかったことにするということだとしたら，たぶん日常的に過小視をしているのでしょう。物事を成し遂げたときに，頭のなかの，そんなことたいしたことじゃない，どうでもいいことだ，口にするまでもないことだ，という声に耳を

202　ステップ4　症状を和らげる

エクササイズ 10.3B　思考の停止ステップ2——停止命令

ポジティブなことを過小視しているときに自分に向かって言えそうな言葉を書いてください。先のステップ1であげた引き金とあわせて考えると，ポイントを押さえた言葉になるでしょう。

ポジティブなことを 過小視する状況	自分への停止命令
まわりの人が私の容姿を ほめてくれるとき	やめなさい！　賞賛を受け入れなさい！

傾けてください。過小視という行動をしている自分をとらえられるように，過小視する物事のタイプを記録すると役立ちます。あなたが過小視する状況について，エクササイズ10.3Aに記入してください。

　第二のステップは「やめろ！」と命令調で自分自身に言って，その思考をコントロールすることです。自分自身に「やめろ！」と言う練習をしてください。大きな声を出して言えなくても，頭のなかで自分に向かってそう叫んでいると考えてください。権威ある人が命じるように，あるいは親が子に言うように聞こえる口調を見つけてください。「言ってはいけません！」「ほめ言葉を退けてはいけません！」「よしなさい！」。誰かほかの人に対して，頭にくる行動を強い口調でやめさせるにはどのように言うだろうか，と考えてみてください。ポジティブなことを過小視している自分に気づいたら，自分自身に対してその口調で言ってください。少し時間をとってエクササイズ10.3Bに取り組み，あなた自身の

第 10 章　ネガティブな見通しを変える　203

エクササイズ 10.3C　思考の停止ステップ 3——代わりのポジティブな反応

まわりの人からのポジティブな発言を過小視する代わりになるポジティブな反応を書き
ましょう。また，過小視したい衝動に駆られたときに実践するようにしてください。

ポジティブなことを 過小視する状況	私のポジティブな反応
まわりの人が私の容姿を ほめてくれるとき	ありがとうと言って，ほかに何も言わない。

例を考えてください。

　第三のステップはその思考をよりポジティブな思考へ切り替えること
です。誰かからの賛辞を今にも退けようとしていることに気づいたら，
自分に向かって「やめろ！」と言ってください。そして代わりに「あり
がとう」と言ってください。自分が達成した何かで，たとえば自分にとっ
て大変だった仕事をやり終えたことなどを過小視している自分に気づい
たら，そのことについて気分良く感じてもいいのだと自分に言ってあげ
てください。「何かをやり遂げたのは，何もやり遂げないよりもいい」「小
さな達成かもしれないけど，ポジティブなことに変わりはない」「この
ようにひどい気分のときには，何であろうとできることは良いことだ」
といった言葉を言ってみてください。過小視に取って代わる思考を見つ
けなくてはならないでしょう。もっとも役立つのは自分のありのままの
ポジティブな面をみることを自分に許す言葉です。その点を少し考えな

がら，エクササイズ 10.3C にあなたのよりポジティブな反応を書き出してください。

　ラクエルには人からほめられてもそれを退け，実際に正しいことをしたときでさえ，十分とはいえないと心のなかで思ってしまう悪い習慣がありました。彼女は，過小視してしまうのを抑えるために思考の停止を用いることを学びました。ラクエルにとってもっともよくある例は，誰かがほめてくれたときに，その賞賛に続けて自分を批判してしまうというものでした。たとえば親友との対話は次のようなものだったでしょう。

　親　　友：そのドレス，とてもよく似合うわ（賞賛）
　ラクエル：腰回りがきつすぎるわ（自己批判）
　親　　友：そんなことない，素敵よ（賞賛）
　ラクエル：あなたの規準が低すぎるのよ（親友の賛辞を軽視する）

　このような会話の結果，賞賛は伝えられはしましたが，ラクエルに受け入れられることは決してありませんでした。したがって，それらの言葉は彼女にポジティブな影響をまったくもたらしませんでした。ところが親友は，賞賛したのにそれを拒絶されてしまったため欲求不満に駆られ，やがて賞賛しなくなりました。あるときラクエルは親友が自分をほめなくなったことに気づきました。ラクエルは，親友がラクエルがきれいにみえているふりさえしてくれなくなったのだから，自分は本当に太ってみえるにちがいないと解釈しました。ある年のこと，ラクエルは同窓会に向けて体重を落とそうととりわけ一生懸命に取り組みました。同窓会では親友以外の誰もがラクエルの容姿をほめました。ラクエルは腹を立てました。そしていらだった親友が「どうしてそういう態度なの？」と尋ねるほど，彼女に対して冷たく振る舞ったのです。ラクエルがどうして自分が腹を立てたのかを話したとき，親友は容姿をほめるとラクエルは喜ぶよりも気分を害するようにみえたからほめるのをあきらめたのだと説明しました。

ラクエルはうつの治療をいくらか受けて，思考の停止を学びました。ラクエルがコントロールできるようになったことの1つは，自分自身に対しても，まわりの人に対しても，非現実的な基準で考えがちだった問題です。賞賛を拒否する（ほかの人からのポジティブな情報を過小視する）ことは，そうした非現実的な基準がさまざまな形をとってあらわれていたなかの1つにすぎませんでした。ラクエルはこの点で思考を改善して，今では誰かが容姿をほめてくれると，ネガティブな言葉が口から出てしまう前に自分に向かって「やめなさい！」と言います。ラクエルの新しい反応は「ありがとう。あなたはとても親切だわ」です。

視野狭窄

視野狭窄も思考の誤りの1つの形です。あなたの視点を裏づけてくれることのみをみて，相反する情報は無視するか顧みないという傾向です。この思考の誤りは気分が上向いているときにも，落ち込んでいるときにも起こります。例を紹介しましょう。アマンダはうつ状態にあるとき，自分は負け犬だと確信してしまいます。自分が犯した過ち，後悔している決断，達成しなかった目標を思い出します。自分の考えを確証する事柄に関心を集中させるのは視野狭窄の特徴の1つです。さらにアマンダは自分のネガティブな見方と相反する情報はすべて無視します。何かがうまくできた，自分には力がある，物事がうまくいっていた時期もあったといったことを見落としたり，忘れたり，認めるのを拒否したりします。自分の視点が間違っていることを示す根拠を無視することが視野狭窄の2つ目の特徴です。ちょうど，ある種のレンズを通して眺めたときに，目の前にあるものしかみえなくて，まわりにあるものが一切みえていない状態に似ています。

躁の場合の視野狭窄もよく似ています。気分が上向きに振れるとき，人はポジティブまたは過度に楽観的な考えを裏づける根拠には目を向けて，他方でその考えに反する根拠は無視してしまいがちです。まわりの

人が同意しないときでさえ，そうしてしまいます。たとえば，リスクの高い投資の機会が確実な儲けにつながるチャンスにみえて，友人や家族があなたは他者に間違って誘導されている，あるいは操作されていると言っても見方が変わらない，といったケースがあるでしょう。

　たとえばラクエルの兄のスタンは，躁病エピソードの最中に被害妄想的になります。職場の人が自分に反対していると考えるのです。スタンが理解していないのは，被害妄想的になり恐怖に駆られているときは自分が職場の人に対していつもとはちがう態度をとってしまう，ということです。彼の疑い深さがあらわれます。用心して，ほかの人とあまりコミュニケーションをとらなくなります。机の上のものを触った，彼に対して意地悪である，あるいは情報を知らせてくれないなどと言って他人を責めます。スタンがこのような状態になると，人は彼とかかわらないようにしがちです。不愉快で，いつもの陽気な彼とは一転してしまうため，まわりを混乱させるのです。彼が双極性障害だということは誰も知りません。しかしみんな，彼がどこかおかしいと疑っています。そうしたまわりの人の態度の変化は，スタンにとってはますます被害妄想を裏づける証拠になります。

　スタンが忘れている，見ていない，または無視している部分は，職場の人が概してスタンを好いてくれていることを示す証拠です。彼はまた，自分が躁状態になると人のことを信頼しなくなってしまうという点も忘れます。こうしたことから，視野狭窄は修正するのが難しい場合があるといえます。視野狭窄が起きている瞬間には，自分の見方は正確だと確信しています。正しく感じられるのです。視野狭窄を克服するには，ペースを落として，よく考え，ほかの人の見方に耳を傾けて，自分がときどき視野狭窄に陥ることがあると自分自身でもよく知っておくことです。そして，視野狭窄がもしかしたらあなたの視点を，自分について，まわりの人について，またあなたの将来について，歪めているかもしれない，と考えられるようになることです。

視野狭窄から抜け出すための方法

ネガティブな視野狭窄に対処する

　視野狭窄から抜け出す道は，強引にでもなんとかして視野を広げることです。結論を出す前に，手に入るすべての情報を吟味しなくてはなりません。良い知らせ，悪い知らせ，あなたの考えを裏づける証拠，考えが間違っていることを示す証拠，そうしたものをすべてみてからどのように考えるかを決めます。気分が落ち込んでネガティブな視野狭窄に陥っているとしたら，あなたは次のような状況を見逃しているかもしれません。

- 物事がうまくいった。
- 問題が効果的に解決された。
- 人びとはあなたに親切だった。
- ポジティブなフィードバックを返された。
- 行動を起こすことができた。

　こうしたポジティブな経験をリストにして日頃からアップデートし続けるのは，視野狭窄に陥らないようにするための方法になります。たとえばミゲルはうつのときに自分を批判する傾向があります。そうした時期には，自分は無価値だと考えて，その考えをくよくよ考え続けているうちに気分がますます悪くなってきます。視野狭窄から自分を守るために，ミゲルはスマートフォンのなかにうまくいったことのリストを作っています。何かがうまくいった，重要な問題を解決できた，または人生でつらい時期を乗り越えたといったことがあると，その出来事をリストにメモします。気分が落ち込んで，自信喪失に注意が向いてしまうときにはリストを見返します。リストはミゲル自身の言葉で書かれているので，家族が励ましてくれる言葉よりも力があります。家族もミゲルを勇気づけようとしてくれますが，ミゲルは家族の言葉を過小視して，失敗したことを羅列したリストで反論します。それに対して，うまくできた

208 ステップ4 症状を和らげる

エクササイズ 10.4 しっかりできたこと

しっかりできたことのリストを作ってください。視野狭窄でネガティブなことしかみえなくなったときに，これまでの成果を思い出すために使ってください。リストをスマートフォンやパソコン，または仕事場などでもすぐに見られるようにしておいて，定期的に読みましょう。

- 上手にできたこと，達成したこと，またこれまでの成果。
- 問題を乗り越えられた，根気よく取り組めた，またはあきらめないでやり通せたとき。
- 失敗すると思ったけれども，大丈夫だったとき。
- 困難だったけれども解決した問題。

ことを自分の言葉で書いたリストを読むと，書いたときの状況と，何かをうまく成し遂げたのがどれほど良い気分だったかを思い出します。これがネガティブな視野狭窄に打ち勝つためのミゲルの戦略です。妻は自分の言葉がミゲルの心に届かないと感じると，「私を信じられないのなら，ともかくあなたのリストを読んでちょうだい」と言います。ミゲルはすぐには行動しないかもしれませんが，妻の言葉が促しになって，そのうちうまくできたことを読み返します。読むと，自分のことを好ましく感じ始めます。エクササイズ 10.4 を使ってあなたのリストを作りましょう。

ポジティブな視野狭窄にだまされない

軽躁や躁で気分が上向きに振れるときには，ポジティブな視野狭窄が起こるかもしれません。これは，そうではないと示す証拠がいくらでも

ある状態でも，何もかもうまくいっている，すべてのことがうまくいく
だろう，または心配することは何もない，ということを自分自身または
他人に納得させようとする傾向です。これは自分で信じ込もうとしてい
るだけではありません。ポジティブな気分の変動から視野狭窄に陥ると
きには，次のことがみえなくなっているかもしれません。

- あなたが間違っていたとき
- あなたに問題をもたらした判断の誤り
- 楽観的になりすぎて思考が混迷していた期間
- 躁になりつつあることを示すサイン
- あなたの選択にともなう危険

　視野狭窄に陥らないように自分を守るためには，あなたが考えている
ことを信頼できる誰かに話すのが簡単な方法です。話す相手は，あなた
の気分の変動について知っていて，あなたがどんな決断をしてもそれで
利益や不利益をこうむることのない人がよいでしょう。セラピストなら
適役でしょう。もしもセラピーを受けていないのならば，たとえば AA
（アルコホーリクス・アノニマス），親しい友人，宗教団体，またうつ病・
双極性障害の家族会などのサポートグループに所属していればその団体
の人などが考えられます。アドバイスを受けることは実は簡単です。難
しいのはアドバイスが必要だと自分で認識するところです。軽躁や躁の
症状が本当に重篤になると，視野狭窄に陥っていることに気がつかない
まま躁病的な考えに基づいて衝動的に行動して手遅れになってしまうか
もしれません。万一そうなってしまったら，なるべくその経験から学ぶ
ようにしましょう。身近にいる人が次回あなたのポジティブな考えに反
対したときには中立の誰かに話す，と書き留めておきましょう。

全か無か思考

　自分以外の人が全か無か思考をしているのは見分けやすいものです。そうした視点をはっきりと示す言葉遣いがあります。ほかの人や出来事に絶対的な視点からレッテルを貼った次のような発言になります。

- 「彼女は完全に無能だ」
- 「誰も私を理解してくれない」
- 「あなたは，私に賛成か，反対かだ」
- 「絶対に薬は飲まない」

　自分を成功者か失敗者かのどちらかととらえる，他者を良いか悪いかのどちらかととらえる，物事には正しいやり方が1つしかないと信じる，といった姿勢には，ストレスと失望と絶望がともないます。こうした考え方には中道がありません。どれも柔軟性がなく，非妥協的で，完璧主義的です。何よりも重要なのは，こうした考え方をしていると物事を修正する方法があるとはなかなか思えない点です。なんとかする余地がほとんどないのです。

　現実には，人生で起こっていることに極端にポジティブ（良い）またはネガティブ（悪い）といえるものはそうそうありません。たいていはどこか中間にあるでしょう。以下に先ほどあげたよくある考え方を，「全か無か」の調子をなくしてもう一度並べてみます。先ほどのものよりも具体的で，それだからこそ解決策を見つける可能性への扉も開いているといえます。

- 「彼女は時間を守るという点にかぎっていえば無能だ」
- 「私を理解してくれる人は何人かはいるけれども，母親は理解してくれなくて，それがイライラする」
- 「あなたには味方になってほしいけど，どうやら今は私に反対の立

場のようね」

- 「病気の状態は好きじゃない」
- 「薬を飲まなければならないと考えると嫌になる。まず，別な方法を探したい」

先ほどの発言と比べて，ちがいが感じられますか？　こちらのほうが寛容で，妥協の余地があって，誰かを糾弾したり硬直的な立場を宣言したりするのではなく好みや気持ちを表現しています。そして解決策を想像できます。たとえば，その人が時間どおりに来ることがあなたにとってどれほど重要かを伝える，母親があなたをもっと理解してくれるようにコミュニケーションを図る，あなたが支援を必要としていることをまわりの人に伝える，またはやまいの苦しさを伝えるけれども薬は服用したくないという気持ちも同時に伝える，といった場面が想像できます。

全か無か思考をコントロールする方法

ここでの目標は，ポジティブに考えられるようになることではありません。目標は言葉と思考をもっと正確に，より厳密にすることです。自分の抱える問題や苦情を，解決策へと結びつくような枠組みでとらえられるようになりたいのです。コツは何を修正しなくてはならないのかがもっとはっきりとみえるように，歪みを取りのぞくことです。まず，あなたが考えたり使ったりしている極端な言葉から，あなた自身の全か無か思考を認識できるようになりましょう。エクササイズ10.5に全か無か思考に典型的な言葉やフレーズをあげました。あなたがそうした言葉やフレーズを使う可能性があるときのせりふの例を，書き留めてみましょう。自信がなければ，自分の発言に数日間耳を傾けてみてもよいですし，あなたがこうした言葉を使っているところを聞いたことがあるかどうかを親しい友人か家族に尋ねてもよいでしょう。

次に，あなたの全か無か思考をもっと正確な視点に変えます。たとえば「みんなが私を失敗者だと思っている」と発言するのではなく，もっ

212 ステップ4 症状を和らげる

エクササイズ 10.5 全か無か思考を示す言葉やフレーズの例

極端な言葉／ フレーズ	例	あなた自身の例
誰も～ない	私以外，誰もこの家のことを気にかけていない。	
絶対に～ない	みんなで私がやりたい活動をすることは絶対にない。	
いつも	あなたはいつも私を批判する。	
みんなが	みんなが，私を敗者だと思っている。	
どうしようもない	それについて，私はどうしようもない。	
完全に	これは，完全にバカげている。	
すべき	間違うべきではない。	
レッテル貼り	彼女はあまりにも間抜けだ！	

と事実に沿って，「仕事を失ったので，妻が私を失敗者だと思っていないかが心配だ」などと言い換えます。このようにより厳密な発言にすれば介入への扉が開きます。つまり心配な気持ちを妻に話してみるという解決策に結びつくのです。妻のほうにも自分の気持ちを伝えるチャンスを作りましょう。

　エクササイズ 10.5 に書き出したあなたの言葉の例を振り返って，もっと具体的に，あなたがどのように感じているのかをより正確に表すように書き換えてください。また，問題を解決するために何ができるかについても考えてみてください。エクササイズ 10.6 にいくつか例をあげます。

第 10 章　ネガティブな見通しを変える　213

エクササイズ 10.6　全か無か思考をより具体的にする方法

極端な言葉／ フレーズ	例	より具体的な思考や計画
誰も～ない	私以外，誰もこの家のことを気にかけていない。	子どもたちは散らかすばかりで，私が片づけをしている。子どもたちに手伝わせなければ。
絶対に～ない	みんなで私がやりたい活動をすることは絶対にない。	普段からどこへ食事に出かけるかを友人たちに選ばせている。私がどこへ行きたいのかを，もっとはっきり発言しなければ。
いつも	あなたはいつも私を批判する。	上司に批判されるのは嫌だ。気持ちが傷つく。そのことを上司に伝えて，ポジティブなフィードバックもしてくれるように頼まなければ。
みんなが	みんなが，私を敗者だと思っている。	失業したので，妻が私を敗者だと思っているのではないかと心配だ。妻と，このことについて話をしなければ。
どうしようもない	それについて，私はどうしようもない。	ときどき無力に感じる。どうしたらよいかがわからない。助けを求めなければ。
完全に	完全にちがう！	あなたの方法ではやりたくない。妥協点を見つけられるかどうか，探してみよう。
すべき	間違うべきではない。	間違いたくない。間違うと恥ずかしい。次回はもっと注意深くなろう。
レッテル貼り	彼女はあまりにも間抜けだ！	彼女の言ったことには同意できない。主題が重要なら，同意できないと彼女に伝えよう。

214　ステップ4　症状を和らげる

次の章では？

　このワークブックのエクササイズは，あなたがどう考える
かとどう感じるかのあいだにはつながりがあることを強調し
てきました。ネガティブな思考は気持ちをネガティブにし，
そうした気持ちはネガティブな気分の変動をあおります。自
分の思考によくある論理の誤りを認識できるようになると，
過度にネガティブな思考を，もっと論理的な思考で置き換え
られるようになります。論理的な思考こそ，状況をよりはっ
きりと理解するのを助けてくれます。感情的な思考と論理的
な思考を区別できないのなら，次の章で取り組むエクササイ
ズが役立つでしょう。物事をはっきりと理解できるようにな
るのは，ネガティブな気持ちを減らして，問題を解決し，自
信をつけるうえで重要なステップです。

ステップ ❹

第11章

思考を分析する

この章では…

▶ネガティブな思考をコントロールするためのスキルを身につけます。

▶論理的な思考と感情的な思考のちがいを見分ける方法を学びます。

▶思考記録を使ってネガティブな思考を分析する方法を探ります。

思考記録

　第7章と第10章ではよくある思考の誤りについて学び，それを避けるために何ができるかをみました。しかし，抱いている思考が正確なのか，それとも感情によって歪められているのかがはっきりしない場合もあります。ストレスを感じる出来事が起こっている状況ではとくにそうです。気持ちを動揺させたり刺激したりする出来事があると，圧倒されてしまいそうになるほどたくさんのネガティブな思考や気持ちが同時にわいてくるかもしれません。思考記録はそうした思考や気持ちをきれいに整理するための道具です。心のなかで何が起きているのかがはっきりみえてくると，そこからどう進むのかを計画できるようになります。

216　ステップ4　症状を和らげる

　思考記録を使う利点はたくさんあります。思考を紙に書き出してから分析したり変更したりするほうが，頭のなかですべてやってしまおうとするよりも簡単です。頭のなかでは考える作業を感情がじゃますからです。紙に書き出すことで分析のスピードが落ちるので，物事を整理する時間ができます。一度にたくさんの思考が頭に浮かんでいるときには，書き出すことで1つずつ取り組めるようになります。さらに，紙上に書き出された自分の思考を目にすると，論理の間違いによりすばやく気がつけるようにもなります。歪んだ思考は真実だと信じ込みやすいものですが，書き出してみると歪みが明らかな場合があります。また，感情を帯びたある種の思考はくりかえし生じる傾向があります。第7章と第10章で説明した思考の誤りもそうです。思考記録を書き出して保管しておくと，新しい問題や感情状態に向き合うときにもそうした誤った思考パターンが作用していないかどうかを見返すことができて，よりすばやく取り組めるようになるでしょう。また，あなたの取り組みを医師やセラピストに話したいと思うときに，動揺する出来事やそのときの苦しい思考や感情を思い出そうとするよりも，思考記録を見せるほうが簡単だという利点もあります。

　思考記録は通常2つの部分から成ります。思考を記録する部分と，思考を分析する部分です。エクササイズ11.1が思考記録の1つ目の部分です。動揺する出来事に関連した思考を記録するときに用います。強い感情的な反応を引き起こした出来事と，その出来事に続き心に浮かんできた思考と気持ちをそれぞれ記入する欄があります。強い感情的な反応のきっかけがいつでも具体的な出来事だとはかぎりませんが，そうした出来事があるのならば，記録しておくと，今後もどんな出来事からそうした気持ちになる可能性があるかがわかるでしょう。

　ポールの思考記録からは，ガールフレンドが電話を折り返さなかったときに動揺したようすがわかります（エクササイズ11.1【記入例】）。ポールは，彼女がなぜ折り返してくれなかったのかを知りませんでしたが，最悪のシナリオを想像しました。長く待てば待つほどますます悪い方向

第11章　思考を分析する　217

エクササイズ　11.1　思考記録　パートI

出来事	思考	感情
あなたの思考と感情の引き金となったのは何ですか。	その出来事が起こったときに，あなたの心に浮かんだ思考をすべて書き留めてください。	どのような気分を経験しましたか。感情や身体的感覚も含めてください。

エクササイズ　11.1【記入例】　思考記録　パートI〈ポール〉

出来事	思考	感情
ガールフレンドから折り返し電話がなかった。	彼女は僕に怒っているにちがいない。僕と話したくないんだ。	悲しみ
	前回，彼女の電話に僕がすぐに折り返し電話しなかったのは失敗だった。	罪悪感
	僕はこんなにもひどいボーイフレンドだ。	罪悪感
	きっと彼女は僕のことを見捨ててしまうだろう。	罪悪感

へ考えていたので，ポールは思考記録を使って落ち着こうとしました。ポールが記録した思考や気持ちをみるとわかるように，心配する気持ちが自責の念と破滅的な考えをあおり立てていました。

エクササイズ 11.1（思考記録パート I）を使って，最近の出来事であなたがとても苦痛に感じたときを記録してください。苦痛にともなって心に浮かんだ思考や気持ちを思い出せるでしょうか。過去の出来事が思いつかないようならば，覚えておいて，動揺する何かが起こったときにその出来事について思考を記録してみてください。

思考を評価する

出来事に反応して即座に抱く思考は，過剰にネガティブであったり，あるいは過剰にポジティブであったりします。そうした過度なポジティブさやネガティブさが歪みの場合もありますが，思考が実際に正確な場合もあります。自分の思考が正確なのか歪んでいるのかの確信がない場合は，テストしてみる必要があります。あなたの思考の正確さを調べる方法をいくつかあげましょう。

思考の正確さを評価する方法

感情でいっぱいの思考がどれほど正確かを評価する戦略はいくつかあります。おそらくあなたにも，もともとあなた自身の方法があって，何かの結論を出す前に立ち止まって状況を吟味するたびにそれを使っているはずです。普通はそのためにエクササイズやワークシートを必要としません。しかし，行き詰まってしまったり，強い気持ちに圧倒されそうになったりしたときには，その状況から抜け出すための方法があると役立つでしょう。感情的な思考に取り組もうとする場合には，そうした手続きを踏むと，感情から一歩下がって問題を論理的に考え抜きやすくなります。

たとえば，第7章と第10章で書き出したあなた自身の思考の誤りの例をもう一度すべて見返して，先ほど思考記録（エクササイズ 11.1）に記入した思考のなかにそうした誤りの分類のどれかに当てはまるものがあるかどうかを確認してもよいでしょう。もし当てはまっているものが

あるようならば，該当する章で説明した方法にしたがって思考の誤りを正してみましょう。また，ほかの人に意見を求めるのも簡単な方法です。あなたが信頼する人も状況をあなたと同じようにとらえているでしょうか。それともその人は，あなたが過剰にポジティブ，または過剰にネガティブだと考えているでしょうか。どちらの戦略も，あなたが状況を理解したうえで今の困った状況を抜け出す決断をするための情報収集に役立つでしょう。いずれ結論は出さなくてはなりません。情報を集めておくと，感情や直感を頼らずに客観的な判断がしやすくなります。

感情的思考を論理的に分析する

　思考記録の2つ目の部分は，思考を分析して客観的な結論を引き出すためのエクササイズをいくつか含んでいます。ねらいは，感情で強められがちな歪みがない状態で物事をはっきりと眺められれば問題により効果的に対処できるだろう，という点です。エクササイズ11.2には，動揺する出来事に直面したときにも論理的に考えるのを助けてくれる質問がいくつかあります。この部分を使う方法としては，先に思考記録のパートIで書き出した思考のなかから，心をいちばんかき乱されるもの，または感情といちばん強く結びついているものを選ぶとよいでしょう。選んだ思考をエクササイズ11.2の上の部分に記入してください。思考の分析を始める前に，少し立ち止まって，あなたがその思考をどれほど強く信じているかを考えてみましょう。100%真実だと確信がありますか？いくらか疑わしいですか？　50%ならどちらともいえないという意味ですし，10%なら書き出しはしたもののほとんど信じていないということになります。この評価が低いようならばエクササイズ11.2は必要ないかもしれません。すでに頭のなかで事実を分析し終わっていて，結論も出しているかもしれません。あとは，状況に対して何かしなければいけないかどうかを判断するだけです。

　思考記録のパートIIを使って思考を論理的に分析するときは，左側の2つの欄から記入を始めましょう。いちばん左の欄にはあなたの思考

220 ステップ4 症状を和らげる

を裏づける事実を記入し，2番目の欄にはあなたの思考が間違っている
と示す事実を記入してください。できるだけ客観的になりましょう。必
ず事実，つまり証明したり観察したりできる事柄だけを記入してくだ
さい。「自分が間違っているとはとても思えない」などといった意見は
証拠になりません。またこのエクササイズに取り組むときには，感情的
な視点やネガティブな視点は，それを裏づける証拠のほうが，それがち
がうと示す証拠を見つけるよりもずっと簡単だという点を忘れないでお
きましょう。あなたが正確だと「感じている」考えに対して，それが間
違っていると示す証拠を見つけるには労力と時間がより多く必要になる
でしょう。

　心をかき乱す思考，感情的な思考を裏づける事実証拠や間違っている
と示す事実証拠をなかなか思いつかないようなら，3つ目の欄を使って，
ほかの人の視点を考えてみましょう。たとえば，ほかの人があなたの立
場だったら，何と言うでしょうか？　いくつか例を書き出してみてくだ
さい。少し考えたら，いちばん理にかなっていると思う結論を出してみ
てください。それでも難しいようならば，信頼できる人に実際に意見を
聞いてみましょう。

　4つ目の欄には，あなたの結論を書いてください。はじめに書き出し
た思考についていくらか考えてみた結果信憑性が揺らいだ感じならば，
もとの思考をより正確で信じられるものに書き換えてください。どのよ
うな結論を引き出したにしても，状況に対して何をしなくてはならない
かのメモをいくつか書き留めてください。

　アマンダのケースは，動揺する出来事が駆り立てたネガティブな思考
の確かさをしっかりと分析することで，苦しい状況を論理的に考えて切
り抜ける良い例です。アマンダは，看護師免許の更新時期がきたという
知らせを郵便で受け取りました。新しい申請書には，心のやまいの治療
歴の有無を報告する欄がありました。これは前回免許の更新をしたとき
にはなく，今回新たに設けられた欄でした。看護に携わる人でアマンダ
が双極性障害だと知っている人は誰もいませんでしたし，アマンダは誰

第11章 思考を分析する　221

エクササイズ 11.2　思考記録　パートⅡ：思考の論理分析
私の考えは：

どれほど強くその思考を信じているか？　- - - - - - - - - - - - - - - - - - -
(0%= ちっとも信じていない，100%= 完全に信じている)

私の考えが真実であることを裏づける根拠は何があるか	私の考えが真実でないことを裏づける根拠は何があるか	この状況で，ほかの人ならなんと言うか	私の結論と，次にすることの計画

にも話したくはありませんでした。彼女はこの新しい規則が暗に示している
かもしれない意味にかなり動揺しました。アマンダは，この状況の
なかで自分の姿勢を確かめるために，そのとき最初に浮かんだいくつか
の思考をひとまず思考記録に書き留めました。

　アマンダの思考は，いずれも結論への飛躍という分類に当てはまりま
す。彼女は自分でもそのことには気づきましたが，思考が誤りであると
いう確信はまだありませんでした。彼女の恐怖をあおっていたのは，上
司，同僚，および州の看護評議員会に対する信頼しきれない気持ちでし
た。アマンダは気分を害していないときでさえ，上司，同僚，および州
の評議員会の看護師らはいかにも支持的であるかのように装っていて
も，いつでも不意打ちをできる，と考えています。彼女は本能的に申請
書に嘘を書くか，あるいはその項目に記入するのをやめてしまおうかと
思いましたが，そうした振る舞いは良くない結果になりかねません。彼
女が即座にとった行動とは，更新申請書の提出をできるかぎり遅らせる
ことでした。

　思考記録を記入したあとで，アマンダはいちばん苦しい思考を選び出
し，分析を試みました。

　ある思考を裏づける根拠と，それがちがうと示す根拠について検討す
る際には，いくつもある根拠の重要性を１つひとつ考慮してからでなけ
ればどのような結論も導き出せません。２つの欄で根拠の数にかなりの
差が生じることもあります。とはいえ，より多くの項目があげられてい
る欄のほうが必ずしも正当だとはかぎりません。検証しようとしている
考えの確かさにそれぞれの事項がどれだけ影響を与えているかを考慮し
なくてはなりません。

　アマンダは，何が自分の恐れを妥当だと裏づけているかをよくわかっ
ています。ほかの看護師たちが，失業が怖いからという理由で，必要な
場合でも薬を飲むつもりもカウンセリングを受けるつもりもないと話し
ていたことです。逆に心配を軽くしてくれるのは，彼女が夫の判断を信
頼していることです。最終的に，彼女は報告書のこの新しい規定につい

第11章 思考を分析する 223

エクササイズ 11.1【記入例】 思考記録 パートⅠ〈アマンダ〉

出来事	思考	感情
あなたの思考と感情の引き金となったのは何ですか。	その出来事が起こったときに，あなたの心に浮かんだ思考をすべて書き留めてください。	どのような気分を経験しましたか。感情や身体的感覚も含めてください。
自分が双極性障害であることを看護評議員会へ報告しなくてはならないことに気づく。	こんなのってひどい。評議員会は私の免許を更新してくれないだろう。仕事を解雇されてしまうだろう。わが家は請求書の支払いができなくなってしまう。	恐れ
	看護評議員会は私が双極性障害だと雇い主に話さなければならないだろうから，職場の人たちはみんなそのことを知ってしまうだろう。	怒り 欲求不満
	上司がこのことを知ったら，私には患者の看護ができないと考えるだろう。彼女は目を光らせて私を見張って，私を解雇する理由を探すだろう。	怒り 恐れ
	上司がほかの人たちに話し，私は完全に恥ずかしい思いをするだろう。	屈辱感

てもっと多くの情報を得る必要があり，そうするまで彼女はいささかも心休まることはないでしょう。

　アマンダは，更新申請書を提出する前に情報をできるかぎり多く得るための計画を立てました。まず，別の病院に勤めている知り合いの看護師のサリーに話を聞くことから始めてみるつもりです。サリーはアマンダよりも年上で，彼女も双極性障害に苦しんでいます。サリーは州の評議員会の規定に則りながら仕事を続けています。ですので，アマンダの懸念にも答えられるかもしれません。もしサリー自身がわからなくても，

224　ステップ 4　症状を和らげる

エクササイズ 11.2【記入例】　思考記録　パートⅡ:思考の論理分析〈アマンダ〉

アマンダの考え:

　　評議員会は私の免許を更新してくれないだろう。私は仕事を解雇されてしまうだろう。わが家は請求書の支払いができなくなってしまう。

私の考えが 真実であることを 裏づける根拠は 何があるか	私の考えが 真実でないことを 裏づける根拠は 何があるか	この状況で, ほかの人なら なんと言うか	私の結論と, 次にすることの 計画
免許をもっていないと,病院で看護師の仕事をすることはできない。 免許は毎年,確認される。 ここ数年,物質乱用問題で看護師を懲戒する傾向がある。免許を失った人は,毎年州の評議員会の掲示に名前があがる。 多くの看護師はうつの薬を服用しようとしない。なぜなら仕事を失うのを恐れているからである。	申請書には,私が仕事を失うとは書いていない。 物質乱用問題がある人以外の人が免許を失ったという話は聞いたことがない。 治療を受けているからというだけの理由で免許を剥奪するのは差別だ。それを禁止する法律もある。 夫は,この件で私が免許を失うことはないと言ってくれる。	ほかの人なら,尋ねないかぎりわからないだろうと言うだろう。 夫は,そんなのは単に官僚主義的策略にすぎないと言う。看護評議員会は,看護師から訴えられる危険に身をさらすつもりはないだろう。他人の疾患についてその上司に言うことでその人のプライバシーを侵すことはできない。	この規則について匿名で尋ねる方法を見つける。もし自分の疾患について嘘をついたらその結果はどうなるかを明らかにする。心のやまいについての項目に対する回答の真偽を評議員会は確認するのかどうか,また確認するとすればどのようにするのかを明らかにする。評議員会が私の免許を剥奪しようとしていることがわかったら,この件について助けてくれる弁護士を雇おう。 期限内に申請書を更新する。提出を遅らせて関心をもたれないようにする。

誰になら困った事態に陥ることなく尋ねることができるかを知っているでしょう。

アマンダは仕事をやめ，看護師免許を無効にしてしまうことも考えました。しかし自分から職場を去るよりも解雇されるほうがましだろうと決心しました。簡単に差別されたくありませんでした。

アマンダは思考記録にあげた心配のそれぞれを，指示に沿った方法で分析しました。系統的に自分の思考に取り組んでも不安や怒りのすべてが取り除かれたわけではありません。しかし実際，そうしたおかげで，問題に対処するための理にかなった計画を思いつけるくらいまでは冷静になれました。

トミーは躁になりつつあるときに生じてくるアイデアに対処するために思考記録を活用するようになりました。彼はここ最近2，3回躁状態になったときに，無性に旅に出たくなりました。一度など，車に飛び乗り，ガソリンがなくなるまで走ったこともありました。財布を忘れたので，ガソリンをもってきてくれるよう母親に電話をしなければなりませんでした。母親はトミーが車の運転をすることを許さなかったため，彼は母親と一緒に帰宅するほかありませんでした。また別のときには，学費や教材の支払いのために父親から与えられていたクレジットカードを使ってハワイへの往復チケットを購入したこともありました。どこに行くつもりかを誰にも告げずに出発しました。2，3日ほど砂浜をぶらぶらしていましたが，ちっとも楽しくありませんでした。帰宅すると，両親は激怒していてクレジットカードを解約しました。トミーは衝動に駆られるままに即座に旅に出てしまうのではなく，その前に衝動を分析する方法をセラピストと一緒に練習しました。

トミーは，町から出たいという衝動に駆られると，本能にしたがわなければ気が狂ってしまうという気持ちに必ずなります。待っている1分1分の時間が永遠のように感じられます。また，旅に出ればすべてがうまくいくとも考えがちです。ネガティブな結果など一切なくて，プレッシャーから解放されて安心できると感じます。セラピーのとき，旅行に

226　ステップ4　症状を和らげる

エクササイズ　11.1【記入例】　思考記録　パートⅠ〈トミー〉

出来事	思考	感情
あなたの思考と感情の引き金となったのは何ですか。	その出来事が起こったときに，あなたの心に浮かんだ思考をすべて書き留めてください。	どのような気分を経験しましたか。感情や身体的感覚も含めてください。
無性にハワイに行きたい衝動に駆られた。	今週末にハワイに行きたい。この寒さから逃れなくては。これはいい考えだ。	興奮している
	ハワイに行けば，気分も良くなるだろう。	興奮している
	お金のことは気にしない。ひと休みしたっていいはずだ。	自信がある
	町から出なくては，僕は気が狂ってしまうだろう。	ストレスを感じている

エクササイズ　11.2【記入例】　思考記録　パートⅡ：思考の論理分析〈トミー〉

トミーの考え：
　町から出なくては，僕は気が狂ってしまうだろう。

私の考えが真実であることを裏づける根拠は何があるか	私の考えが真実でないことを裏づける根拠は何があるか	この状況で，ほかの人ならなんと言うか	私の結論と，次にすることの計画
毎日どんどんピリピリしてくるのを感じる。毎日アパートの部屋に閉じこもっているのは耐えられない。寒い天候が大嫌いだ。浜辺にいるときのほうがいつでも気分がいい。	旅行ができなくて実際に狂ってしまう人はいない。今のこの気持ちは，以前にも感じたことがある。衝動はいずれ収まる。	母なら，私がまた躁状態だと言うだろう。父は，たぶん母に同意するだろう。今は学期の途中で，これ以上授業に出席できないと，たぶん単位がとれないだろう。	春休みになって，そのときにまだ行きたいという衝動があったら，ハワイ旅行を計画しよう。落ち着かない気分をコントロールするために，何か別なことをしよう。医者が処方したとおりに薬を飲んで，ジムでもっと頻繁に運動しよう。

出たいという衝動がまだ軽いうちに，トミーはセラピストと一緒にこう
した思考を論理的に分析しました。

　あなたの思考記録と思考分析を完成させたら，もとの思考を振り返り，
よく検討してください。客観的になれば自分の思考がどのように変わる
か，わかりますか？　当初感じた感情の強さについて何がわかりました
か？　あなたの感情がまだかなり強い場合には，感情的な思考に対処す
るために，この章や第7章・第10章でとりあげた方法からどれか試し
てください。

「私には無理だ」

　アマンダのように白黒思考をしがちな人の場合，エクササイズを試み
てすぐにも気分が改善しないと，あまりにも簡単に断念してしまうかも
しれません。忘れないでください，進歩があっても最初は小さいかもし
れません。たとえばもしあなたが「私は愚かだ」というネガティブな思
考に苦しんでいるのならば，その思考の根拠を論理的に分析して評価し
たあとに，自分自身について間違った考えをしていたと，完全にではな
くとも部分的に確信するかもしれません。もうずいぶん長いあいだ自分
に対するネガティブな見方にしがみついてきたならば，そうではないと
納得するまでにはいくらかの取り組みが必要になるでしょう。過剰にネ
ガティブな考えを評価，修正する方法を練習し続けることで，思考過程
を再教育しなくてはなりません。しかし練習すれば変化は維持できるよ
うになるでしょう。ですから，「そんなことは自分には無理だ」と考え
てフラストレーションを感じている自分に気づいたら，ちょっと休憩し，
しばらくしてからまた挑戦しましょう。あまりにもすぐにあきらめてし
まっては，ネガティブな思考に拍車をかけるだけだからです。

次の章では？

　この章では思考記録を紹介しました。思考記録は認知行動療法でよく使われるエクササイズです。セラピストが宿題として思考記録を出して，次のセッションまでのあいだに動揺する出来事が起こったらそれに関連した気持ちを書き出すようにと伝えるのが一般的です。あなたも同じようにしてみてください。動揺する出来事を経験したら，思考記録のパートⅠを記入して何がいちばん心をかき乱すのかを見つけてから，パートⅡを記入して状況を論理的によく考えてみてください。この方法を役立つと感じる人がたくさんいます。何回もくりかえし練習をしていると，いずれ書き出さなくてもネガティブな思考を論理的に分析できるようになるでしょう。この章で学んだ方法の一部は，気分の変動をコントロールするための薬を飲むことについて感じるネガティブな気持ちに取り組むときにも役立つはずです。次の第12章では，この章で学んだものと似た方法を使って，薬物療法から最大限に効果を引き出す方法を学びましょう。

ステップ **❹**

第**12**章

薬は必要ないという考えに取り組む

> **この章では…**
>
> ▶双極性障害と診断された人たちがどのようにして診断に適
> 応していくのかを理解します。
> ▶心のやまいの診断を受け入れるプロセスで，このワークブック
> をどのように役立てられるかを考えます。
> ▶双極性障害の薬物療法についての基本的事実を学びます。

　トミー，ポール，アマンダ，ミゲル，ラクエルは皆，これまでに双極
性障害の症状のために処方された薬を服用しなかった時期がありまし
た。トミーは最初に診断を受けたとき，自分がそんな障害をもっている
とは信じませんでした。入院中は指示どおりに薬を服用しましたが，自
分のアパートに戻ると薬の服用をやめてしまいました。両親にはトミー
がまだ発病前の彼の振る舞いとはちがうことがみてとれたので，薬につ
いて尋ねました。しかしトミーは嘘をついて薬を服用していると言い，
そして両親はその言葉を信じました。そうして数週間のうちにトミーは
再び躁状態になり，入院せざるをえなくなるということがよくありまし
た。トミーは7カ月のあいだに4回入院し，入院のたびに期間は長期化
していきました。彼はまだ若く，最後の入院以後は服用を続けています。
しかしこの先，また薬を試しにやめてみようと考えることがあれば，そ

のつど困難に陥ることになるでしょう。

　ポールはほんの子どもの頃に双極性障害の薬を服用し始めました。自分の診断を受け入れることはまったく問題ではありませんでした。両親は，ポールに彼がどのような病気をもっているかを話したうえで，そのための薬を与えていました。ポールは中学校になるまでは規則正しく薬を服用しました。ところが中学2年生から高校2年生にかけて，ポールと両親は薬のことで絶えず議論するようになりました。ポールは，薬の服用にかぎらず，さまざまなことについて，もう両親の指図をそのまま受け入れようとはしませんでした。反抗期を迎えて，一度などは何カ月間も続けて薬の服用を拒みました。そんなポールを治療へ引き戻すきっかけとなったのはいつも重篤なうつでした。うつから抜け出すには薬が必要だったのです。高校2年生のとき，ポールはお酒に酔い，自殺を図りました。車で木に衝突し，あちこちけがをしました。手術，リハビリ，そして薬のおかげで回復しましたが，もう二度とあのようなうつの深みに陥りたくないと思いました。そして，薬をやめると結局うつが再発することを学んだのです。

　アマンダにとって薬を服用するという考えが本当に嫌なのは，それによって自分が双極性障害であり「正常ではない」と思い出すからです。彼女は一生この疾患と付き合っていかなければならないと知っているので，それについて非常に腹立たしい思いに駆られる時期があります。疾患が自分の生活を妨げているように感じられるとき，もしくは疾患のせいで自分の目標を達成できないように感じられるときがとくにそうです。そのような時期には，自分の薬物療法にちょっと手を加え，もっと服用しやすいものにしようとします。症状があまりに悪化して自分では手に負えなくなると，医師に助けを求めます。薬を規則正しく服用しないこと，ぎりぎりまで助けを求めないこと，また双極性障害に真剣に取り組もうとしないことに対して，長年にわたり医師からたびたび指導を受けてきました。こうした指導を受けると，アマンダはたいてい医師を変えて，またしても同じパターンをくりかえしてきました。

ミゲルは双極II型障害があります。とても重篤な大うつ病エピソードを何度も経験していますが，完全な躁病エピソードは経験していません。ときにかなり軽躁病的になりましたが，それでも深刻な，あるいは命にかかわるほどの問題を引き起こしたことはありません。家族を傷つけ，警察に収監され，何回か失業したくらいです。青年時代には，まだ若いからもっと大人にならなければいけないのだ，というのがずっとミゲルの言い訳でした。そう話しているかぎり，気分の高揚はとくに問題ではないふりをするのが楽でした。ミゲルが最後に深刻なうつ病エピソードを経験したのは20代前半で，数カ月続きました。希死念慮はありませんでしたが，働く意欲，家族と時間を過ごそうとする気持ち，また友人に会いたいと思う気持ちが完全になくなりました。両親は治療を受けるようにとミゲルに圧力をかけて，最後は精神科医に会わないなら家から出て行くようにと脅す状況になりました。ひとまず受診させるのはうまくいきましたが，精神科医が気分調整薬を処方しようとすると，ミゲルは拒否しました。ミゲルはうつの問題を抱えている自覚はありましたので抗うつ薬を飲むことには合意しましたが，双極II型障害の診断は受け入れませんでした。残念ながら，抗うつ薬を飲むと，ミゲルの気分変動がさらに悪化する場合があります。今ではミゲルも年齢を重ねて，もう少し賢くなったつもりです。それでも，気分の高揚も気分の落ち込みと同じくらい問題を引き起こしかねないということを，いまだに完全には受け入れていません。

DABDA

この登場人物たちがそれぞれに苦しんできたのは，人生を変えてしまうほどの気分の変動に対処しなければならないことだけではありません。薬を一生飲み続けなくてはならない気分障害の診断も，心理的にも感情面でも大きな負担でした。そうした重い診断に感情面で適応していくときには，一般に悲嘆のプロセスで経るのと似た段階──否

認（denial），怒り（anger），取引（bargaining），抑うつ（depression），受容（acceptance）；DABDA——を通ります。最初に診断を認めない，信じないという否認の時期があります。やまいにかかった人が子どもの場合は，否認するのは親ということもあります。否認の時期の次にみられがちなのは，間違った怒りを医師に向ける，症状のある人に向ける，この状況を許した神に向ける，またはほかの人に責任を押しつけて，たとえば気分障害になりやすい遺伝子を伝えた親に向けるなどの時期です。否認と怒りは行きつ戻りつする場合もあり，診断，やまい，治療に適応したと思ったあとでさえ戻ってくるかもしれません。そうした感情は，気分が再び変動して人生がうまくいかなくなった時期に表面化するのが一般的です。

　取引も悪い知らせに適応しようとするプロセスで経験する段階の1つです。双極性障害やそれに関連したやまいで気分の変動をともなうものの診断をまだ受け入れていない時期には，心のなかでひそかに取引をすることがあります。たとえば，もうお酒は飲まない，麻薬を使わない，ダイエットをする，セラピストに会いに行く，運動計画を始める，などと自分のなかで決めるかもしれません。そうすることで気分が安定すれば，薬は飲まないですむと考えます。しかし気分の変動は再発するので，こうした計画は一時的にしか機能せず，やがて症状のサイクルはくりかえします。

　ひとたび慢性の気分変動がある現実を受け入れると，とてもつらくなり，うつになることさえめずらしくありません。慢性の心のやまいに一生かかったままということの本当の意味がずっしりと理解されると，圧倒されてしまうかもしれません。それでも時間が経ち，支援を得るうちに，この重い気分はやがて薄れて，気分が良くなることなら何でもしようと決められるようになります。あなたがこのワークブックを自分で購入されたのならば，おそらく否認の段階は過ぎて，受容に向けて取り組んでいる時期でしょう。誰かからワークブックをもらったのならば，この考え方になじむためにもう少し情報と時間が必要かもしれません。こ

第 12 章　薬は必要ないという考えに取り組む　233

エクササイズ 12.1　双極性障害への適応の段階のどこにいるか？

あなたが適応の段階のどこにいるのか，いちばんよく示す自動思考や行為を○で囲んでください。

段階	自動思考	行動
否認	・私は双極性障害ではない。医師が間違ったのだ。 ・お酒を飲みすぎていたから，そんな診断をされたにちがいない。 ・その診断は間違っている。	・セカンドオピニオンを求める。 ・症状に対するほかの説明を探す。 ・治療の勧めを無視する。
怒り	・私がこんな疾患になるなんて不公平だ。 ・今はこれに対処してなどいられない。 ・どうして私なのか。いったい私が何をしたというのか。	・アドバイスに耳を傾けようとしない。 ・疾患について話し合おうとしない。 ・医療関係者，薬局，または誰だろうと治療に関係するほかの人に対してかんしゃくを起こす。
取引	・行動を自粛しよう。 ・お酒を飲むのをやめ，時間どおりに起きるようにしよう。運動を始めて，もっと良い仕事を見つけよう。そうすれば大丈夫だろう。 ・自然療法を試してみよう。私にはそれほど薬は必要ない。	・自分で薬の用量を調節する。 ・薬を飲む時間を変更する。 ・作用力の強い薬を「自然療法」に替える。 ・睡眠薬を服用するのを避けるために遅くまで寝ないで起きている。 ・不安を和らげるためにアルコールを飲む。
抑うつ	・私は普通の生活を送ることはないだろう。 ・誰も私のことなど求めないだろう。 ・自分が大嫌いだ。	・自己破壊的に行動する。 ・疾患に関連した刺激を避ける。 ・ほかの人とかかわろうとしない。
受容	・私はこれに耐えて進んでいくことができる。 ・何もこれが世界の終わりというわけではない。 ・薬を飲まなくてはならないからといって，何もかもあきらめなくてはならないというわけではない。	・治療に忠実にしたがう。 ・薬をやめてしまう前に，臨床家と治療の選択肢について開かれた姿勢で話し合う。

のワークブックの最初の数章は，あなたが症状を理解する助けになることを意図しています。それを読んで自分に当てはまるものがあると感じられたならば，あなたはすでに否認から少しずつ抜け出て，次の段階へと進んでいるでしょう。

このワークブックは気分の変動に苦しむ人に向けたものですが，変動の原因はさまざまです。あなたが自分の診断や本当に薬が必要かどうかに半信半疑ならば，ひとまず気分の揺れをコントロールする方法を身につけることに力を集中しつつ，同時に変動の原因や治療について調べ続けてもよいでしょう。

あなたは双極性障害または気分変動をともなう関連障害の診断への適応の段階のどこにいるでしょうか？　エクササイズ12.1に適応のそれぞれの段階でありがちな考えや行為の例をいくつかあげました。この表に目を通し，あなたがどこに当てはまるかを考えてみましょう。

次に何をするか

このワークブックに含まれるエクササイズに取り組むと，適応のそれぞれの段階を経やすくなるかもしれません。診断と折り合いをつけていくときに適応のそれぞれの段階で役立つスキルを身につけられるエクササイズを含んだ章を表にして紹介します（右頁の表を参照）。あなたの気分変動の原因がわからず，治療を受けることに抵抗を感じるのならば，精神科医，ソーシャルワーカー，心理士，カウンセラー，精神科病棟の看護師などの専門家に相談してみましょう。

双極性障害の薬物療法の基本的事実

あなたがこれまでに双極性障害と診断されているのならば，症状をコントロールするための薬もおそらく処方されてきたことでしょう。この疾患のために薬を服用するのは，風邪や感染のために，あるいは痛みを

第 12 章　薬は必要ないという考えに取り組む　235

適応の段階ごとに参考になる章

段階	自動思考	行動
否認	診断が信じられず，薬を飲む心の準備ができていない。	第 1 章は，気分症状をコントロールするためになぜ薬物療法が必要かを説明する。第 2 章と第 3 章では，双極性障害に一般的にみられる症状を説明する。第 12 章のこれ以降の部分と第 13 章では，指示どおりに薬を飲み続けることの大切さを説明する。
怒り	心のやまいと診断されたことに対して怒りがあって，良い対処戦略が使えない。	第 7 章を読めば，感情に走らずに論理的に考えられるようにするための方法がわかる。
取引	問題を抱えていると自覚している。不健康な習慣をいくつかやめて健康な習慣に変えることで症状をコントロールできるようになりたいと思っている。	第 5 章を読めば，気分の変動を引き起こす要因がわかる。第 6 章では，症状を悪化させる事柄を避ける方法を紹介する。
抑うつ	双極性障害だと自覚していて，気分が落ち込む。	第 8 章は，身動きがとれなくなった状態から抜け出して行動し始めるうえで役に立つ。第 10 章と第 11 章は，気分が落ち込む思考に対処する方法を紹介する。
受容	気分の変動をコントロールするためにできることをしようと思う。	第 13 章は，安定して薬を飲み続けるための役に立つ。第 14 章〜第 17 章までは，対処戦略をさらに強める方法を紹介する。

コントロールするために薬を服用するのとはちがいます。次に説明するのは，双極性障害の薬物療法について知られている基本的事実です。

- **事実 1：薬は双極性障害の症状を完全にコントロールするために，そしていったん症状が寛解したら，その再発を防ぐために必要です。**

双極性障害のうつと躁の治療については，かなり多くの研究が行われてきました。その結果は，薬を用いないよりも用いたほうが，行動がより改善することを一貫して示しています。

- **事実2：双極性障害の人はたいてい薬を服用するのを好みません。**そのため薬の服用をやめたり，それほど一貫して服用しなくなったり，あるいはもっと我慢しやすいものにしようと我流で服薬計画を変更したり，といった時期を経験する人がほとんどです。双極性障害の治療をどれほど遵守しているかを調べた研究では，双極性障害の人の大多数が，ほとんどの場合に処方された薬のうちいくらかしか服用しておらず，ごくたまにしかすべての薬を服用していないということが明らかになっています。なかには常に薬をすべて服用している人も少数いますが，そうした人は生活のほかの事柄においても計画的に一貫して取り組んでいるようです。さらに，薬を飲むのを一切やめてしまう人もいます。あなたもいずれ，生涯にわたって双極性障害に対処していくなかで，医師が好ましいと考える量を飲まなかったり，処方されたほどはきちんと飲まなかったりする時期が出てくるかもしれません。

- **事実3：双極性障害の症状に対して処方される薬のほとんどは，ポジティブな影響をもたらすに十分な量をかなり一貫して服用しないと効果がありません。**これはいうまでもないことに聞こえるかもしれませんが，実際は，気分の変動があらわれては消えていくため，薬も飲んだりやめたりできると思われやすいのです。

トミーは躁がおさまったあとでもバルプロ酸とリチウムの服用を持続するようにと医師に強く言われたとき，抗議しました。

「どうしてそんなことをしなくてはならないのか，僕にはわかりません。僕は昨年，扁桃腺炎になり，ひどく悪化してしまいました。結局，

菌を消滅させるために2種類の抗生物質を飲まなくてはなりませんでした。でもいったん感染が消えてしまえば，二度と感染しないようにするためだけに抗生物質を飲み続けるなんて必要はありませんでした。なのに，なぜリチウムの服用は続けなければならないのですか。リチウムを飲むと疲れるんです。授業中ほとんど集中できません。それに僕はもう躁ではありません」

　トミーは表面的には筋が通っているように聞こえる興味深い点を主張しました。医師は双極性障害がいずれ消えてしまう感染症やウィルスとは異なることを説明しました。双極性障害の薬は症状をコントロールし，躁とうつの再発を防ぐ効果がありますが，その基盤にあって症状を生み出している生物学的問題を治すわけではありません。この点で，双極性障害は糖尿病に似ています。糖尿病の人は症状をコントロールするために薬を服用しますが，今のところはまだ完全に治癒する方法はありません。

　トミーは以前にもこの説明を受けたことがあり，その概念は理解しているようです。しかし自分が慢性的な心のやまいを抱えているという考えを完全に受け入れる心の準備はできていません。彼は気分がすぐれないあいだは治療に協力的でした。しかしこの先の人生，ずっと薬を服用していかなくてはならないと考えたことは一度もありませんでした。

> **・事実4：双極性障害のために毎日薬を服用するのは，単に薬だけの問題ではありません。それは，あなたがまだ引き受ける準備ができていないかもしれない運命を受け入れるということなのです。**

アマンダはこの考えと今でも格闘しています。頭では，自分には治療が必要な疾患があることを理解しています。疾患とも医師とも闘うことに辟易して，生活をもっと安定させたいと心底求めています。しかし，感情的には，受け入れられずにいます。自分はこの疾患になり，姉妹たちは誰ひとりとしてこの疾患にならなかったことに，憤りを感じてしま

います。「悪い」遺伝子を伝えたことについて，母親に対して怒りを覚えます。精神科医たちに対しては，治癒法を見つけ出せないでいることに欲求不満を感じています。サポートグループの最近のミーティングでアマンダは次のように話しました。

「こんなの不公平です。どうしてこうならなくてはならないんですか。おかしいです。どうして私がこれと付き合っていかなくてはならないんですか。ほかの人たちは薬を1つ飲むだけでいいのに，どうして私は複数飲まなくてはならないのでしょう。どうして治癒法が見つからないのでしょう。私は薬を飲むのが大嫌いです。アスピリン錠（訳注：解熱・鎮痛薬として一般的な薬）でさえ飲みたくありません。私は看護師です。ほかの人の看護をするのが私の仕事で，自身が患者になっている場合じゃありません。こんなはずじゃありませんでした！」

このミーティングには，ラクエルも出席していました。彼女はアマンダに次の提案をしました。

「不公平だというのはあなたのおっしゃるとおりです。人によって苦しみに差があるというのは，決して公平ではありません。こんなにも多くのほかの病気の治療法が見つかりつつあるようなのに，科学者はこの病気については解明できないんですものね。こんなのおかしいという考えには私も賛成です。あなたには腹を立てる権利があります。しかし，腹を立てたあと，あなたはどうしますか。私は双極性障害と診断されたのち，何年間もひどく怒ったままでした。幼い孫娘が双極性障害と診断されたとき，怒りはいっそう激しくなりました。私は医師を，神を，そして自分自身を責めました。この病気をめぐっては，涙を流して泣きました。病気が消え去ってほしい，間違いであってほしいと祈りました。それが真実ではないふりさえしようとしました。でも，私が不満を言おうが，腹を立てようが，そして涙を流そうが，うつは再発し続けました。怒りを抱えていても，私にとってたいして良いことはなかったのです。医師の指示にしたがい，自分の最善をつくしてこの問題を改善することによって，新しい人生へのチャンスを得ました。広い視野をもたなくて

はいけないんですよ，アマンダ。あなたはひとしきり泣いて，腹を立てたら，その後どうするつもりなのか，自分自身に尋ねてみて。明日をより良い日にするためには何ができるか，自分に聞いてください」

- **事実 5：ほとんどの人が，心のやまい，また心のやまいを抱える人を受け入れることについて何がしかの偏見をもっています。**

アマンダは看護師です。しかし彼女は，自分が双極性障害ではなくて糖尿病だったほうがよかったのに，と友人に言います。もし彼女が糖尿病だったとしても，残りの生涯にわたって薬を飲み，生活スタイルを変更しなくてはならないことに変わりはないでしょう。しかし少なくとも「狂っている」とみなされることはありません。社会はゆっくりとですが変わりつつあります。心のやまいも，身体のほかのどの器官の病気とも同じだということに変わりはない，と理解され始めています。しかし心のやまいを患う人を完全に受け入れられるほど，私たちの考えは十分に洗練されているわけではありません。あなた自身も，心のやまいを抱えているということでその分偏見にとらわれなくなるかというと，必ずしもそうではないかもしれません。双極性障害のある人自身が，心のやまいを抱えるほかの人に対して偏見を抱いていることがあります。もしあなたが心のやまいを抱えていることを容認できない，または性格上の欠点だ，あるいは心のやまいは本当の疾患ではないと考えているとしたら，自分自身のなかの障害をなかなか受け入れられないでしょう。病気の存在を受け入れられないと，その治療に協力的になることは難しいでしょう。

- **事実 6：ほとんどの薬が，誰にでも有効というわけではありません。ある薬があなたにとって有効かどうかを事前に知ることは，必ずしも可能とはかぎりません。また，はじめての試みで自分に合った薬の組み合わせが見つかる人はほとんどいません。こうしたことから，**

有効に作用する薬を医師が見つけるまでさまざまな薬を試し続けるのはかなり大変かもしれません。なぜなら，薬を試しているあいだにも不快な症状は続いているからです。また，薬を変更すると出費がかさむ場合もあります。この試行錯誤のアプローチを続けていくには，あなたの側にとてつもない忍耐が求められます。最終的にはたいていそれだけの価値はあるのですが，そこにいたるまでのあいだずっと，心のどこかに疑いの念をもち続けるのは普通です。

- **事実7：双極性障害の薬の服用を中断すると，症状が再発し，重篤なうつ，または重篤な躁に陥る危険が非常に高くなります。**双極性障害の再発に共通する原因は，薬を中断してしまうことです。症状は即座にぶり返してくることもありますが，遅れてあらわれることもあります。この遅れこそが，薬など必要ないという印象を与えるのでしょう。

- **事実8：双極性障害の薬の服用を中断しておいて，その後症状が再発したときに再度それらの薬の服用を始めても，以前ほど効き目があらわれないことがあります。**リチウムなどの気分調整薬の服用を中断し，そののちまた服用を再開した場合，症状をコントロールする効果が低下していることが明らかになりました。これは抗うつ薬にも当てはまることがわかっています。

ポールは十代の頃，医師と両親に以下のように主張しました。
「うつと躁のエピソードがときおり生じるだけで，エピソードから次のエピソードまでの期間は正常な気分だとしたら，その途中の期間は薬は必要ないということもありえますよね。もし再度躁に陥ることもなく5年間過ごしたとしたら，それは僕が薬なしでいられた5年間だったということではないのですか」。
ポールの言うことは理論的には間違っていません。しかしうつと躁の

第12章　薬は必要ないという考えに取り組む　241

再発は必ずしも予測できるとはかぎりません。しかもいつも同じパターンでは起こらないのが普通です。したがって，次のエピソードがいつ起こるかを知るのは不可能です。わかっていることは，規則正しく薬を服用していないと，年齢を追うにつれてうつ病エピソードと躁病エピソードのあいだの期間が短くなっていき，それぞれのエピソード自体がより長引く傾向があるということです。ポールはこの後さらに2，3回，ひどいうつを経験し，ようやくこの点を進んで認めるようになりました。

薬物療法をどうしても中断したいと思ったときはどうするか

- 医師と話してください。薬を中断することのメリットとデメリットを話し合ってください。
- 薬を減らすのが合理的な考えで，躁病的な考えではないということをはっきりさせてください。もし確信がもてないなら，第3章で作成した気分症状ワークシートを見直し，うつまたは躁の症状があらわれていないかどうかを判断してください。もしあらわれているようなら，症状がもっと安定するまで計画を延期し，再度評価し直しましょう。
- 薬を完全にやめてしまうのではなく，減らすにはどうしたらいいか，医師に助言を求めましょう。
- 症状がぶり返しているかどうかが医師にもあなたにもわかるようにするための方法を医師と一緒に決めてください。過渡期には第4章の気分グラフをつけるとよいでしょう。
- 気分症状ワークシートを毎週チェックして症状を評価してください。
- 自分自身のためになることをすると自分に約束してください。たとえそれが薬を断つというあなたの計画がうまくいかなかったと認めることになるとしても。
- 経過を確認するために，医師またはセラピストと定期的に面談して

242 ステップ4 症状を和らげる

ください。

- もし症状が再発したら，できるかぎり早く医師に相談して，そこからどうすればよいかを決めてください。
- たとえ今は薬なしでやっていけても，症状が再発したら薬を再開する必要があるかもしれないという可能性についてよく考えてください。
- 再発のリスクを負ってまで薬をやめるだけの価値があるのかどうか，確認してください。

　自分に合った投薬計画を見つけて続けていくために医師と一緒に取り組むことは，あなたにできるいちばん重要な予防策の1つです。双極性障害のある人のほとんどが，生涯のどこかで薬を服用するという考えに抵抗します。あなたはすでにその時期を経験しているかもしれませんし，まだならば将来そうした時期を迎える可能性はおおいに考えられます。今は薬について納得していても，あとになってまた別な日にはそのことで二の足を踏んでしまうということもあるでしょう。そのような場合は，本章を読み直してください。問題を整理するのにきっと役立つでしょう。

　薬を飲みたくないと感じるとき，それは実は自分が双極性障害であることを否認しているのだ，と考える臨床家もいます。必ずしもいつもそういう理由というわけではないかもしれませんが，その可能性は考えられます。

次の章では？

　双極性障害の診断を受け入れることは簡単ではありません。症状を説明するためのほかの理由を探したり，薬物療法の必要性に抵抗したりするのは自然なことです。本章では，心のやまいにかかっているという事実と折り合いをつけようとするときに誰もが通っていく段階を説明しました。あなた自身の気分の変動について，何が変動を減らし，何が変動を大きくするかを含めて理解すると，将来に備えやすくなるでしょう。次の章では，薬を定期的に飲み続けることで気分の揺れをコントロールしやすくするような計画を作りましょう。

ステップ❹

第13章

薬の服用を改善する

> **この章では…**
>
> ▶ 気分の変動を治療するための目標をいくつか設定します。
> ▶ 指示にしたがって定期的に薬を飲むことを妨げている要因を探ります。
> ▶ 行動契約を用いてあなたのための治療計画を作ります。

　双極性障害と診断された事実となんとか折り合いをつけて，薬も定期的に服用すると同意しても（第12章参照），実際に処方どおりに薬を飲み続けることを妨げる事柄はいくつも考えられます。ときには，薬を飲み切ってしまったというような現実的な理由の場合もあるでしょう。家族に関連した理由として，両親があなたの診断を受け入れていない，薬の働きを理解していないといったこともあるかもしれません。また薬には不快な副作用や危険な副作用がともなう場合があり，薬は一切飲みたくないと考える人もいます。あるいは，薬の効果は感じるけれども，処方箋を書いてくれる医師やクリニックが嫌だというケースもあるかもしれません。第5章で説明したたぐいのあまり効果のない方法に頼ることはあなたの薬物療法の妨げになりかねませんし，第7章と第10章で紹介した思考の誤りがある場合にしても同じです。もう1つ，飲んでも必ずしも効果が感じられないというのも，薬を定期的に服用しなくなる理

由としてよくみられます。正しく飲み続けても，気分が変動するのです。

　薬物療法が必要だと主治医の先生と合意したのならば，最大の効果を引き出すためにできることがたくさんあります。双極性障害の場合，いちばん大切なのは薬を安定して飲み続けることです。薬を毎日飲み続けることを「薬物療法へのアドヒアランス」といいます。アドヒアランスを維持するのは一般に非常に難しいため，なんとか薬物療法を上手に続ける方法がないものかと，たくさんの研究が行われてきました。双極性障害，糖尿病，高血圧，ヒト免疫不全ウイルス（HIV）などといった慢性の問題を抱えて薬を服用しなくてはならない人は，気分が良くない時期には定期的に飲み続けるものです。しかしそういう人でも，定期的には飲まなかったり完全にやめてしまったりする時期もあります。状況によっては，これは命を脅かしかねません。それでもやはり，治療の指示に忠実にしたがうアドヒアランスは，抗生物質などを使った短い薬物療法の場合でさえ，完全に達成するのは難しいものなのです。

　この章の目標は，薬を定期的に服用し続ける力を妨げがちな事柄を見つけて，それを避けるための，またはそれに妨げられないための計画を作ることです。この章は双極性障害のための薬を飲むと決めた人に役立つでしょう。

治療の妨げとなるもの

　薬を定期的に服用しようとして苦労したことがあるならば，頭では飲まなければいけないと思うし実際にそのほうがよいともわかっているけれども，それでも先延ばししたり，1回分を抜いたり，飲み「忘れて」みたりした，という経験がおそらくあるのではないでしょうか。普通はそれですぐに何か悪いことが起こるわけではありません。薬を飲まなくてもとくに何も起こらなかったという記憶は，あなた自身は意識していなくても脳がしっかりしまいこんでいます。すると，次に薬を飲みたくないと思ったときに，前回それで悪いことは起こらなかったという記憶

があるので，抵抗が少しだけ少なくなります。

　これは思考と行為が一致しない場合の良い例です。こうなったときには自分の行動をよく観察すると，自分自身に対する理解が深まるかもしれません。トミーはその良い例でした。トミーは躁病エピソードがまだ完全に終わりきらないうちに2回目の入院となったときに，薬を飲むと同意しました。そのときはなぜ薬が必要なのかを理解したとも，飲まなければいけないと納得したとも思っていました。ところがひとたび退院して家に帰ると，何回か服用しそびれ，やがて完全に飲まなくなりました。母親はトミーが薬を飲み続けないのではないかと感じていましたので，問いただしたところ，トミーは飲みたくないと認めました。トミーはなぜ自分がいったん飲むと言っておきながら飲みたくなくなったのかがはじめは説明できませんでしたが，母親から薬瓶を受け取ると，ほかの患者たちが薬を飲むことのデメリットとして話していた内容を思い出しました。彼らは副作用や費用について話し，また薬を飲んでいるかぎり本来の自分に戻ったように感じられる瞬間はないと話していました。トミーはそうしたことは嫌だと感じていたので，はっきりと意識して決めたわけではないけれども，何回か薬を飲み忘れて，やがて飲むことを完全にやめてしまったのです。

　あなたもトミーと同じならば，一方で気分の状態を良くしたいと感じながら，もう一方では薬を飲みたくないと感じて苦しんだかもしれません。第12章で説明したように，双極性障害の診断を受け入れるまでのプロセスで通る段階の1つに取引の時期があり，人は自分と約束をして，薬を飲まずにすむのであればほかの習慣を変えるなどと決めます。2型糖尿病や高血圧などの慢性疾患と診断された人たちも同様のプロセスを通ります。

　エクササイズ13.1に薬を定期的に飲むのをやめてしまうときのよくある理由をあげてあります。気分の変動がもう起こらないようにできるかぎりのことをしたいと思うならば，薬物療法計画にしたがうことを妨げる力をもっと意識しておくとよいでしょう。エクササイズ13.1の項

248　ステップ4　症状を和らげる

エクササイズ 13.1　薬を定期的に服用する妨げとなりがちな理由

以下に示すのは，薬を服用することに関連してよくある妨げです。あなたが経験したことのある項目にチェックをつけて，とくに今すぐに注目しなければいけないと感じる項目は丸で囲んでください。

現実的な理由

　　□薬を飲み切ってなくなってしまった
　　□飲み忘れた
　　□薬を買うためのお金がない
　　□薬局へ行くための交通手段がない

家族に関連した理由

　　□薬を服用すると母親が心配する
　　□きょうだいがこの薬を飲んだときの反応が好ましくなかったので，飲むのが怖い
　　□なぜ私が薬を飲まなければならないのかを，家族が理解していない
　　□子どもたちのようすをみるために，夜も起きていなくてはならない

薬にまつわる理由

　　□飲むと眠くなる
　　□体重が増える
　　□薬に頼るのは嫌だ
　　□あまり役に立たない

医師に関連した理由

　　□医師が私を理解していない
　　□医師はいつも急いでいて，私の話を聞くために時間を作ってくれない
　　□医師も，看護師も，クリニックも嫌だ
　　□医師の診断に同意できない

目のなかであなたが経験したものにはチェックマークをつけて，今すぐに克服しなければならないと感じるものは丸で囲みましょう。

　第5章では対処行動について学びましたが，なかには短期の解決にしかならないものもありました。エクササイズ13.1にあげたような妨げに直面すると，即座に安堵できるけれども問題そのものを解決するわけではない方法で対処しようとしがちです。薬を定期的に服用するのを妨げる事柄に対処しようとするときの最善の方法は，薬を処方してくれる医師に相談することです。一緒に考えて，あなたにとってそれほど苦し

くなく，耐えやすく，ライフスタイルに合った投薬計画を作り出すのが
いちばんです。それにもかかわらず，たいていの人がトミーと同じよう
に，無視したり回避したりすることで薬物療法への妨げに対処しようと
します。

　アマンダは看護師ですので，薬物療法についてかなりよく知っていま
す。それまでの仕事のなかで，すべてをみてきました——患者にとって
良い医師も，良くない医師も，効果のある薬も，症状をひどくする薬も。
アマンダは自分のかかりつけの精神科医も含めて誰であれ医師を完全に
信じるということはありませんが，自分の本能は信じています。こうし
た理由から，アマンダは薬について心配になると，その時どきで投薬計
画を自分の判断で少し変えます。薬をしばらくやめてみては，また飲み
始めます。「自然」な治療法を加え，用量を変え，服用する頻度を変え
ます。アマンダは自分の気持ちを指針にしています。ところが，彼女の
気持ちは気分の変動に影響されています。

　あまりにも気分が悪くなると，アマンダは診察の予約をとります。医
師は薬を定期的に服用することの大切さを説明しますが，アマンダには
馬耳東風です。アマンダは薬を自分で調節しても症状をコントロールす
る助けにはならなかったという事実があるにもかかわらず，いちばんよ
くわかっているのは自分だと信じています。薬に頼るのは嫌だという気
持ちと，医師は信頼できないという考えが，アマンダが投薬計画を我流
に調節する原因になっています。アマンダのケースは，思考や気持ちが
行動に影響を与えて不利に働きかねない場合の良い例です。ただし，医
師の指示にしたがうかどうかは，最終的にはアマンダ自身が決めるしか
ありません。アマンダが第7章・第10章・第11章のエクササイズに取
り組むと，医師や治療に対するネガティブな思考が整理できて，もっと
良い解決策を思いつくかもしれません。アマンダは，医師に話しても聞
く耳をもたないだろうと推測して，これまでの方法に満足していない点
を話し合うことを避けてきました。第8章で紹介した回避と先延ばしを
やめるための方法のなかに，もっと良い戦略を思いつくものがあるかも

しれません。

　薬を定期的に服用することを目標にかかげることにあなたが同意するならば，よかれと思うその考えが何かに妨げられそうになったときに対処するための計画をあらかじめ立てておくと役立つでしょう。続いては行動計画を説明します。これは治療の目標を設定して，そこからずれないようにするためにセラピストたちが使う方法です。

行動契約を用いて事前に計画を立てる

　「行動契約」は臨床家たちが使う介入で，症状に苦しむ人が治療目標を設定したり，改善を妨げるおそれがある事柄をあらかじめ予想するとともに，妨げが生じた際にはそれを取り除いたり，あるいはうまく対処したりするのを助けるための道具です。行動契約を使って集中的に取り組む目標には，薬を規則正しく処方されたとおりに服用するために自分にできることをするということのほかにも，この本のエクササイズを用いる，セラピストやカウンセラーのアドバイスにしたがうよう自律性を身につけるといったことも含まれます。こうして自分自身と契約を結ぶときには，疾患をよりよくコントロールするのに役立つ計画に専念すると自分に約束することになります。

　エクササイズ 13.2A ～ 13.2C のように，治療計画の行動契約は 3 つの部分から成ります。パートⅠ（エクササイズ 13.2A）には治療計画を明記します。薬を服用する計画，本書で紹介した方法を活用する計画，そのほかあなたが始めると決めた治療に参加するための計画がこの部分に含まれます。たとえば個人心理療法や集団心理療法，また AA（アルコホーリクス・アノニマス）やうつ病・双極性障害の家族会などが主催するサポートグループミーティングなどがあります。

　行動契約のパートⅡ（エクササイズ 13.2B）では，目標達成を妨げるおそれがある事柄のリストを作成します。このリストは治療目標から脱線してしまいそうな場合に備えて，あらかじめ計画を立てておくのに役

立つでしょう。目標達成を妨げる可能性がある事柄を承知していれば，そうした障害を避けたり，いったんそれが生じてしまってもうまく対処するための計画を立てたりすることができます。行動契約のパートⅢ（エクササイズ13.2C）では，パートⅡで同定した治療への妨げに対処するための計画を作ります。

パートⅠ：治療目標

治療計画のパートⅠには，定期的に服用していく予定の薬を書き込みます。1回の服用量と薬を服用する時間を明確に書いてください。薬の服用だけでなく，治療または自助計画の一環として達成したいと思うあなた自身の目標もあるでしょう。たとえばある行動をやめる，あるいは改める，何か新しいことを学ぶといったことです。ときには，ほかの人ともっとうまくやれるようにするという目標もあります。できるかぎり具体的に書いてください。たとえば「より良い人になる」のような目標は設定しないでください。それではあいまいすぎます。そうではなく，どのように自分自身を変えていきたいか考えてください。やるべきことを先延ばしにしないようにしたい，仕事につきたい，自分の怒りをコントロールしたい，もっと自己主張しながらほかの人とコミュニケーションを図りたい，などと考えるかもしれません。こうしたものは妥当な治療目標となるでしょう。

パートⅡ：妨げ

過去にさかのぼり，わざと薬を飲まなかったとき，たまたまいくつか飲み忘れてしまったとき，薬を切らしてしまったとき，医師の意見に反して薬をやめることにしたときのことを思い返してください。治療計画のパートⅡに，計画に忠実にしたがっていくことの妨げになったと思われる要因を書き込んでください。エクササイズ13.1のリストをよく見直し，当てはまるものはすべてパートⅡに書いてください。以下の質問を参考に，過去に自分の意図したように，あるいは医師が勧めると

252　ステップ4　症状を和らげる

エクササイズ 13.2A　治療計画パートⅠ：目標

　　　毎回薬を服用するために，私はこの計画にしたがうつもりです。

薬の種類	用量	服用時間

　　　　　治療に関連して，以下の目標もかかげます。

セラピー

自助グループ，そのほかの方法

エクササイズ 13.2B　治療計画パートⅡ：妨げ

エクササイズ 13.1 で印をつけた項目を参照し，治療計画パートⅠでかかげた目標を実現しようとするときに妨げになりそうな事柄を予想してください。

以下の事柄は，私が薬を規則正しく服用することを妨げるおそれがあります。

以下の要因は，私がセラピーに参加すること，ほかの自助方法を利用することを妨げるおそれがあります。

おりに薬を服用するのを妨げた可能性のある要因を思い出しましょう。
これらに関係する要因があれば，すべて行動契約のパートⅡに加えて
ください。

- どのようなことに影響されて，薬の服用を中断しようと思いました
  か。
- そのことにあなたの気分，または心の状態が関係していましたか。
  もし関係していたならば，どのような気分または症状があるときに
  薬をとばしたい，または一切やめたいと考えるようになりますか。
- あなたに薬の服用をやめるよう促した人が誰かいましたか。
- 治療を一貫して続けることをやめさせるようなあなた自身の性質，
  または弱さがありますか。忘れっぽい，きちんとしていない，こら
  え性がないといったことはありますか。
- 薬がなくてもやっていけると過信していましたか。
- 薬の服用に対して否定的な考え方をもっていましたか，それとも単
  に嫌気がさしただけですか。

パートⅢ：計画

　これで考えられる落とし穴はわかりましたから，次に，それが生じた
場合にどのように対処するかの計画をそれぞれ立てていくことにしま
す。今計画を立てておけば，薬に関する問題で先に進めなくなったり回
復をじゃまされたりする前に，それらを阻止する準備が整うでしょう。

　行動契約を作ったら，コピーをとって医師やセラピストに渡しておき
ましょう。また頻繁に目に入る場所にもコピーを1枚置いておくとよい
でしょう。計画をときどき見返すことを決めごとにしましょう。

　薬をやめよう，あるいは少なくとも何回かとばそうと思うような新し
い状況が発生したら，計画に書き加え，医師またはセラピストに相談し，
その状況が次に発生したときにあなたの目標を妨げさせないための方法
を考えておきましょう。

254　ステップ4　症状を和らげる

エクササイズ 13.2C 　治療計画パート III：計画
　　次にあげるのは，パート II であげた妨げを克服するための計画です。

問題：
計画：
問題：
計画：
問題：
計画：

　定期的にこの目標を見返す時間を作ってください。アマンダは精神科医と面談する前には必ず計画を見返すと決めました。ラクエルは何年も同じ投薬計画にしたがってきて，薬を飲み続けることについて何の問題もありません。6カ月ごとに，医師に会ったときに一緒に計画を確認します。ポールは計画をパソコンのスクリーンセーバーにしてあります。ときどき目に入って，目標を思い出させてくれます。もちろん，計画は定期的に見直しています。トミーは行動契約を作る用意がまだできていません。治療に長期的に専念しようと思えるようになる前に，やまいを受け入れる作業にもう少し時間が必要です。トミーはいったん第12章をとばしましたが，いずれ戻って読む予定です。そして用意ができたら，行動契約についてもいくらか考えるようになるはずです。

　次に，薬を規則正しく服用し続けるうえで一般にみられる問題への解決策をいくつか提案します。この提案のなかからあなたにいちばん合っ

第 13 章　薬の服用を改善する　255

た解決策を選んだり，提案をあなたの状況に適するように修正したりし
てください。行動契約のパート III に，こうした状況に対処するための
あなたの考えを記入してください。

薬の服用に関する一般的な問題

　薬物療法に関連して，双極性障害に苦しむ人の多くにみられる懸念が
いくらかあります。実際，長期にわたって薬を規則正しく服用し続ける
ことは，双極性障害にかぎらず慢性疾患に苦しむほとんどの人にとって
何かと問題になりがちです。ここからは，そうした懸念のさまざまな例
とともに，どう対処したらよいかを提案します。

「ときどき薬を服用するのを忘れてしまうのだが，どうしたらよいか」

- **提案 1**：毎日必ず同じ時刻に薬を飲むようにしましょう。日課にし
  てしまうのです。毎日靴を履く，歯を磨くといったことと同じです。

- **提案 2**：仕切り付きのピルケースを用いてみましょう。正午にピル
  ケースをチェックし，薬を服用したかどうかを確かめます。ピルケー
  スは，あなたが毎日目にする場所に置いてください。目に入れば，
  薬を飲む可能性がより高まるでしょう。

- **提案 3**：薬を飲むことを思い出すように，自分宛にメモを記してみ
  ましょう。そのメモをどこか毎日目にする場所に貼ります。冷蔵庫，
  洗面所の鏡の近く，車のなかといった場所が一般的です。

- **提案 4**：人にはたいてい，毎日の決まった日課や，毎日の習慣の流
  れがあるものです。例としては次のようなものがあります。

  - 毎日同じ時刻に起きる。

- 朝，歯を磨く。
- 朝，コーヒーを飲む。
- 服を着る。
- 決まったテレビ番組を観る。

定期的に薬を飲むことを思い出すためには，ほかの日課や習慣の1つをこなすときに同時に薬を飲んでしまうという方法があります。たとえば毎朝，コーヒーを飲むのと一緒に薬も飲むというのはどうでしょうか。

「もうこれらの薬は必要ないと思うのだが，どうしたらよいか」

- 提案1：薬の服用をやめると決めてしまう前に，気になっていることを医師に相談してみましょう。薬によっては，たとえ気分が改善しても毎日飲んだほうがいいものもあります。そうした薬の目的は症状の再発を防ぐことです。もし今調子が良いと感じているのならば，それはおそらく薬がよく効いているからでしょう。

- 提案2：薬をやめてしまいたいという衝動があって，自分にはもう薬は必要ないと感じることが，実際には疾患の悪化を示している場合もあります。それを確かめるために，どの薬であれ，やめる前に医師に相談してください。薬をやめることが適切な判断かどうかを，必ず確認してください。薬の服用をやめたいと思うのは，症状がぶり返している，または悪化していることを示すサインのこともあるのです。

気分が落ち込んでいると，薬など役に立たない，助けになるものなど何もないという気持ちになることがあります。絶望感，あるいは圧倒された気持ちで，どうしたらいいのかわからないと感じることもあります。そこから薬を飲むのをやめたほうが良いという考えに

つながる場合があります。

このように考えるのは，実際，うつが悪化してきているサインなのです。これは薬をやめるのに最適な時期とはいえません。しかし医師に相談し，助けを求めるのには良い時期です。

躁になりつつある時期には，普段よりも気分がとても良く，もう薬は必要ないと感じられることがあります。これは軽躁と呼ばれ，躁の初期段階です。軽躁はたちまち躁に転ずる可能性があり，薬の服用をやめるととくにそうです。薬の服用をやめると決める前に，あなたの行動について，ほかの人の意見を聞いてみてください。

「家族のなかに，私が薬を飲まないほうがいいと考えている人がいる。どうしたらよいか」

家族の誰かがあなたに薬を飲まないよう促すのは，たいていその人が薬について心配や懸念を抱えているからです。ときには薬について何か恐ろしい話を耳にしたということもあります。あなたに害が及ばないよう守ろうとして，薬を飲まないように言ったり，本当に薬が必要なのかと疑問を投げかけたりするのでしょう。

たいていの場合，問題は家族があなたの疾患や薬を服用する目的を理解していないことです。彼らは情報や，医師またはセラピストからの指導をもっと必要としているのかもしれません。

情報を手に入れる方法をいくつか紹介します。

・**提案1**：次回の診察に，家族の誰かに一緒に来てもらいましょう。もし1人しか来ることができない場合は，家族のほかの人と話ができて，診察のなかで学んだことを伝えられる人を選んでください。

家族が同行してくれるときには，あなたが薬を服用することを家族が心配しているという点を医師に伝えてください。そうすると，医師は家族があなたの疾患をもっとよく理解できるように助けてくれ

るでしょうし，薬の目的についても説明してくれるでしょう。また，家族も自分が心配していることや恐れていることについてそのときに質問できるでしょう。

- 提案2：あなたの疾患とその治療に関して，わかりやすく説明した印刷物などがないか医師に聞いてみましょう。そうした形で情報があれば，それを家族に渡すのです。

- 提案3：サポートグループのミーティングに同行してくれるよう家族を誘ってみましょう。ノーチラス会（NPO法人日本双極性障害団体連合会）やみんなねっと（公益社団法人全国精神保健福祉会連合会）などの団体が主催するようなミーティングです。これらのグループは，心のやまいとその治療について家族への情報を提供してくれます。

- 提案4：気にかけてくれたことに対し家族に感謝を伝えてください。どこでならあなたの治療に関する情報をもっとたくさん得られるか，教えてあげましょう。あなたが自分の症状をコントロールするために薬を服用すると決めたことを家族に知らせてください。

「薬を飲むと気分が悪くなるのが嫌だ」

副作用はもっとも一般的な，薬の服用をやめてしまう理由の1つです。しかし多くの薬で副作用は一時的なものです。副作用は，薬を服用し始めた当初，もしくは用量を変更したときに生じます。2，3日薬の服用を中断し，その後また再開すると，副作用が再発することがあります。ただときには，ある期間薬を服用してきてもなお副作用がしつこく続くこともあります。

- 提案1：薬を服用したときの気分について，医師に相談してみましょ

う。その不快感は薬を服用した結果なのか，それともまったく別の問題なのか，尋ねてください。副作用が実際に出ているのならば，どれくらい続くものか，それに対して何かできることはないかを尋ねるとよいでしょう。医師の助言にしたがってください。十分な期間，その薬を服用してみて，それでもまだ不快感が消えないときには，もう一度医師に相談しましょう。

- 提案2：医師はあなたよりも薬の副作用についてよく知っていますから，副作用が生じてもあなたほど気にしないことがあります。問題を評価し，その症状はいずれ消えるでしょうとだけ言うかもしれません。もし医師の態度が配慮に欠けている，あるいはあなたの訴えをあまりにも早々と退けてしまうと感じたら，あなたが考えていることを冷静に伝えてください。どうして医師が心配していないようにみえるのか，尋ねてください。副作用がどれほどわずらわしいかということを必ずはっきりと伝えましょう。

- 提案3：副作用が消えそうにない場合は，薬から得られる利益が副作用に耐えるだけの価値があるかどうかを考えてみましょう。薬のおかげでうつまたは躁にならずにすむのなら，おそらく苦しい副作用に耐えるだけの価値はあるでしょう。気分が良い状態では，生活上のもっとも大きな悩みの種が副作用に集中してしまいがちです。重篤な症状を抱えていたときには，あまりにも気分が悪くて副作用などどうでもよかったのかもしれません。薬をやめてしまう前にそのことをよく考えてください。

「薬を飲むのが怖い」

　新しい治療を恐ろしく感じるのは普通のことです。診断は正しいのだろうか，処方された薬は自分にとって本当に最善の選択だったのだろうかと疑問に思うこともあるでしょう。薬を服用していたときの嫌な経験

をほかの人が話すのを聞くと，自分も何かひどい経験をするのではないかと心配になることもあるでしょう。

- **提案 1**：薬について，医師にたくさん質問をしてください。まずは次の質問のなかからいくつか尋ねるとよいでしょう。

  - 「先生はなぜこれらの薬を私に選んでくれたのですか」
  - 「何かひどい副作用の可能性はありますか。もしあるとしたら，どのようなものですか」
  - 「副作用を感じ始めたら，どうしたらいいですか」
  - 「誰に連絡したらいいですか。すぐに薬をやめたほうがいいですか」

- **提案 2**：あなたと同じ薬を服用して，問題なくうまくいった人と話をしてみましょう。あなたが心配なことについて尋ねるとよいでしょう。

ここまでに紹介した懸念される状況のなかに，あなたの状況に当てはまるものがあったでしょうか。これらの対処のための提案からも，行動契約のパート III に加えられるものがあるかもしれません。とっかかりになるかもしれませんので，アマンダの完成した行動契約を例として紹介します（エクササイズ 13.2A 〜 C【記入例】）。アマンダは長年にわたり，薬を規則正しく服用することに苦労してきました。生活をもっと安定させたいと望んでおり，そうできるよう自分がすべきことはしたいと強く願っています。彼女は疾患を受け入れることと葛藤してきました。しかし現在その峠を越え，疾患と向き合う覚悟ができたように感じています。

第 13 章　薬の服用を改善する　261

エクササイズ 13.2A～C【記入例】 治療計画〈アマンダ〉

パートⅠ：目標

毎回薬を服用するために，私はこの計画にしたがうつもりです。

薬の種類	用量	服用時間
リチウム	900 mg	夜

治療に関連して，以下の目標もかかげます。

セラピー：少なくとも 6 カ月間はセラピストと定期的に面談し，このワークブックを一緒にやっていく。

自助グループ，そのほかの方法：隔月でサポートグループのミーティングにも行く。このワークブックのエクササイズに取り組むための時間を毎週とるようにする。

パートⅡ：妨げ

以下の事柄は，私が薬を規則正しく服用することを妨げるおそれがあります。

なかなか回復しなくて我慢できないとき
体重の増加
医師に対して腹立たしく思うとき

以下の要因は，私がセラピーに参加すること，ほかの自助方法を利用することを妨げるおそれがあります。

あまりにも忙しくてグループミーティングに出席できない
この本のエクササイズに取り組むための静かな時間が自宅でもてない

パートⅢ：計画

次にあげるのは，パートⅡであげた妨げを克服するための計画です。

問題：短気
計画：進歩には時間がかかるということを思い出す。1 日単位で薬について決断するのではなく，数週間，または数カ月にわたる進歩を探す。少なくとも 2 年間は現在の精神科医のもとでやっていくという自分の計画にしたがう。

問題：体重の増加
計画：早速，体重コントロール計画を始める。以前やっていたように近所を散歩することを始める。クッキーは一切食べないようにする。

問題：医師に対するいらだち
計画：腹が立ったときには，治療から脱落するのではなく，そのことについて大人として医師に話をするようにする。それが難しければセラピストに助けを求めてもよい。

問題：忙しすぎる
計画：自助のための時間を作る。これまでよりももっと自分自身を優先させるようにする。掃除機をかける時間があるのなら，自分自身に取り組む時間をもてるはずである。

問題：静かな時間がない
計画：私は自分が望むときに時間を見つけることができる。仕事に行くとき 30 分早く出かけてカフェテリアで座っていることもできる。そこなら静かだ。あるいは土曜日の朝，子どもたちが目を覚ます前に時間をとることもできる。

次の章では？

　双極性障害からくる気分の変動の場合，コントロールするためには一般に薬物療法が必要になります。このワークブックでは症状を管理するための戦略をたくさん紹介していますが，気分変動の根底にある疾患は，気分の振れがうつや躁の再発につながるのを防ぐためには医学的介入を必要とします。薬物療法が効果を最大限に発揮するためには，処方どおりに薬を服用しなくてはなりません。薬をとばしたり，やめたり，再び飲み始めたりすると，効果が弱くなります。この章の目標は，薬を規則正しく服用する妨げになる事柄，また治療のほかの側面を妨げる事柄が発生したときに対処できるように，あらかじめ用意を整えておくことでした。この章で作った計画は，治療が変わるのに合わせて，また妨げを完全に克服したり，あるいは逆に新しい妨げを見つけたりするのに合わせて，調整ができます。次の章では，問題解決スキルを強める方法を学びます。この章で説明した治療計画のパートⅢをなかなか記入できなかった場合，第14章で説明するスキルを使って，妨げを解決する方法を考えてみましょう。

ステップ **5**

対処スキルを高める

ステップ❺

第14章

問題を効果的に解決する

> **この章では…**
>
> ▶問題を効果的に解決するための4つのステップを学びます。
> ▶問題をはっきりと定義することの大切さをみていきます。
> ▶最善の解決策を選ぶための戦略を身につけます。
> ▶ほかの人にかかわる問題を解決するためのコツをお伝えします。

4つのステップで問題解決に向かいましょう

　私たちは問題を解決しながら生きていく方法を赤ちゃんの頃から学び始めます。もちろん、幼い頃に注目しなくてはならない問題は大人になってから抱える問題と比べると単純ですが、要求されるスキルはそれほど変わりません。まず問題に気がつき、それから問題を分析し、そして問題が解決されるまで論理的に考えたり、試行錯誤したりするのです。解決策が見つかれば、適応できたことになります。問題解決は、どれをとってみても、とても体系立っています。

　疲れている、憂うつ、圧倒されている、集中できないといった状態になると、問題解決はぐんと難しくなります。気分の変動があると、本来は問題を解決するためのスキルをもっていることを忘れてしまうかもし

エクササイズ 14.1 問題の明確な定義とあいまいな定義

一般によくみられるあいまいな定義と明確な定義を以下にあげます。比べてください。左側の発言のしかたのどこがまずいかを考えてみましょう。これがあなたの問題だとしたら，あなたはどのように問題を定義しますか？

あいまいな定義	明確な定義の例
「僕は怠け者だ」とポールは考える。	「僕は数週間，アパートを掃除していない」
「私は一文無しだ」とラクエルは言う。	「車を修理に出さなければならないので，今月は電話代を支払えるだけのお金がないかもしれない」
「誰も僕のことなんか気にかけてくれない」とトミーは考える。	「僕の友人たちは今週末にみんなで集まったのに，誰も僕を誘ってくれなかった」
「正しいことをして仕事をクビになったら，私は気が変になってしまう」とアマンダは言う。	「勤務時間が終わる前に帰れば，失業する可能性がある。別の仕事が見つけられるかどうかも確信がない」

れません。そうした状態では，困難に直面すると，問題解決スキルの代わりに第5章で説明した本能的な対処行動が割り込んできかねません。このワークブックの目標は，あなたが本来もっている対処スキルを使いこなしてさらに強める，または新しい対処スキルを身につけることです。この章では問題解決スキルを強めることに注目します。そのためには，基本に戻って，問題を定義し，可能な解決策を見分け，行動するための計画を立てましょう。

問題を定義する

　問題解決でもっとも困難な部分は問題の性質を明確に説明することです。これは難しいですが不可欠なステップです。問題を明確に把握できれば，解決したりうまく対処したりできるでしょう。現状を完全に描写してはいないあいまいな表現や一般的な表現を用いていては，問題の解決にはつながらないでしょう。エクササイズ 14.1 に問題のあいまいな定義と明確な定義の例をあげます。注目していただきたいのは，左側の

第 14 章　問題を効果的に解決する　267

エクササイズ　14.2　　問題を定義するための 10 の質問

あなたが現在気にかかっている問題を選び，以下の質問を使って，問題をより正確に定義してください。

1. 何が問題か。
2. それは過去のことか，それとも今でも解決を必要とすることか。
3. それは自分の問題か，誰かほかの人の問題か。
4. それについて今，自分にできることはあるか。
5. その問題がもっとも生じやすいのはいつか。
6. それはどのくらいの頻度で生じるか。
7. その問題が解決されないと，どのようなことが起こるか。
8. この問題についてもっとも心配していることは何か。
9. それが解決されたら，自分にとって状況はどのように変わるか。
10. 問題のどの部分を最初に解決する必要があるか。

欄に記入された問題をめぐる発言が，あいまいでさまざまなことを意味するかもしれない点です。右側の欄にある定義のほうが，よりはっきりしていて，その人が何を言いたかったのかがよくわかります。はっきりしないほうの問題を 1 つひとつ読み，それがあなたにとっては何を意味するかを考えてみましょう。左側の欄の発言のそれぞれに具体的な言葉を添えていきながら，あなただったらどのように問題をはっきりと定義するかを練習してみましょう。

　問題を明確に定義することで，解決策の方向がみえてくるはずです。エクササイズ 14.1 の表にあげた例でいえば，ポールは自分のアパートの部屋を掃除する必要があるでしょう。またラクエルは電話代を支払うためのお金を見つけるか，電話会社にちょっと待ってくれるよう頼むか，あるいは電話サービスの停止に対処する必要があります。トミーはパーティーからのけ者にされたことについて友人たちに話をするか，それともそれが話し合うほど重要でないなら，この件については忘れてしまうことにするか，決断する必要があります。アマンダは自分がすぐに解雇されるのか，またそれを阻止するために何か打つ手があるのかどうかを明らかにする必要があります。もし次に何をしたらいいのかわからない

268 ステップ5 対処スキルを高める

エクササイズ　14.3　問題のまとめ
エクササイズ 14.2 の質問への答えに基づいて，以下の点についてあなたの問題をはっきりさせてください。

　問題：

　生活への影響：

　動揺の理由：

　すぐに解決が必要な理由：

なら，ほかの仕事を探し始めるか，あるいはほかの人にアドバイスや支援を求める時期にきているのかもしれません。

　問題解決につながるよう明確に問題を定義して説明するために，エクササイズ 14.2 の質問を考えてみてください。

　さて，抱えている問題の性質が以前よりもよく理解できたら，問題を詳しく説明しながらそれに対する解決策を実際に考え始める用意ができたはずです。エクササイズ 14.3 は問題をすっきりと定義するための項目です。あなたの問題がなぜやっかいなのか，なぜ今解決しなければならないのかを，できるだけ具体的に記入してみてください。頭のなかで考えていることを紙に書き出すのは，何が解決されなくてはならないかを心のなかでしっかりわかっているかどうかを自分で確かめるには良い方法です。エクササイズ 14.3 を記入し終わったら，問題を本当に明確に定義できているか確認するために，何があなたを煩わせているのかをほかの人に話して，その人が理解できるかどうかみてみましょう。

第14章　問題を効果的に解決する　269

エクササイズ 14.3【記入例】　問題のまとめ〈ポール〉

問題：僕のアパートの部屋はめちゃくちゃに散らかっている。
生活への影響：気が散ってしまい，気分が悪くなる。
動揺の理由：僕は雑然としたところに住むのは大嫌いだから。
すぐに解決が必要な理由：この週末に人がくるかもしれないから。

エクササイズ 14.3【記入例】　問題のまとめ〈ラクエル〉

問題：私には十分なお金がない。
生活への影響：請求書の全代金を支払うことができない。
動揺の理由：
　こんなことがいつも私たちに起こり続けている。私はこんな生活が大嫌いだから。
すぐに解決が必要な理由：請求書の支払いの期限が迫っている。

エクササイズ 14.3【記入例】　問題のまとめ〈トミー〉

問題：友達が僕をつまはじきにした。
生活への影響：
　あの夜，僕は何もすることがなかった。なぜ彼らがこんなことをしたのか，僕にはわからない。
動揺の理由：
　この人たちは僕の友達のはずだから。僕は以前，自分が抱えている問題のせいで友人を失ったことがある。この人たちを僕は失いたくない。
すぐに解決が必要な理由：
　どうしてこんなことになってしまったのかわかるまで，僕は悩み続けるだろうから。

解決策を見つける

　問題解決における次のステップは，可能な解決策のリストを作ることです。エクササイズ14.4を使って，あなたの考えをリストアップしてください。可能性のある解決策を少なくとも5つ考えてください。何も変えることなく問題をそのままにしておくのも1つの解決策でしょう。また，あなたに代わって誰かにそれを解決してくれるよう頼むという方法もあります。これらは最善の解決策ではないかもしれませんが，少な

270　ステップ5　対処スキルを高める

エクササイズ 14.4　問題に対して考えられる解決策

順番	考え

くとも可能性としては考えられるでしょう。自分の問題に対する新しい解決策を編み出すときには，できるかぎり創造性豊かでいましょう。解決策を1つ考えつくたびに立ち止まってそれを評価するのではなく，最初にリストを作ってから，そのうえで適切なものを選ぶというステップで行ってください。

　可能な解決策を少なくとも5つ記入したら，もっとも望ましくない方法，または現状を考えるとあまり実用的でない方法には線を引き，リストから除外してください。次に，残っている各解決策の良い点と悪い点を考え，好ましい順番に並べてください。「順番」と記された左側の小さな欄に，選択としていちばん良いと思う解決策には「1」，2番目の選択には「2」，などと書き入れます。たいていは解決策1を最初に試みることになるでしょう。それがうまくいきそうにないときには解決策2へ，というように進みます。

　アマンダは過去に2回，怒りに任せて仕事場を離れたためにクビになったことがあります。またそのようなことにはなりたくないと思っています。クビになる前に仕事をやめてしまったほうが楽だろうというこ

第14章 問題を効果的に解決する 271

エクササイズ 14.4【記入例】 問題に対して考えられる解決策〈アマンダ〉

順番	考え
	勤務時間が終わる前に仕事場を離れたことを上司に謝る。
	こちらからは何も言わず，どうなるかようすをみる。
	別の仕事を探し始める。クビになる前にやめる。
	説明もしないで仕事場を離れたことで私をクビにするつもりかどうか，上司に尋ねる。
	私をクビにする上司の計画について何か知っているか，部門の秘書に尋ねる。

とはわかっていますが，早まった行動には出たくありません。今の仕事を気に入っていますし，給料も悪くありませんから，本当はこの仕事を失いたくないのです。長い目でみれば，仕事を続けるためにできる努力をしたほうがよいでしょう。

　アマンダも心のなかでは，いらだって勤務時間が終わる前に持ち場を離れたことをわびるべきだろうとわかっています。しかしそれは彼女にとって簡単ではありません。彼女は誇り高い女性で，しかもいらだちをまわりのスタッフや患者たちにぶつけるよりも立ち去ったほうがよかったと信じています。勤務時間はもうすぐで終わりでしたし，危機的な状態の患者もいませんでした。アマンダは自分が正しい振る舞いをしたと考えていることもあって，どのようにしてわびたらよいのかわかりません。

　謝罪をせずに，自分はクビになるのだろうかと上司に直接尋ねる方法もあります。もし上司にそう考えている素振りがあったら，彼女のほうから辞表を提出することも考えられます。ただしこの考えには問題があります。アマンダが辞職を望んでいないということです。それに，もし辞職などしたら失業手当ももらえなくなってしまうでしょう。

　アマンダは，ようすを見守る方法がもっとも簡単そうだと考えました。

アマンダは自分がときどき物事を実際以上におおげさに扱って，結論への飛躍をしてクビにされると考えがちだとわかっていました。そのため，今回のこともまた過剰反応である可能性がありました。ひょっとしたら上司は，彼女が少し早く帰宅した理由を理解していて，それが最善の振る舞いだったと同意するかもしれません。何の問題もないかもしれません。とはいえ，アマンダはよく考え直した結果，もっとも良い戦略は，上司に謝って何が起きたのかを説明することだろうと判断しました。たとえ上司がすぐに彼女をクビにするつもりなどなかったとしても，謝罪して説明することはおそらく適切な行動です。仮にクビになるにしても，手遅れになる前にわかるはずで，そのときに彼女にはまだ辞表を提出する選択肢があります。謝るのが，彼女にとっても病院にとっても良いと思われました。

計画を磨き上げる

　計画を実行する前に，いつ試すのかをまず考えてみましょう。解決策は，すぐにも実行しなければならないことでしょうか？　それとも実際に行動する前に，もう少し準備が必要ですか？　もしあなたがこれまで問題を避けてきたのならば，計画を実行するための具体的な日時を決めて，必ず行動すると自分に約束しておくことが役立つかもしれません。またカレンダーに印をつけたり，ほかの人に計画について話したりすると，計画どおりに実行できる見込みが高くなるでしょう。

　計画によっては，ほかの人の助けや協力が必要になるかもしれません。あなたの計画はいかがですか？　どんな助けが必要ですか？　現実的な支援，送迎，心の支えなど，何らかの助けが必要ですか？　誰なら助けてもらえそうかを考えて，計画を始めようと考えている日時を伝えましょう。助けてくれる人の都合によってはあなたのタイミングを調整しなくてはならないかもしれません。ですから早めに計画しましょう。ぎりぎりになってから人に助けを求めないようにしましょう。

　問題が誰かにかかわるものの場合はとくにそうですが，解決策がほか

第14章 問題を効果的に解決する　273

エクササイズ **14.5** **計画を磨き上げる**

タイミング，誰がかかわるか，また結果を知る方法などの細部を加えて，計画を固めましょう。

▪ いつ試みるか。

▪ 誰が手伝ってくれるか。

▪ 計画がうまくいったかどうかをどのようにして知るか。

の人の協力を必要とする場合もあるでしょう。たとえば仕事に遅刻しないための計画を立てたとして，解決策が誰かに朝起こしてもらうといった場合です。計画をねらいどおりに機能させるためには，起こしてくれる人の協力が必要です。計画がほかの人に参加してもらわなくてはならないものの場合は，あなたが考えていることについてその人たちと話し合い，提案をしてもらって，お互いにいつ行動するかを打ち合わせておきましょう。

　計画は，実際に機能しないかぎり良いものとはいえません。行動する前に，あなたがどんな結果を期待するのかをあらかじめ考えておきましょう。計画が機能しているかどうかを，どのようにして判断しますか？

　ねらいが単純なこと，たとえば仕事に遅刻しないといったことなら，職場の時計をみれば計画がうまくいったかどうかがわかるでしょう。目指しているものがもう少し複雑で，たとえば自尊心を高めるといったことなら，結果がうまくいったかどうかを判断するのはもっと難しくなるでしょう。自尊心の例なら，自尊心を高めることに成功したらどんな結

274 ステップ5 対処スキルを高める

エクササイズ 14.5【記入例】 **計画を磨き上げる〈アマンダ〉**

タイミング，誰がかかわるか，また結果を知る方法などの細部を加えて，計画を固めましょう。

- いつ試みるか。

  謝る方法を今夜夫と一緒に練習して，明日職場で上司に話をしよう。もし上司が今夜のうちにeメールを送ってくるか電話をかけてくるかしたら，すぐに謝ろう。

- 誰が手伝ってくれるか。

  何と言うべきかは夫が相談にのってくれる。また，職場の友達なら，私が謝ったときに上司がどう反応すると思うか，意見を聞かせてくれる。

- 計画がうまくいったかどうかをどのようにして知るか。

  もし私が謝ってその効果があったら，上司は私に注意をするだけで，クビにはしないだろう。

果になるかについて，少し考えておきます。自分のスタイルや見た目についてあまり批判しないようにするなど，自分自身のある面を変えたいと考えているかもしれません。必ず自分でコントロールできる事柄の範囲内で結果を選んでください。たとえば自尊心を高めることが目標ならば，まわりから注目されるかどうかをうまくいったかどうかの指標にはしないでください。他人の行動は決してコントロールできません。エクササイズ14.5を使って，あなたの計画を磨いて仕上げましょう。

計画を実行に移す

　次のステップは，解決策を実行してみて，どうなるかを確かめることです。最初やってみたときにその解決策ではうまくいかないように感じられたら，もう一度同じ解決策を試すか，リストのなかから解決策2に切り替えるかを判断します。ときには同じ解決策を2回以上やってみてはじめて良い効果があらわれることもあります。アマンダの場合，たとえばメールでの謝罪では状況が変わらないときには，再度，直接会って謝罪をする必要があるかもしれません。

　状況によっては，最初の解決策が問題の処理には不十分だったことに

気づく場合もあるでしょう。そのようなときは，リストのなかから別の解決策を試してください。

アマンダの場合，自分の謝罪を上司がどう受け取ったか確信がないなら，部門の秘書にその旨を尋ねてもいいでしょう。アマンダのなかには自分の仕事がどうなるのか，ただ成り行きを見守っていられたらいいのに，と思う気持ちがあります。しかし待っていると気分がさらに悪化するということもわかっています。もし自分の最初の解決策である謝罪がうまくいかなかったら，説明なしで仕事場を離れたことで自分をクビにしようと考えているのかどうかを上司に聞いてみるつもりです。

失敗の経験からはもちろんのこと，成功の経験からも学んでください。自分自身（自分の動機，弱さ，能力，必要など）についてもっとよく知るにつれ，自分にもっともぴったり合う解決策を選択できるようになるでしょう。

人にかかわる問題

第11章で学んだ，思考や気持ちや行為を分析して整理するスキルを，この章で学んだ問題解決のスキルとあわせて使うと，ほかの人との関わりのなかで起こる問題に対処できるようになります。人間関係のなかで起こる出来事は，かかわる双方に感情的な反応を引き起こします。そうした反応から新しい問題が生まれる場合もあります。こんがらがってしまった状況を正そうとするときには，ネガティブな思考を整理していってやっと本当の問題を見分けられるようになる場合もあります。本当の問題がわかったら，この章で説明した問題解決スキルを使って，物事を解決できるでしょう。

行為と反応

ジョーのケースは良い例です。ジョーはサラと結婚して20年近くになりますが，この15年間は双極II型障害と断続的な飲酒の問題に苦し

んできました。重いうつを発症した時期に解雇されたこともたびたびあ
りましたが，なんとかがんばって管理職にまでなり，ここ3年間はお酒
も飲んでいません。店舗での新しい仕事に就いてからは残業をたくさん
こなし，疲れ果てて，帰宅後はあまり活動できずにいました。サラはそ
んなジョーをできるだけ支えてきましたし，ジョーがそれほど調子が
よくて仕事も楽しんでいるのをとても喜んでいましたが，その一方で
ジョーのそうした余分なエネルギーが軽躁のサインではないかといくら
か心配もしていました。以下の例は，ジョーが昇給したときのジョーと
サラそれぞれの反応です。お互いの気持ちや考えのずれがどのように問
題を生み，またふたりがそれをどのように解決したかに注目してくださ
い。問題がわかりやすいように2つの出来事に分けてあります。

出来事1：ジョーが昇給する

ジョーの気持ち	ジョーの思考	ジョーの行動
喜び，興奮	最高だ。一生懸命働いてきたのだから，報酬を得る資格はあるはずだ。	ジョーは，帰宅途中に地元のカジノに立ち寄り，お酒をいくらか飲み，お金をやや使いすぎて，帰宅したときに妻と言い争いになった。

サラの気持ち	サラの思考	サラの行動
誇らしく感じ，お金の心配から解放されてほっとして，ジョーのためにうれしく思った。	すてきだわ。クレジットカードの請求書も，もう少し楽に支払いができるわ。	サラは，クレジットカードの契約を維持し続けるための最低限の支払い額よりも少し多めの額を小切手に記入して，カード会社宛てに投函した。その後，ジョーがお酒のにおいをぷんぷんさせながらカジノから帰ってきたときに，怒りを感じて，どなった。

第14章　問題を効果的に解決する　277

出来事2：妻のサラがジョーに向かってどなる

ジョーの気持ち	ジョーの思考	ジョーの行為
怒り。妻が自分に向かってどなったことを腹立たしく思う。	サラを喜ばせる方法なんて何ひとつない。彼女は，私がこれほど一生懸命働いていることをありがたく思っていない。私を信頼していない。こんなことに付き合ってる必要なんてない。	ジョーは家を出て，近所のバーへ行き，さらにいくらか飲んだ。翌日寝坊をして仕事に間に合わず，上司から叱責された。気分は最悪だった。
サラの気持ち	**サラの思考**	**サラの行動**
怒りと悲しみを感じて，がっかりした。	またお酒の問題だわ。物事がうまくいくと思った瞬間に，必ずジョーが何もかもをめちゃくちゃにする。もうやってられない。	サラは，クレジットカード会社に送った小切手を無効にした。ジョーを数日無視し続け，その後家のことを十分に手伝わないことを批判した。怒りの気持ちが何日もおさまらなかった。

　これは，ある出来事への反応が新しい問題を生み出しており，もともと気分障害の素地がある人には，軽い気分の変動が本格的な気分変動エピソードにつながりかねない典型的な例です。ジョーはもしかしたらわずかに軽躁で，仕事に打ち込むエネルギーと興奮が普段よりも高かったのかもしれません。エネルギーの高まりによってジョーは仕事をどんどんこなせる一方で，良い判断を妨げられていた可能性があります。昇給したと聞いたときにジョーが選んだ行動が，状況を悪くしました。サラに電話をして良いニュースを知らせたあとで，カジノへ出かけてお祝いをし，3年間の禁酒を破ってお酒を飲み，本来使える額を越えたお金をギャンブルにつぎ込みました。この状況から抜け出すためにジョーは周囲のリソース（家族やアルコホーリクス・アノニマス）を頼らなければならず，また積極的に行動して，まず妻に謝り，お酒をやめ，きちんと

仕事に行くよう心がけなければなりませんでした。気分が普段の状態に戻ってからは，気分症状に用心して，次の気分変動の大きなエピソードの警告サインに注意し続けなければなりませんでした。

　サラは，ジョーが気分の変動とアルコール中毒に対処するのを助けて多くを乗り越えてきました。過去３年間，ジョーが禁酒しているあいだは心穏やかに過ごして，ジョーの問題は過去のものと考えていました。ジョーがまた飲酒したことはサラにとって大きな苦痛となって，仕事での集中力，子どもたちに対する忍耐，またジョーとの対話にマイナスの影響を与えました。サラには気分障害がありませんので，ジョーが改善のようすを見せると，すぐにこの出来事を忘れることができて気分は改善しました。

　サラとジョーは以前カウンセリングを受けていました。ふたりとも，ストレスの多い出来事が自分たちの気分にどんな影響を与えるかを学んでいました。行動の選択によって物事が良くも悪くもなることも学んでいました。結婚問題を専門にしているセラピストが，立ち止まってストレスの大きい出来事への自分たちの反応をみるように，そして破壊的な道筋を進んでいるようにみえるときには方向を変えるように，と訓練してくれていました。そのため，サラとジョーはセラピストから習った次の４つの質問を自分たちに問いかけました。

１．「何を考えていましたか？」
- ジョー：カジノに立ち寄ったことを，それまでの努力に対する報酬だと考えていた。
- サラ：その行為を，ジョーがもうお酒を飲まないという約束を破ったと考え，またギャンブルにお金を失っているゆとりなどない家計状況で無責任だと考えた。

２．「なぜそうしたのですか？」
- ジョー：自分へのごほうびとして，カジノへ行っていくらかお酒を

飲んだ。サラがどなってからは，彼女に対して怒りを感じ，彼女に向き合いたくなくて，また自分は自分がやりたいように行動できると示すためにも，バーへ行った。

- サラ：怒りを感じたので，ジョーに向かってどなった。

3．「どんな**気持ち**になりましたか？」

- ジョー：お酒を飲むと短期的には良い気分になったが，長期的には良くない気分になった。
- サラ：ジョーに向かってどなると短期的には気分が良くなったが，長期的にはふたりが抱えている問題を悪化させたので後悔した。

4．「やり**直せる**としたら，**何を変えますか？**」

- ジョー：まっすぐに家に帰って家族と一緒に良い知らせを祝う。
- サラ：状況を悪化させないようなしかたで自分の気持ちを伝えようとする。

　気分や思考のプロセスがポジティブまたはネガティブに変動して，あなたが選ぶ行為の種類に影響するかもしれません。たとえば，気分の振れしだいで，気分がすばらしくてその日が終わってほしくないので夜遅くまで楽しむために遊んでいる，または逆に怒りを発散するためにほかの人に向かってどなる，といったことがあるかもしれません。あるいは，自己嫌悪に陥っていて，抑うつ気分なのを知られたくないために，まわりの人との付き合いを避けることもあるかもしれません。行動する前に自分の思考や気分に気がつけると，より良い選択ができて，気分のネガティブな変動を避けたり減らしたりできるでしょう。先ほどのジョーとサラがそれぞれ自分に問いかけたような質問を，あなたも自分自身に問いかけてみると，経験から学びやすくなり，次回に似た状況になったときには別な対処のしかたを選べるようになるでしょう。

　ジョーとサラが生み出した解決策が役立つときは必ず来るでしょう。

ふたりとも，結婚生活を続けるのは簡単ではないことも，同じような問題がおそらくまた起こることもわかっています。またジョーの双極性障害は生涯付き合っていくもので，気分の変動が結婚生活に影響を与えかねないこともわかっています。エクササイズに一緒に取り組んでふたりに影響がある問題に役立てるのも，このワークブックの活用法の1つかもしれません。

難しい人に対処する

　世間には，付き合うのが難しい人がおおぜいいますし，複雑な状況もいくらでもあります。いつも正しいことをして正しい発言をしようと心がけていても，どうしたってときにはどうにもならない状況に陥るものです。気分の大きな変動に苦しむ人の場合は，必ずしも気分が良くないときにも難しい人に対処しなければならないという困難にぶつかりがちです。そうした状況では，第5章・第8章で説明した本能的な対処行動につい頼ってしまいがちで，理屈よりも感情で反応しやすくなります。では，それに対して何ができるでしょうか。

難しい人は，気分の変動の引き金になるおそれがあります

　心理療法を推奨する人のあいだでは，気分を悪くするのは他人ではない，気分を悪くできるのは自分自身だけだと考えられています。しかし，これは真実ではありません。他人の言葉や行動は，あなたを傷つけますし，悲しくし，怒らせ，あなたの好ましくない側面を引き出しもします。嫌な状況や難しい人に接すれば，ネガティブな反応をするのは人間として自然です。第5章では気分変動の引き金について学びましたし，自然な対処本能がときに問題をさらに悪くする点もみました。自分を傷つけるたぐいの他者の行動は，双極性障害のない人にとってさえ，気分を悪くする一般的な引き金です。

　この章で学んできた問題解決のためのステップは，難しい人に対処しなくてはならない状況でも役立つでしょう。難しい人（たとえば不機嫌

な上司）との関わりのなかでくりかえすたびに気分が悪くなった状況，または他者との関係のなかで起こっていまだにあなたの気分に影響を及ぼし続けている出来事（たとえば離婚）に注目してみてください。エクササイズ 14.2 にあげた 10 の質問を使って，その状況の何がそれほど苦しいのかを突きとめてください。次に，問題解決を使ってどんな結果を達成したいか少し考えてみましょう。相手の人は，その人自身にとってそうする価値があると感じないかぎり，おそらく変わってくれないという点に注意が必要です。しかしそうした状況をあなたの側がどのように取り扱っていくのかは，変えられます。難しい人があなたの気に障る行動をすると，はじめはどうしてもネガティブな反応をしてしまうでしょう。それが普通です。しかしそこから先は，自分の反応を分析し，思考の歪みを修正して，苦痛な出来事があなたを支配し続ける状況を防ぐような解決策を見つけられるのです。

難しい人に気をとられて，身につけてきたことを忘れないでください

第 5 章以降，気分の変動をコントロールするためのスキルについて学んできました。ここまで読み進めてきたあなたならば，何が良い対処行動で，何が良くない対処行動（一時的にしか楽にならず，問題を解決せず，気分をますます悪くする行動）か，その考え方はもうだいたいおわかりになるでしょう。しかし難しい人と接すると，気持ちが圧倒されるあまりに，新しく身につけた対処スキルを使うことをすっかり忘れてしまうかもしれません。代わりに，古い対処スキルを使ってしまうかもしれません。不快な状況から一歩離れて客観的に眺められるようになるには，いくらか練習が必要です。しかし，練習をして客観的になれれば，上手に問題解決できるようになります。

このワークブックのエクササイズを使って，動揺してしまう状況や人に対してどのように対処できるようになりたいかを書き出してください。ワークブックは手近に置いて，取り組んだ内容をときどき見返しましょう。あなたには気分の変動をコントロールするためのスキルがある

282　ステップ 5　対処スキルを高める

ということを，目でみて思い出すための道具にしましょう。機能しない
対処戦略に頼らなくてもよいのです。練習すると，よりよく対処してよ
り良い気分になれるのです。

難しい人と接していると，自分を信じられなくなるおそれがあります

　ラクエルがまだ結婚していた頃，夫に彼女を傷つける言葉を言われ，
涙が止まらなくなることがときどきありました。夫はラクエルの容姿，
知性，料理，家族，信念をけなしました。ラクエルは夫を愛して信頼し
ていたので，そうした言葉を真実と受けとめました。夫の言葉に気持ち
が砕かれ，悲しみにくずおれて，死にたくなりました。夫の言葉にはあ
まりに説得力があったので，それを信じ込み，本来の自尊心を取り戻す
までには何年も時間がかかり，たくさんのセラピーが必要でした。

　結局，ラクエルが自殺を試みて入院しているあいだに，夫は立ち去る
ことで問題を解決してくれました。ラクエルにはそれが解決策だとすぐ
には理解できませんでした。なぜなら，ラクエルは自分には価値がなく
て，誰も自分のことなど気にかけてはくれないと信じ込んでいたからで
す。ラクエルの友人たちはいずれ優しい男性にめぐりあってその人がラ
クエルに彼女の価値をしっかり話してくれれば大丈夫だと考えました
が，ちがいました。ラクエルが抱えていた新しい問題は，夫が去ったあ
とでもなお，彼のひどい言葉が頭から離れなかったことです。

　ラクエルはエクササイズ 14.2 と 14.3 を使って，自分が抱えている問
題を定義してみました。これは簡単な作業ではありませんでした。自分
の何が問題なのかを理解するためには，セラピストに助けを求めなけれ
ばなりませんでした。ラクエルは，夫の目に映った自分の弱点を直そう
とし続けてきて，夫がそもそもはじめから間違っていたのだという可能
性については考えたことがありませんでした。ラクエルの問題のまとめ
（エクササイズ 14.3【記入例】）を示します。

　ひとたび問題をはっきりと定義できると，ラクエルは解決策を生み出
せるようになりました。彼女はマイナスだった自分と自分の人生に対す

エクササイズ 14.3【記入例】 問題のまとめ〈ラクエル〉

問題:

　自分をほとんど気遣わないこと。夫が私の自尊心を崩すままにしている。夫の視点を通して自分をみている。

生活への影響:

　新しい人間関係を作ることを避ける。自分には誰と付き合う資格もないと感じる。

動揺の理由:

　寂しい。自分が変わるのは無理だと感じる。自分に対して怒りを感じるあまり，夫が私をこんなに傷つけるままにしてしまった。私はまぬけだ。

すぐに解決が必要な理由:

　今でも自殺についてときどき考える。夫を乗り越えなければいけない。

る見通しを，第 10 章・第 11 章のエクササイズを使いながら変えました。

284 ステップ5 対処スキルを高める

次の章では？

　この章の目標は，基本的な問題解決スキルをあらためて学ぶことでした。プロセスを体系立てると，苦痛から問題を見定めることへ，さらに解決策へと段階を踏んで進めるようになります。もっとも難しいのは，問題の性質をはっきりと確認して，問題を解決することで何を得たいと願っているのかを自分ではっきり理解することです。問題を理解すると，解決を始められます。次の章では，ストレスを管理する力を強め，またほかにも健康な習慣を身につけていきましょう。

ステップ❺

第15章

ストレス管理スキルを高めて
健康的な習慣を増やす

この章では…

▶対処スキルをさらに高める方法を学びます。

▶ストレスと気分症状に対処するときに役立つリソースを見
　つけます。

▶助けを求める方法を学びます。

　ここまでの章で注目してきたのは，気分変動の症状を見分けることと，
本書で紹介する戦略を使って症状を減らす方法でした。気分の変化を観
察して，いち早く気がついて介入し，症状がそれ以上大きくならないよ
うにする方法を学んできました。この章は少しちがいます。ここで強調
して伝えたいのは予防です。ストレスを管理することと，健康的な習慣
を身につけることが，双極性障害の症状も含め気分変動のリスクを下げ
るための2つの戦略です。

　ネガティブ思考を修正してどんどん行動するために学んできたこれ
までの方法は，どれも日々のストレスに対処するためにも使えます。本
格的な気分の変動が起こるのを待つまでもなく，日頃から使うとよいで
しょう。しかしストレスを管理するためにできることは，これまでに紹
介してきたことのほかにもまだあります。健康な習慣を増やして，スト
レスのレベルを管理できる範囲内に抑えておくための事柄です。エクサ

286 ステップ5 対処スキルを高める

エクササイズ 15.1 健康的な習慣

定期的に実行している健康的な習慣

さらに強めたい健康的な習慣

新たに身につけたい健康的な習慣

かつて行っていて，また再開したい健康的な習慣

サイズに取り組み，抑うつ，軽躁，または躁のエピソードを発症していないときでも，日頃の生活のなかで役立てる方法を考えてみましょう。

健康的な習慣を増やす

　エクササイズ 15.1 にはあなたがすでに行っている健康的な習慣と，これから身につけたい，あるいはより強化したいと思う健康的な習慣をあげてください。症状にうまく対処し，生活を整えるとともに，人生からより多くの喜びを得るためのより良い方法も含めてください。トミーの例（エクササイズ 15.1【記入例】）を参考にしてください。

体重のコントロール

　体重の増加は，双極性障害で薬を服用する人に共通する不満の1つで

エクササイズ 15.1【記入例】 健康的な習慣〈トミー〉

定期的に実行している健康的な習慣

かなり頻繁に運動をしている。

フライドポテトやポテトチップスを食べないようにしている。

さらに強めたい健康的な習慣

学校に行くために時間どおりに起きる。

もっと早く寝るようにする。

新たに身につけたい健康的な習慣

もっと読書をする。

お酒を飲む回数を減らす。

スピード違反でチケットを切られないようにする。

かつて行っていて，また再開したい健康的な習慣

健康的に食べる。

宿題を全部やる。

全授業に出席する。

す。しかし，必ずしもそのすべてが薬のせいというわけではありません。悪い食習慣を身につけることも，定期的な運動を延ばし延ばしにすることも，もともと簡単なことです。たしかに薬が原因で不健康な食べ物を無性に食べたくなることがあり，またうつになると食べ物から喜びを得ようとすることもあります。しかしそれよりも，いったん高脂肪の食品や砂糖を多く含む食品を口にし，健康的な選択肢に目を向けなくなりだすと，もともとそれらの食べ物は簡単にやみつきになりやすいのです。なかには，自分は双極性障害で苦しまなくてはならないのだから好きな食べ物を楽しむ権利があるといって，悪い食習慣を正当化しようとする人もいます。生活のなかで，自分には食べることしか喜びがないという人もいます。快楽的な食べ物を口にしても体重が増えないのならば，こうした考えはいずれもそれほど悪くはないかもしれません。

　いずれにしても，健康的な習慣を身につけるという意味で，ダイエットと運動は良い考えでしょう。しかし多くの人は何かとそれを先延ばしにします。ダイエット計画，あるいは運動計画を実行するように医師か

288　ステップ5　対処スキルを高める

エクササイズ 15.2　体重コントロールにおける障害

- 「ダイエットのしかたがわからない」
- 「運動が嫌いだ」
- 「今はダイエットするのは無理だ」
- 「ダイエットしたくない」
- 「ストレスがかかりすぎてしまう」
- 「ダイエット食品を買うお金がない」
- 「スポーツクラブの会員になる余裕がない」
- 「太っていることはたいした問題ではない」
- 「ダイエットしてみたけどできない」
- 「甘いものが好きだ」

エクササイズ 15.3　体重コントロールし健康になるために，ポジティブなことを加える

- ダイエットに関する本を読む。
- ダイエット支援サイトにアクセスする。
- 食品の栄養表示を読む。
- もっと健康的な品物を選ぶ。
- 昼食に果物を加える。
- 好きな野菜を見つける。
- もっと頻繁に食事を作る。
- 毎日散歩に行く。
- 床を磨く，芝生を刈る，落ち葉を掃く。
- テレビで運動番組を見て，自分もやってみる。
- 普段よりも遠くまで犬の散歩に行く。
- 万歩計をつける。
- 幼い子どもと一緒に遊ぶ。

ら言われると，多くの人は最初，抵抗します。そしてエクササイズ15.2にあるような反対理由をあげるのです。これらの理由のうち，あなたに該当するものを○で囲んでください。

　たしかに自分の食習慣を変えるのは簡単ではありません。運動を実行するというのも大変なことでしょう。しかし多くの人は，より健康的な体になって，もっと活動し，自分自身をもっと好ましく感じたいと考えます。ネガティブなことを取り除くよりもポジティブなことを加えるほうが簡単であるという論理にしたがって，体重のコントロールについても，食習慣と活動にポジティブな変化を加えていくことができます。まずは何かポジティブな習慣を1つ，身につくまで行うことから始めましょう。それが身についたら，もう1つ別のポジティブな習慣を加えます。変えられるという自信が強くなってきたら，ネガティブなことを取り除くことを始めてください。エクササイズ15.3には加えることができるポジティブなことの例をあげています。これらはより健康的な食事

第 15 章　ストレス管理スキルを高めて健康的な習慣を増やす　289

エクササイズ 15.4　体重コントロールし健康になるために，ネガティブなことを取り除く
あなたができそうなことに印をつけてください。

- 家にジャンクフードを置かない。おやつを欲しいと思ったときに出かけて，1 回分を買う。おやつが身近にあると，我慢するのがより難しいだろう。
- 精算前に食品カートに入れたものすべてをよく調べる。自分が買おうとしている品物で，不健康だと思われるものがいくつあるかを数える。いくつもある場合は，少し取り出す。店員は，快くそれらをもとの棚に戻してくれるだろう。
- どうしても食べたいという渇望が弱くなるまで，数日間甘い物なしでやってみる。
- 全糖のソフトドリンクの代わりにダイエットドリンクか水にする。
- 主食を添えずに食事をとるようにしてみる。
- 揚げ物の代わりに焼き物を食べる。
- 1 日にいくつ甘い物を食べるかを数え，半分に減らすよう挑戦してみる。

法と活動習慣に向けて取り組むうえで役立つでしょう。リストに目を通して，あなたにできそうなことを考えてみてください。

　もし，食習慣と運動を改善することは自分には手に負えないと考えているのならば，第 9 章の「圧倒される気分」のところへ戻り，エクササイズを利用して課題をステップに分解してから取り組んでみましょう。そうすれば，どこから始めたらいいのか，とっかかりを見つけやすくなるでしょう。

　健康的な習慣がいくつか身についてきたら，次に不健康な習慣を取り除く番です。エクササイズ 15.4 にはネガティブな習慣のリストをあげています。習慣は 1 つずつ変えるようにして，今取り組んでいるものがしっかり身についてから次に取りかかってください。

　ダイエット計画は全か無かの方法で考えやすいものです。つまり「何もかもすべてをポジティブに変え，悪い食べ物を自分に禁じ，首尾一貫した計画にしたがって食事をし，計画を完全にこなす」，さもなければ「まったく何もしない」のどちらかにしてしまいやすいのです。双極性障害に対処することは，それだけで十分に困難です。計画に 100% 完全にしたがうよう努力できれば，最高の結果を得られるかもしれません。

290 ステップ5 対処スキルを高める

エクササイズ 15.5 食習慣を改善する方法

すでに行っている習慣にはチェック（✓）をつけ，やってみたいと思う習慣にはチェックを2つ（✓✓）つけてください。

□食べる前に考える。自分にとってより良い選択をする。

□いろいろなリソースを利用する。食習慣の改善はひとりで行う必要はない。援助を求める。

□同じ目標に向かって取り組んでいる人たちのグループに参加する。

□全か無かの方法で取り組むのではなく，むしろできるだけそのつど自分の最善をつくす。

□大きな減量目標をかかげるのではなく，小さな目標をたくさん設定する。

□1食，あるいは1日の不健康な食事が計画全部を台無しにするわけではないことを覚えておく。ただし，次の日はそれを改善できるように自分自身に約束する。

□減量には時間が必要。一夜明けたら体重が変わっていると期待し，すぐに変化があらわれなかったからといってがっかりしてはいけない。

□「低脂肪」と表示された食品を購入する前に，表示を読み，カロリー量と炭水化物の含有量を通常のものの量と比較する。

□食べる前に本当はどれほど空腹であるか，自分自身に尋ねる。ただ単に退屈なだけで空腹でない場合には，何か別のことをする。気が動転していて本当はまったく空腹ではない場合には，本書のほかの方法で気分の改善に役立つものを利用する。のどが渇いているだけなら，まずは何か飲んでみて，その後空腹を再評価する。実際に空腹なら，感じている空腹に見合った量を食べる。ときには，少量の食べ物で間に合うときがある。残りはまたあとにとっておけるのだと覚えておくこと。

しかしその計画があまりにも難しすぎると，やり通す気にはなれないでしょう。エクササイズ15.5には食習慣の改善に役立つ一般的なアイデアをあげています。

緊張を減らすためのリラクゼーションエクササイズ

　これまでおそらく，心配したりストレスを感じたりするたびに「ともかくリラックスしなさい」と言われ続けてきたのではないでしょうか。多くの人がそうですが，そのたびにいらだちを感じたことでしょう。な

ぜなら，言うのは簡単だけれども，実際にそうするのは難しいと知っているからです。リラックスする力は対処スキルの1つです。使いこなすとストレスを管理できるようになります。自然に使いこなせる人もいますが，気分の変動がある人の場合は，普通は非常に努力しなくては身につきません。努力するなんてリラックスの逆だ，と思うかもしれません。しかし気分症状が思考，気持ち，行為に影響を与えているときには，「冷静になれ」と言われてすぐになれるものではありません。不安，緊張，ストレスを減らしてリラックスするためには，矛盾するようでも，努力して対処スキルを使えるようにならなくてはなりません。

　第5章で書き出した対処リソースを使うと，少しリラックスできるでしょう。同じように，第9章で説明した方法を試すと，圧倒される気持ちが少し減って，緊張もいくらか和らぐでしょう。第8章のスキルを用いて回避と先延ばしをそれほどしなくなったら，気持ちも少しほっとしているかもしれません。第10章で紹介した方法を使ってネガティブな思考を減らしても，また第14章で学んだように問題を解決しても，リラックスできます。これらの各章では，感情面のストレスが多い状態から少ない状態へと変えるために，行動または思考のいずれかを変えることを学びました。しかし，ときにはもっと直接的な方法が必要になるでしょう。

　ストレスを強く感じる事柄について考えていると，身体が反応して，緊張が高まり，問題と向き合うために身構えさせます。その状態のまま行動しない，または視点を変えないでいると，緊張が持続したままの状態になりかねません。身体がリラックスするとそうした緊張も減ります。それは眠っているとき（究極のリラックス状態のとき）に経験するとおりです。起きているときにも身体の緊張を和らげる方法を学ぶと，思考や気持ちに良い効果が及ぶことがわかるはずです。たとえば心地良い椅子にゆったり座って美しい夕陽を眺めた経験を思い出してみてください。ほんの短い時間でも，抱えている問題や心配事が心から消えていたことがあるのではないでしょうか。心が平和だったでしょう。身体がリ

エクササイズ 15.6　リラクゼーション・エクササイズ

　快適で静かな場所を見つけて，座るか横になってください。靴を脱ぎ，ベルトをゆるめます。結んだ髪は下ろします。ほかにも体をしめつけているものははずしてください。この指示を読めるように，電灯はつけたままにしてください。**深呼吸を1回します**。鼻から息を吸い込み，口から吐き出します。これをしながら，頭からつま先まで緊張を解き放とう，自分の身体に言います。普通どおりに呼吸を続け，身体の各部分から緊張を解き放っていくことに集中してください。まずは**顔から始めましょう**。額のリラックスに集中します。しわはすみずみまで伸ばします。眉をリラックスさせます。額から汗がしたたり落ちるように緊張が額から抜け落ち，身体から離れていくと想像してください。先に進む前に，額の緊張をゆるめる時間をとりましょう。

　準備ができたら，あごに集中します。できるかぎりあごの緊張を解き放ちます。上下の歯と歯のあいだがほんの少し離れるようにして，あごをゆるめます。唇の緊張を一切，解き放ちます。必ず額がリラックスしたまま，あごの緊張を解き放つようにしてください。

　目は，読むことができる程度に開けたままにしつつ，リラックスさせてみてください。緊張が顔からとれていくのを感じます。額から，目から緊張が抜けていきます。そしてあごから解き放たれていくのを感じてください。顔はより柔和で，穏やかで，よりリラックスしています。両肩と首へ意識を向けるあいだも，顔の緊張はゆるめたままにしてください。

　両肩と首をリラックスさせていくにあたり，まず肩を落とし，両腕を身体の両側へ垂らします。緊張が首から，肩から下へ向かってほぐれていきます。そして身体から解き放たれていくようにします。濡れた布巾がしぼられるように，両方の肩の筋肉が硬くなっている光景を思い描いてください。ちょうど，しぼった布巾を広げて振り払うように両肩の緊張をゆるめます。リラックスするにつれて，緊張が首と両肩から抜けていくようにします。

　再び顔に意識を向けます。こわばりが残っていないか探し，あればもう一度解き放ちます。

　次は**両腕**をリラックスさせましょう。肩のいちばん上から始め，緊張を両腕の筋肉から解き放ちます。両腕が身体のわきに垂れるようにしながら，それらがリラックスするのを感じます。両手をリラックスさせ，指を開き，緊張が身体から両腕を下り，指先を抜けて流れ出て，身体から離れていくさまを想像してください。緊張が解けて，指先からしたたります。床の上へ落ちていきます。氷がゆっくりと溶けていくようです。

　もう一度，両方の肩に残っている緊張に集中します。その緊張をさらにゆるめます。リラックスした状態が顔と首から両腕へ，そして両腕と指へと流れていくようにします。

今度は，**胸とおなか**をリラックスさせる番です。呼吸は普通に続けますが，息を吐くときに緊張が身体から解き放たれていくのに集中します。ちょうど空気が肺から出ていくようにです。息を吐くときに，リラックスした状態が胸とおなか全体に広がっていくのを感じます。十分に時間をかけて，緊張を吐き出し，リラックス感を身体に吸い込んでください。

次はおなかに集中し，リラックスさせます。おなかの筋肉をゆるめ，筋肉がほぐれてより快適に感じられるようにします。頭から両肩へ，さらに胸へ，そしておなか全体にかけて身体がよりリラックスするのを感じてください。残っている緊張があるか，見つけ出し，それも解き放ってください。

今度は**脚**に意識を向けます。脚を組んでいる場合は，はずしてください。脚と足全体にかけて，さらにつま先までの全体の筋肉をリラックスさせます。つま先の力を抜き，足首をリラックスさせます。さらに両脚を心地良い状態に投げ出し，リラックスさせます。緊張が両脚を伝って下がっていき，足から出て，床へ抜けていってしまうさまを想像してください。

では，**1から10まで数を数えてください**。それぞれの数を唱えるごとに，もうほんの少しだけリラックスしてみてください。頭からつま先へのそれぞれの筋肉群に集中します。そして緊張が残っているのに気づいたら，それが身体から流れ出てしまうようにしてください。**1つ**数えて顔に集中します。気づいた緊張は一切，解き放ちます。**2つ**，続けて肩の力を抜いたままで，緊張が首と両肩から抜けていくのを感じてください。**3つ**，両腕と両手，そして指の感じをうかがいます。それらがリラックスしたままにします。**4つ**，息を吐きます。胸に残っている緊張はすべて，吐き出してしまいます。**5つ**，おなかの筋肉をもうほんの少しだけゆるめます。**6つ**，右脚をもう少しだけリラックスさせます。脚を心地よく，だらりとさせたままにします。**7つ**，次は左脚です。左脚の筋肉をもう少しだけゆるめます。**8つ**，もう一度，頭から足のつま先まで身体をざっと感じ，筋肉に残っている緊張を見つけ出します。そしてそれが身体から流れ出ていくようにします。**9つ**，息を吐きながら，身体がよりゆっくりと動いて，その日の緊張を解き放ち，リラックスできるようにしたままで，自分がよりゆっくりと快適に息をしていることに気づいてください。**10**で，この瞬間を存分に味わってください。

リラックスしたこの感じを記憶してください。このエクササイズを始めたときとどのようにちがうかに着目します。筋肉に，リラックスした感じを覚えておくように言い，必要なときにまたその状態へ戻れるようにします。思考速度が下がったことに着目してください。思考は今，よりとらえやすくなっていますから，この瞬間に自分にとってもっとも重要なことにも集中しやすいはずです。準備ができたら，注目しなければいけない目標，または思考を選びます。その1つの考えにエネルギーを集中して，結論が出るまで考えてください。

ラックスすると心の緊張も減るのです。身体をリラックスさせる方法は
たくさんあります。たとえばソファに横たわってテレビを観る，暖かい
湯船につかる，あるいは静かで平和な場所を散歩するだけでもよいかも
しれません。身体の緊張が消えて，気分は良くなります。

　エクササイズ15.6では身体の筋肉の緊張を減らしてストレスを和ら
げる方法を学びます。はじめにこのエクササイズをひととおり読んで手
順の概要をつかんでください。次に2回目は，読みながら指示にしたがっ
て実際に身体をリラックスさせてください。誰かに読み上げてもらって
もよいでしょう。頭のなかで思考がめぐっている場合には，思考にじゃ
まされずに身体に注意を集中できるようになるまでには何回か試してみ
なくてはならないかもしれません。このエクササイズをすると，ほとん
どの人が緊張が減ったと言います。ただし完全になくなるわけではない
ようです。これに取り組むたびに，どれだけ緊張を減らすか，妥当な目
標を設定して，少しずつ身体をほぐしていってください。たとえば身体
の緊張を0から100までの尺度で評価したとしたら，100はパニック発
作のときに経験するような完全な不安，0は深い睡眠のときの緊張です。
エクササイズ15.6を始めるときの緊張のレベルが80だったならば，65
まで下げることを目標に設定するとよいでしょう。目標を高く設定しす
ぎると，がっかりしてエクササイズを続けなくなってしまうかもしれま
せん。リラクゼーションは対処スキルですから，練習するたびに上手に
できるようになります。

よりどころにできるリソース──もっている力を使いましょう

　第5章で取り組んだエクササイズ5.3では，あなたがよりどころにで
きる対処リソースをいくつか書き出しました。また，ここまでのエクサ
サイズに取り組んでくるなかでも，新しいスキルを身につけたはずです
し，もとからもっていた対処能力にもあらためて気がついたことでしょ
う。ストレスに対処するときにそうした対処リソースを使う方法はたく

さんあります。

このワークブックでさまざまなスキルを説明するときには，ここまでほとんど，ストレスの大きな出来事が起こってしまったあとにどう対処するかに注目してきました。しかし，同じスキルを使って，日々の経験に適用してストレスをためないようにもできます。たとえば仮に失業してしまった場合に失業手当を申請しないでいると，お金がなくなるにつれてストレスが高まります。失業手当を申請しない理由としては，手続きが心配だった，申請のしかたが複雑すぎて理解できないかもしれないと考えた，失業手当を受給すると敗者のようにみえると思った，あるいはうつのために午前中に窓口に行くのが難しかった，などがあるでしょう。ジョーも失業手当を申請せず，ストレスに対処しないままでした。ところが，回避し続けていると状況はますます悪くなりました。

ジョーは対処リソースをたくさんもっています。助けてくれる人として友人，親きょうだい，妻などがまわりにいます。また，仕事の面では目標を設定するとたいていは積極的な姿勢になれます。経済面での責任を引き受けることにも価値を感じます。こうしたことはどれもがリソースといえることで，それをよりどころにしながら，失業手当を申請して次の仕事を見つけるために必要なステップを進めるのを助けてくれます。あなたの対処リソースは何でしょうか。

あなた自身が身につけている対処リソース

気分が落ち込むと，私たちは自分には貢献できるものが何ひとつないと考えがちです。こうした思考については第7章・第10章・第11章でみてきました。物事に対してネガティブな見通しをもっていると，自分の力，スキル，能力，対処リソースがみえなくなる場合があります。歪んだ思考を修正するためのエクササイズに取り組むと，あなたの力がまたみえてくるかもしれません。あなた自身がもっている力は，第3章のエクササイズで本当のあなたの特長を考えたときに書き出しています。

あなたの対処リソースは，あなたの心のなかやまわりの環境にあって，

296　ステップ5　対処スキルを高める

エクササイズ 15.7　あなたの対処リソースは？

ともかく踏ん張って何かをやり終えなければならなかったときを思い出してください。どうやってがんばりぬきましたか？　何に頼りましたか？　あなたが現在直面している問題を空欄に記入してから，あなたがもっている力も含め，何が頼れるかを見つけるための以下の質問に答えてください。

直面している問題は：

誰が？　物事を自分だけでは進められなくなったときに，あなたが対処するのを助けられるのは誰ですか？

何を？　そんな気分ではないのにどうしてもすぐにこなさなければいけない用事や課題などがある場合に，普段は何をしますか？　今対処するために，何ができますか？

どこへ？　対処しようとしてうまくいかないときには，どこへ助けを求められますか？

いつ？　調子が良くない時期にどうしても対処しなければいけない場合には，いつならいちばんやりやすいですか？　朝ですか？　それとも夜のほうが何かとうまくいきますか？

どのようにして？　どのようにしたらストレスを感じているときにも対処できるようになりますか？

第15章　ストレス管理スキルを高めて健康的な習慣を増やす　297

エクササイズ 15.7【記入例】　あなたの対処リソースは？〈アマンダ〉

直面している問題は： ケーキを焼いて職場に持っていかなければいけないのに，キッチン戸棚の高いところまで手が届かなくて，しまいこんであるケーキ型をとれない。
誰が？ 近所の人がはしごを貸してくれるかもしれない。 ケーキ型をとるのを手伝ってくれる誰かが帰宅するまで待てるかもしれない。
何を？ しなければいけないのだ，と自分に言い聞かせる。それをこなしたらちょっとしたごほうびをあげると，自分と取引する。手作りのケーキを持っていくと約束したけれども，明日職場に向かう途中でいつでもケーキを買える。
どこへ？ ケーキなら，食品店のようなところへ行けばいつでも手に入る。どうしても焼かなければいけないのなら，友人の家に行って焼かせてもらってもいい。
いつ？ 朝が何ごともいちばん良くこなせる。夕方はエネルギー切れになる。今日は待って，明日の朝，仕事へ行く前にケーキを焼こう。朝早く起きるのは苦にならない。家は静かだし，今夜遅くなってから誰かに頼んでケーキ型を下ろしてもらえばいい。
どのようにして？ 目覚まし時計をかける。 明日の朝の作業が少なくなるように，今夜のうちに準備をしておく。

あなたが問題を解決し，ストレスに対処し，物事をやり通すうえで助けになってくれるものです。身体の強さなどといった物理的なものかもしれませんし，時間管理ができるといった精神的なものかもしれません。教会へ行くといった希望をもたらす活動をする，疲れているときにも仕事や子どもたちの世話ができる，なども対処リソースです。内面的な不屈さ，根気強さ，忍耐力，ユーモアのセンス，信仰心，知性などは，どれもがあなた自身の対処リソースです。そうしたリソースをあなたはいつでももっているのですが，ときどきうまく呼び出せなかったり忘れたりしています。ときには自分の対処スキルに気がつかずにいて，危機に

直面したときに，意識するより先にしっかり対処している場合もあります。

　必ずしなければいけない課題があるけれども，どうしても気分がのらない，という場合はどうしたらよいでしょうか。どの対処リソースを使うべきでしょうか。アマンダは簡単な例を示してくれます。アマンダは職場でのイベントに手作りケーキを持っていくことになりましたが，ケーキを焼くためのケーキ型がキッチン戸棚の高いところにあって，脚立は先日教会でイベントがあったときに置いてきてしまっていて家にありません。アマンダは背が低いのでケーキ型に手が届きません。この状況で，何ができるでしょう？　アマンダは気分が落ち込んでいて，本当は何もしたくありませんでした。教会まで車を走らせてはしごをとってくる気にはなりませんでした。助けを求めるのも嫌でした。そもそもケーキを焼きたい気分ではなかったのですが，かといって，手ぶらで職場へ行くのも気が引けました。アマンダはエクササイズを使って，このジレンマに対処する方法を考えました（エクササイズ15.7【記入例】）。

人間関係のリソース

　人もリソースになります。人は情報の宝庫かもしれませんし，問題解決のための提案をしてくれて，アドバイスをくれて，別な方法を提案し，あなたに代わって問題のめんどうをみてくれるかもしれません。こうしたことは好ましい場合もありますが，あなたの気分が悪いときには必ずしも歓迎できない場合もあります。気分の変動によって，まわりの人と接するときにいらだったり，忍耐力を失ったりするかもしれません。気分の状態によっては，あなたがすでに知っていることをまわりの人が話すと，口やかましく聞こえるでしょう。自分の状況を本当に理解してもらっていないと感じているときにまわりの人がするアドバイスは，素人くさく思えるかもしれません。

　その一方で，まわりの人たちからのアドバイスは，ひょっとしたら正しくて，したがってみると役立つかもしれません。「物知り顔」の人の

第 15 章　ストレス管理スキルを高めて健康的な習慣を増やす　299

エクササイズ (15.8)　対処するのを助けてくれる人

以下の空欄に，対処するときに頼りにできるとあなたが考える人を書き出してください。
その人がどのように助けてくれるかのメモも添えてください。例をいくつかあげておき
ます。

対処するのを助けてくれる人たち	どのように助けてくれるか
祖母	気分が落ち込んだときに愛していると言ってくれる
職場の仲間たち	面白い話をたくさんして笑わせるので，抱えている問題をしばらく忘れさせてくれる

なかには，役立つことを実際によく知っている人もいるものです。気分
が良くないときにすべてのアドバイスを押しのけてしまうと，有用な対
処リソースを逃すことになるかもしれません。あなたを気遣って誰かが
アドバイスをくれたときには，第7章で取り組んだエクササイズを使っ
て，自分のなかのネガティブな感情にコントロールされずに考えられる
ようにしましょう。

　まわりの人が提供してくれる対処のための支援は，とくに具体的なア
ドバイスや助けがあるわけではなくとも，感情面でのサポートという形
をしていることもあります。抱きしめてくれる，暖かい握手，勇気づけ
てくれる笑顔，批判しないで耳を傾けてくれるといったことは，問題の
解決にはならないかもしれませんが，あなたがあきらめずに続けていく
支えになってくれます。少し時間をとってエクササイズ 15.8 に取り組

んでください。あなたのまわりにいて対処リソースとなってくれる人を
あげて，その人の何が助けになってくれそうかも書き出しましょう。

治療リソース──医師，セラピスト，薬

　医療提供者が頼れる対処リソースなのは明らかです。情報を提供し，
薬を処方し，対処スキルを教え，批判される心配をしないで気持ちを話
せる安全な場を提供してくれます。医療提供者はそれ以外にもさまざま
な方法で対処リソースとなってくれます。定期的に受診することで，生
活にリズムを作り出してくれます。あなたが圧倒されていても彼らには
解決策がみえるので，希望を与えてくれます。家族が理解してくれない
ときにも，理解してくれます。あなたに高い期待を寄せて，ベストをつ
くして自分の症状をコントロールするように責任をもたせることで，あ
なたを信頼していると伝えてくれます。周囲の人がそれほど真剣に考え
てくれないときにも，臨床家たちは深刻に受けとめます。苦しくなった
とき，必ず支援を求められます。あなたを見はなすことはなく，いつで
もあなたにとっての最善を願ってくれます。

　ただし，ほかのどの対処リソースでも同じですが，あなたが使わない
かぎり，医療提供者も役に立ちません。気分の変動は思考を曇らせるの
で，症状があるときのあなたは，医療提供者が自分のことを気にかけて
くれないと結論するかもしれません。次の気分の変動に備えて，先ほど
のエクササイズ 15.8 に医療提供者があなたにとってどのように助けに
なってくれたかを書き留めておきましょう。気分が良くないと，いちば
ん必要なときに助けを求めなくなるおそれがあることを考えて，エクサ
サイズ 15.9 に次にそのような状況になったら何をすべきかを書き出し
ておきましょう。

第 15 章　ストレス管理スキルを高めて健康的な習慣を増やす　301

エクササイズ 15.9 　助けを拒否する代わりにすべきことは？

以下の空欄に，この次に助けが必要だが求める気になれなくなった状況で何をしたらよいか，自分宛てのメモとして書いてください。その状況をどう扱うべきかを，自分に言い聞かせてください。

エクササイズ 15.9【記入例】 　助けを拒否する代わりにすべきことは？〈アマンダ〉

　気分が落ち込むと，誰とも話をしたくなくなる。セラピストと精神科医とはとくに話したくない。彼らが何を言うかはわかっていて，聞きたくない。だから，平気な顔をして，自分で薬の量を調節する。でもちっともよくならないので，やがて家族が医者に行くようにと言うようになる。この次に気分の変動が起こったら，自分に向かって以下のように言い聞かせようと思う。

　アマンダ，あなたはいつも医者やセラピストよりも自分はよくわかっていると考える。彼らよりもよくわかっているかもしれないけど，病気の症状があるときは賢明な判断はできない。物事を客観的に眺められなくなる。あなたよりも物事をはっきりと眺められる人が必要。セラピストに会うのが好きじゃなくてもかまわない。ともかく会いに行かなくてはならないだけ。医者があなたほど賢くなくてもかまわないじゃない。それでもあなたには助けが必要だわ。言い訳するのはやめて，頼れる人を頼りなさい。

302 ステップ5 対処スキルを高める

次の章では？

　第14章まではすでにあらわれている問題を解決したり症状を改善したりする方法に注目してきましたが，この章では視点を変えて，対処スキルを強めることに注目しました。気分が安定している時期には，このワークブックのエクササイズを使って対処する力を強くできます。そうしておくと，次に気分が変動したときによりよく対処できるようになっているでしょう。

　次の章もこの章と似ていて，良い決断をする力を強める役に立つでしょう。紹介する方法は，気分症状が決断を妨げる時期に使えますし，気分は調子が良いけれども難しい決断をしなければいけない状況でも使えるでしょう。新しいスキルを身につけたら，この章に戻ってきて，より良い意思決定をするためのスキルを，対処スキルのリストに書き加えましょう。

ステップ **5**

第**16**章

より良い決断をする

この章では…

▶重要な決断から逃げないための新しい方法を探します。

▶段階を踏んで決断するアプローチを学びます。

　うまく決断できなくなるときは，ひとつには，思考を十分に整理できなくて，問題をはっきり定義したり選択肢を検討したりすることができなくなっている場合があります。ほかにも，自分自身を信頼できない気持ちが忍び込んできて，悪い決断をするのではないかと恐れるようになっている可能性も考えられます。そうした場合には，悪い決断をして結果に苦しむよりも何の決断もしないほうがよい，と自分に言い聞かせているでしょう。あるいは，うつにともなうネガティブで絶望的な思考のために，どの選択肢も合理的には思えなかったり，受け入れがたく感じられたりして，決断できない場合もあります。しかしたいていは，複数の問題を同時に抱えている状態で，それらの問題をいくつも同時に解消して人生を急にすっきりとさせてくれるような解決策を探し求めていることが，決断できない原因になっています。その期待は現実味がなく，たった1つの介入ですべての問題を解決するのはむしろ空想に近いでしょう。「正しい答え」や「ベストの選択」を探していると，解決策を選んで実施していくことを妨げられかねません。「正しい答え」を探

そうとするパターンに陥っている自分に気づいたら，おそらくあなたの決断は妨げられているでしょう。

決断をする

　2つの選択肢から1つを選ぼうとするとき，一方の選択肢がもう一方よりも際立ってすぐれているようであれば，決断するのは簡単です。しかし完璧とはいえない選択肢が2つ，3つあり，しかもそれぞれに明らかに不都合な点と明らかな利点がいくつかずつあるとしたら，決断はより難しいものになります。

　ポールとガールフレンドのアンジーは3年間付き合っています。ここ6カ月のあいだ，アンジーはそれとなく結婚について匂わせています。彼女はポールよりも2歳年上で，人生の次の段階へ進む心の準備ができているのです。結婚して，家を買い，そして子どもをもちたいと望んでいます。アンジーはポールのことを愛していますが，この種の約束をするには彼は未熟すぎるかもしれないとも考えています。彼女はもうこれ以上長くは待ちたくないので，自分と結婚するか，さもなければ別れるか，どちらかにしてほしいとポールに言いました。

　ポールはアンジーを愛していますし，彼女を失いたくありません。アンジーはポールが自分の疾患をコントロールできるよう学んでいくあいだ力になってくれましたし，彼の「気まぐれ」にも寛容です。しかしポールは，はたして自分は結婚する心の準備ができているのかどうか確信がありません。仕事での目標も達成していませんし，結婚して，親となり，自分の家を所有する責任を負うだけの心の準備はできていないかもしれません。ポールは決断を迫られています。結婚するか，さもなければアンジーを失うか，いずれにしても良い選択には思えませんでした。

　各選択肢がそれぞれに明らかな利点をもっており，しかもその利点が互いに大きく異なっているとき，シナリオはさらに複雑になります。たとえば，どこか住む場所を選ぶとしましょう。2つの候補をほぼ同じ価

格で見つけたとします。一方はより広く，もう一方は立地条件がより良いとしたら，どちらを選びますか？　また，進学する大学を考えていて，2つの大学から入学許可を得られたとしたらどうでしょう。一方はあなたのいちばんの親友が進学する予定の大学です。もう一方にはあなたが行きたい学部があります。どちらを選びますか？　頭のなかが感情で混乱し，迷走する思考で飽和状態になっていたら，または頭の回転が鈍り，考えがまとまらないとしたらどうでしょう。決断するのがますます困難になるでしょう。ほとんどの人がそうするだろうと思いますが，絶対に決めなくてはならなくなるまで，決断を棚上げするのではないでしょうか。ときに人は，自分が決断をしないでもいずれ道が決まってくるまで難しい決断を先延ばしすることがあります。たとえば，もしアンジーとの結婚についてポールが決断しなければ，結局，彼女が彼のもとを去っていくことになるでしょう。

　もっと積極的に決断したいと思う人は，以下に紹介するエクササイズ16.1のステップにしたがってみましょう。どのような選択肢があるのかを整理し，現在必要なことにもっともぴったり合うものを選ぶのに役立つでしょう。論理的に選択肢を判断することができるかどうか自信がないなら，エクササイズを記入したうえで，信頼する人に頼んで意見をもらうとよいでしょう。

ステップ1：選択肢をあげてみる

　あなたが比較検討しようと思う選択肢を，エクササイズ16.1の決断ワークシートの左側の欄にあげてください。仕事に関連して決断しようとしているならば，「転職する」「現在の仕事を続ける」「障害者年金を申請し，働くのをやめる」といった選択肢が考えられるでしょう。人間関係に終止符を打つことについての決断ならば，「今すぐ別れる」「もうしばらくそのままで関係改善を望む」「自分のつらさをパートナーに話し，相手が事態の改善に快く臨む気持ちがあるかを尋ねる」などといった選択肢が考えられます。

ステップ2：選択肢の利点と不利益をあげる

　各選択肢の利点と不利益をそれぞれの欄に書き出します。重複する点がある場合もあります。たとえば，同じ仕事にとどまることの利点（同じ仕事ならなじみもあって快適であるなど）は，転職の不利益（転職すると新しい状況におかれることになって，ひょっとしたらそれは恐ろしい状況かもしれないなど）と結局は同じということもあるでしょう。重複してもかまいません。思いつく利点と不利益をすべてあげてください。友人や家族に頼んで，それぞれの選択肢に対する賛否両論について考えるのを手伝ってもらいましょう。

ステップ3：各選択肢の最大の利点と最大の不利益を選ぶ

　できあがったリストに目を通し，その選択肢を選んだときの最大の利点と最大の不利益を，書き出した項目のなかから1つ，ないし2つそれぞれ選び出して○で囲みます。あるいは利点と不利益の欄のほかの項目に線を引き，削除してもかまいません。

ステップ4：利点と不利益に共通する主題を探す

　ステップ3であげた利点と不利益に何か共通する主題がないか，探してください。たとえば，もしあなたが人間関係に終止符を打つか，それともこのまま続けていくか，それぞれの利点と不利益を比較検討していて，「孤独」をとるか，それとも「誰か一緒にいる人がいること」をとるかが悩みどころと考えたとします。その場合，必ずしもそれが今一緒にいる人ではないとしても，誰かと一緒にいることがあなたにとって重要であることがわかります。ストレスが減るかどうかが，現在の仕事にとどまることの不利益としてだけでなく，転職の利点としても出てきたら，あなたにとってストレスレベルは決断する際の重要な点だとわかるでしょう。医師を変えるかどうかを決めようとしている場合は，なじみがあるほうがよくて変化は嫌だという主題が利点と不利益の両方に見つかるかもしれません。

第16章　より良い決断をする　307

　ステップ3であなたが○で囲んだ最大の利点と不利益をよく検証し，そこに含まれている主題を見つけて，決断ワークシートの「主題」の欄にあげてください。

ステップ5：重要度に応じた順序を示す

　主題の欄に書き出したそれぞれの項目の右側に，決断を下すうえでの重要度に応じて評価した順序を記してください。もっとも重要な主題に1，次に重要な主題に2，というように番号をつけます。

ステップ6：もっとも重要な主題と，選択肢を組み合わせる

　ある問題について決断しようとするときに指針となるもっとも重要な主題をいくつか選び出し，重要度の順番に並べたら，次はそれぞれの主題に合う決断の選択肢を組み合わせます。つまり，それぞれの主題をもっともよく満たすものを，最初にあげた決断の選択肢のリストのなかから選ぶのです。たとえば，人間関係について決断を下すにあたってもっとも重要な主題が孤独であるなら，決断の選択肢のリストに戻って，そのなかから孤独を減らすのに最適と思われる選択肢を選んでください。そして2番目に重要と評価した主題がお金に関する懸念であるなら，選択肢のリストからお金に関する懸念がもっとも少なくなる選択肢を選びます。あとで確認できるように，それぞれの主題のとなりに，それに合うとあなたが考えた決断の選択肢の番号を書き入れておきましょう。

ステップ7：自分の問題にもっとも適した決断を選ぶ

　これで，重要な主題とそれぞれの主題にもっとも合う選択肢をあげたリストができましたから，全体を比較し，あなたの問題にもっとも適した決断を選ぶことができます。その選択肢が適しているとされた主題の数から，最終的にどの選択肢が良いかがわかります。たとえば決断ワークシートの「選択肢1」が，いちばん多くの主題に適しているのならば，おそらくそれがあなたの問題へのベストな決断となるでしょう。もしあ

308　ステップ5　対処スキルを高める

エクササイズ 16.1 決断ワークシート

考えられる選択肢	利点	不利益
選択肢1		
選択肢2		
選択肢3		

主題	重要度の順番	最適な選択肢

る選択肢が，複数ある主題の1つにしか適していなくて，しかも重要度が高い主題というわけではない場合には，その選択肢はおそらく適切な決断ではないでしょう。もっとも良い選択肢は，ほとんどの主題または問題点に適しているか，あるいは少なくとももっとも重要な主題には適する選択肢のはずです。

ひとりで決断しなくてもよいのです

　ポールは決断ワークシート（エクササイズ16.1【記入例】）をアンジーに見せ，彼女も同じものを記入してくれるように頼むことにしました。彼女が快く待っていてくれるのなら，彼も快く結婚の約束をするつもりでした。ポールは自分自身の準備を整える時間が必要でした。精神的な準備についてセラピストと一緒に取り組み，アンジーにも面談に何回か参加してくれるように頼むつもりでした。もしアンジーに待つつもりがまったくないとしたら，彼にできることは何もありません。

　もう1つ例をあげます。

　トミーは最後に入院したあと，両親との同居に戻らなくてはなりませんでした。それ以来9カ月間両親のもとで暮らし，そろそろまた自分の力でやっていく準備ができたと思いました。以前は両親がずっと彼のアパートの家賃を支払ってくれていました。しかし，あまりにも大きな騒音を立てたり，部屋を清潔にしておかなかったために立ち退きを求められたり，疾患がひどくて自分の力では暮らせなかったりという理由で，トミーはいつも自宅に戻ることになりました。両親はもうそんな経験をしたくなかったので，もしひとり暮らしをしたいのならアパートの家賃を自分で支払うように言いました。トミーはどうしたらいいのか決められなくなったので，問題を分類するために決断ワークシートを記入しました（エクササイズ16.1【記入例】）。彼が考えていた選択肢は，自宅を出てひとり暮らしをする，ルームメートを見つける，しばらくのあいだ両親との同居を続ける，というものでした。

　エクササイズに取り組んで明らかになったのは，ルームメートを見つ

310 ステップ5 対処スキルを高める

エクササイズ 16.1【記入例】 決断ワークシート〈ポール〉

考えられる選択肢	利点	不利益
選択肢1 アンジーと結婚する。	僕は永遠にアンジーと離れないでいられる。 彼女は喜ぶだろうし，僕を置いて去ったりしないだろう。 自分たちが望む生活を築くことに，ふたりで取り組み始めることができる。	僕は若すぎる。 僕は独立した生活をあきらめることになるだろう。 経済的に両親にバックアップしてもらうこともなくなるだろう。 結婚するというのは，ますます多くの借金を抱えるということだ。 四六時中一緒にいることになる。
選択肢2 アンジーと別れる。	お金の心配をする必要なく学業を修了することができるだろう。 ほかの女性と付き合える。 自分の好きなときにいつでも友達と付き合える。 自分の気持ちの揺れのせいでアンジーを苦しめなくてもいい。	彼女がいないと僕はひどく寂しい思いをするだろう。 彼女のような人とはもう二度と出会えないだろう。 僕の気分の揺れに付き合いたい人など，ほかには誰もいないだろう。 彼女との人生と子どもに対する自分の夢を僕はあきらめなくてはならないだろう。 僕はひどく落ち込むだろう。
選択肢3 結婚を延期する方法を見つける。	アンジーと離れないですむ。 学校を修了し，お金を貯める時間ができる。 夫となるための心の準備をすることができる。	アンジーは待てないと言う。 もしあまりにも長く結婚を延期したら，彼女は僕に見切りをつけてしまうだろう。 彼女に自分の計画を延期させたことで，彼女は僕を嫌悪し始めるだろう。

主題	重要度の順番	最適な選択肢
アンジーを失う	1	1
お金	3	2,③
僕のことを理解してくれる人をもつ	2	1,③
心の準備を整える	4	2,③

第16章　より良い決断をする　311

エクササイズ 16.1【記入例】　決断ワークシート〈トミー〉

考えられる選択肢	利点	不利益
選択肢1 家を出て自活する。	自立。 抑圧する人がいない。 平和と静寂。	より多くのお金がかかる。 孤独。 うまくやれるかどうか確信がない。
選択肢2 ルームメートを見つける。	出費を折半できる。 楽しいかもしれない。 ひとりにならなくてすむ。	仲良くやっていけないかもしれない。 プライバシーが制限される。 お互いに習慣がちがうかもしれない。
選択肢3 父母と同居する。	将来に備え貯金ができる。 自分自身の部屋がもてる。 寂しいということは絶対にない。	プライバシーが皆無。 あれをしろ，これをしろと母が僕に言う。 家に人を招くことができない。

主題	重要度の順番	最適な選択肢
自立，自活，プライバシー	2	1, 2
お金	1	2, 3
孤独か，まわりに話しかける人がいる環境か	3	2, 3

けて自宅を出て自活をするのが最善の選択だということでした。この選択肢が，ほかの2つの選択肢よりも，彼にとっての重要度の高い問題点，つまり主題にうまく適合したのです。トミーには同じ町で1LDKで暮らしている友人がいました。その友人が快く，もっと大きな部屋を一緒に借りて家賃を折半しようと言ってくれていました。

他者からのフィードバックを得る

　認めたくないかもしれませんが，何をすべきか，あるいは何をすべきでないかについて，あなたのことを知っている人の意見が正しい場合が

あります。そうした人が，いくつもある思考，決断，選択，衝動，心配を整理するときに力になってくれることもあります。そのほか，もしあなたが受け入れれば，頼りがいのあるリソースになってくれる人もいるでしょう。そうした人たちの言うことがいつでも正しいとはかぎりませんが，あなたとはちがう考えを示し，ほかの可能性も考えるように促してくれるでしょう。

　躁または軽躁になると，普段よりもかなり多くの思考がわいてきて，思考を整理する必要がでてくるかもしれません。重要な事実を見逃して，理屈に合わないことをしたり，誤った判断を下したりするリスクも高くなります。ほとんどの人は躁のときに誤った判断を下してしまったことを後悔します。そして次回は行動を起こす前に自分を止められるように，その方法を学びたいと思っています。それがあらわれたら慎重にならなければならないと警戒しておくべきなのは，自分の生活に大きな変化をもたらしたい，ほかの人にショックを与えたり驚かしたりするような突発的な何かをしたい，普段ならしそうもない危険を冒したい，といった衝動的な欲求です。こうした考えが心をよぎったとき，自分自身を守るための戦略の１つは，それについて誰かに話すことです。人の意見を聞きたくない，あるいは相手の反応など気にもしないとしても，その考えを口にしている自分の声を耳にするだけでも，衝動的に行動して後悔するようなことになる前に，それについてじっくりと考えるようにするには十分です。

　双極性障害の人のなかには，自分の衝動的な思考を口に出して言うのを不快に感じる人もいます。言うとまわりの人が過剰に反応する，疑い深くなる，自分のことを過剰に注意深くみるようになる，または自分に対してネガティブな態度をとるようになる，といったことがあるからです。このような心配をするのはもっともです。すばらしいアイデアを拒絶されたいと思う人などいません。その一方で，困った状態に陥らないようにするためには，あなたがブレーキをかけられるよう力を貸してくれる人が必要なこともあります。あなたの考えは人によっては途方もな

いと感じるかもしれませんが，そんな考えでも話せる人を，あなたの周囲に見つけてください。あなたが危険を冒すことについて考えているからといって実際にそれを行うわけではないという点をその人が理解していることを確かめてください。セラピストまたは精神科医なら，その人物になれるでしょう。しかし家族，友人，またはあなたが知っている人でその人自身も双極性障害に苦しんでいて，同じような思考に対処することがある誰かを選ぶほうが実際に役立つかもしれません。あなたの考えを話してみてネガティブな反応が返ってきたら，24時間ルール（第6章参照）を適用してみましょう。

┃ 理屈で考え，ネガティブなことを過小視しないようにする

躁の段階に入ると，ネガティブなことを過小視しがちになります。たとえば，状況にともなう危険や不利益といった重要な細部を見落とすかもしれません。ネガティブなことを過小視すると，どのような考えであれ，そのプラスの面がよりいっそう際立ってみえることがあります。マイナス面などひとつもない，または危険は小さく，利益は膨大であると，実際にはそうでないときにも確信してしまうこともあります。

過小視を避けるために，自分やまわりの人に次の質問をしてください。

- 「自分のアイデアや計画のマイナス面は何か」
- 「何らかの危険がともなうか」
- 「何か重要なことを見落としてはいないか」
- 「重要な事実を軽視，または無視していないか」

結論を出し，行動をとる前に，あらゆる方向に目を向けるようにしてください。

新しい読書プログラムを考案したポールが自分の発明についての考えを整理するためにこの方法を使うとすると，次のように回答することに

なります。

- 「自分のアイデアや計画のマイナス面は何か」：プログラムの詳細を練るのにはかなりの時間がかかるだろう。ほかの目標や睡眠の妨げになるかもしれない。
- 「何らかの危険がともなうか」：この計画にお金をつぎこんだら，アイデアが完全に失敗に終わったときにそのお金を失うことになるかもしれない。この計画に取り組むために夜も寝ないで起きていたら，たぶん躁になってしまうだろう。私はもう躁になりたくない。
- 「何か重要なことを見落としてはいないか」：これもまた私の躁病的な空想にすぎなくて，結局はまずい考えだったということになるかもしれない。これまでにもこのようなことをいくどとなく経験してきた。
- 「何か重要な事実を軽視，または無視していないか」：私は子どもたちの読書を手助けすることについて，自分の個人的な経験以外にあまり知らない。どのような事実を見逃しているのかはわからない。

感情的な距離をとる

　ポールは自分の躁病的な考えについて友人たちと徹底的に話し合うことで，そうした考えから感情的に距離をとります。たとえば自分の読書プログラムの企画案について職場で友人たちに話しました。友人たちの話を聞いたあと，ポールは，その案がそれまでの自分のアイデアのなかで最高にすばらしく成功が保証されているという確信がそれほどなくなりました。実際，友人たちに話せば話すほど，そのアイデアに取り組むことに対して熱が冷めていくのを感じました。ポールは自分について，また空想のとりこになりがちな自らの傾向について理解していたので，今回のアイデアを躁病的な考えとして退けました。そして，現在の仕事と学業に専念したのです。

自分を大切にするような決断をする

　予防策を講じるためには，規則正しく睡眠をとり，症状をモニターし，過剰な刺激を制限するといったことが必要となります。もしかしたら，自分の生活があまりにも大きく制限されてしまうようで，そんなことはしたくないと思うかもしれません。もちろんあなたには自分の好きなようにし，自分が望む危険を冒すとともに，そのあとにどのような結果が続こうともそれに対処する権利があります。このワークブックのガイドラインにしたがうか，したがわないか，セラピストのアドバイスにしたがうか，精神科医の指示どおりに薬を服用するかといったことは，あなたの決断しだいです。もしあなたがひとり暮らしで，ほかの人に対して責任を負っていないのならば，予防策を講じなくても犠牲になるのはあなただけでしょう。それなら別にたいした問題ではないかもしれません。しかし，ほかの人があなたを頼りにしていて，あなたのうつまたは躁が再発するとその人の生活にも影響が及ぶとしたら，おそらくその人たちのことも考慮して決断を下すべきでしょう。

　予防策を講じるときには，くれぐれも全か無かの見方をしないでください。予防は「全面的制限か全面的自由か」というような事柄ではありません。抱えている疾患にもう少しよく適応できるように習慣をいくらか変えることもできますし，生活スタイルによってはどうしても無理なときもあることを踏まえつつも，できるかぎり頻繁に予防策を講じるよう試みることもできます。また，このワークブック，家族，あるいは医療関係者が推奨する変化を生活習慣に加える心の準備がまだできていないだけという可能性も考えましょう。今は無理でも，来月，または来年，あるいは次回症状があらわれたときには，今以上の準備ができているかもしれません。自分を大切にすることは，適切な行動をいつ始めるかにかかわらず，常に好ましいことでしょう。今すぐ実行できないとわかっているのなら，この本を書棚に戻し，しばらくしてからまた目を通してください。生活環境はどんどん変化していくので，症状をコントロール

できるようになる新しいチャンスもきっと生まれるでしょう。

> ### 次の章では？
>
> 　決断するのは，調子が良いときならとくにそうですが，たいていは難しくありません。しかし，うつと躁の症状があると，よく考えて問題解決するのが難しくなる場合があります。この章の目標は，行き詰まってしまったと感じたときにも決断するのを助けるためのエクササイズを提供することでした。選択肢の利点と不利益を体系的に比較できるようになると，気分の変動が創造性を妨げ，自信を失わせ，集中できなくするときにも，人生のなかで決断を下しやすくなります。次の章は，このワークブックに取り組みながら身につけたものをどのように維持していくかについて決断する機会になるでしょう。この機会を利用して，これまでに学んだことを振り返り，得たものを維持していくための目標を立てましょう。

ステップ❺

第17章

身につけたものを維持する

この章では…

▶あなたがどれだけ進んできたかを評価する方法を学びます。

▶自己改善を続けていくための計画を立てます。

▶気分の変動を受け入れることができているかを確かめます。

気分の変化に気づいたままでいる

　気分の変動をコントロールできるようになるためには，気持ち，思考，行為にあらわれる微妙なバリエーションが気分の変化を示しているのを鋭く感じとれるようにならなくてはなりません。このワークブックで紹介したエクササイズの多くが，自分の気分の変化に気づきやすくなるように助けるものでした。ただ，自分の気分の変化に気がつく能力を誰もがもっているわけではなく，なかにはほかの人から見ると明らかなほどでも自分ではわからない人もいます。上手に気分をコントロールするためには，変わり始めたときに誰かに教えてもらわなくてはならない場合もあるかもしれません。そうした他者からのフィードバックは，とても助けになることがある一方で，ときに人間関係に問題を生みかねません。フィードバックしてくれる人が間違っていたときにはとくにそうです。また，人間関係によっては，気分の変動に苦しむ人が，実際には自分が

引き起こしたのではない問題について責任を押しつけられてつらい思いをすることもあるかもしれません。

どれだけ進んできたかを確認する

　このワークブックの随所で紹介したエクササイズでは，目標設定と計画について具体的に取り組むことを勧めています。うつと躁の症状をコントロールするためのさまざまな方法について，ここまででほぼ全部読み通しましたので，次にエクササイズ 17.1 に取り組み，そこにかかげてあるそれぞれのねらいについて，それを達成するためにすでにやってみたステップとこれからやろうとしているステップを書き出してください。

　このワークブック全体を通じて強調してきた目標は，以下のとおりです。

- **自分自身をよく知って**，弱み，長所，症状もよく知る。
- このワークブックを通して説明してきた疾患管理のためのスキルを，**練習して，強化する**。
- 疾患の**エピソードを経験するたびにそこから学んで**，次回に備えて何に用心したらいいかを知る。
- **双極性障害を受け入れられるように取り組む**ことで，さらに前進し，好調な状態を維持するためにできることをし，自分の生活を続けられるようになる。
- **再発のリスクを避ける**。
- 無理なく続けられると感じる**投薬計画を見つける**。

　おおぜいの方が，このワークブックで紹介されている技法を身につけても結局は症状がまたやってくることに気がつくでしょう。双極性障害は再発するやまいですので，症状が戻ってくる時期はあるものと考えて

エクササイズ 17.1 双極性障害管理計画

自分の弱み，長所，および症状をよりよく知るようになった方法。また，自分自身と自分の疾患についてもっと学ぶための計画。

このワークブックで説明されてきた疾患管理のためのスキルを，どのように実行して強化していくかについての考え。

次回に備えて気をつけるべきことを学ぶために，疾患の各エピソードからどのようにして学ぶか。

まずは双極性障害であることを受け入れて，それから前に向かって踏み出し，好ましい状態を維持するためにできることはすべて行い，自分の生活を営むようになっていくために，何に取り組まなければならないか。

再発の危険を避けるためにできるとわかっていること。

無理なく続けられる投薬計画をどのようにして見つけるか。

おいたほうがよいでしょう。ぴったり合った薬を見つけて忠実に服用し，躁もうつも二度と経験しないですむのはごく少数のとても幸運な人たちです。残念ながら，ほとんどの人はそうではありません。双極性障害を管理していくときの目標は，うつと躁のエピソードの回数をできるだけ減らして，エピソードからエピソードのあいだの時期にはより軽い症状が続かないようにして，そして再発してしまったときにはできるだけ早くそれに気づいて症状を抑え込むことです。そのようにしていれば，症状をコントロールする方法が身についてくるにつれて，調子の良い時間が増えて，病気だと感じている時間がどんどん減るでしょう。

気分をモニターする

第4章で学んだ，うつと躁の症状を見分けて毎日の気分の変化をモニターする方法は，あなたがどれだけ進歩したかを確認するうえでも役立ちます。気分グラフ（エクササイズ17.2）を使って気分を定期的に評価して，時間の経過にともなって気分が着実に良くなっており，さらに変動も少なく安定してきていればなによりでしょう。つまり，気分を毎日評価してグラフ上の点を結ぶと，真ん中あたりに，ほとんど−1から＋1のあいだだけで揺れ動く線が描かれている状態になるのが理想です。気分がうつ方向へ落ち込んだときや，躁へ向かって上昇したときがあっても，2，3日以内に正常の状態に戻ってくれば上々です。このワークブックに取り組んで学んできた新しいツールをできるだけ頻繁に活用していれば，評価が＋2より上，もしくは−2より下となる日はますます少なくなるはずです。

気分グラフを毎日はつけないと決めた場合でも，ときどき活用して，自分の状態を確認するとよいでしょう。たとえば冬にうつになりやすく，春のあいだは躁になる傾向があるとわかっているならば，季節が変わる直前から気分グラフをつけ始めてもいいでしょう。症状が増える傾向にあることがグラフに認められたら，ここまでに学んだ方法を使って症状

第 17 章　身につけたものを維持する　321

エクササイズ 17.2　気分グラフ

このワークシートを使って毎日の気分を記録してください。

月第　　週	計画	日	月	火	水	木	金	土
躁								
＋5　眠っていない，精神病的	病院に行く	●	●	●	●	●	●	●
＋4　躁，判断力の低下			●	●	●	●	●	●
＋3　軽躁	医師に連絡	●	●	●	●	●	●	●
＋2　活力の高まり	行動をとる	●	●	●	●	●	●	●
＋1　興奮しやすい，幸せ	注意深く観察する	●	●	●	●	●	●	●
0　正常		●	●	●	●	●	●	●
－1　元気がない，憂うつ	注意深く観察する	●	●	●	●	●	●	●
－2　悲しい	行動をとる	●	●	●	●	●	●	●
－3　ふさぎ込む	医師に連絡	●	●	●	●	●	●	●
－4　動けない			●	●	●	●	●	●
－5　自殺のおそれがある	病院に行く	●	●	●	●	●	●	●
うつ								

気分の変化を引き起こした原因は？

322　ステップ 5　対処スキルを高める

の進行をとめてください。それでも毎日の評価が改善してきていない，または症状がますますあなたの手には負えないものになってきていることが認められたら，医師に連絡してください。あやうい季節が過ぎたあともさらに 1，2 週間は気分グラフをつけ続けて，気分が安定していることを確認してください。

適応と受容

　双極性障害になったことを受け入れるのに悪戦苦闘してきたのならば，このワークブック全体を通して行ってきた努力は，やまいへの適応の段階を進んでいくうえで役立ったのではないでしょうか。エクササイズ 17.3 にあげた適応のそれぞれの段階に関連する思考と行動をもう一度見返して，あなたが今どの段階にいるかがわかるかどうか考えてみましょう。あなたの今の回答を，第 12 章のエクササイズ 12.1 で回答した内容と比較してください。

目標を設定する

　目標を設定するのは一般的なやり方です。誰もがいつでもしているといえるでしょう。目標を設定すると方向が定まりますし，何を達成したいのかを書き出そうとする動機づけにもなります。「することリスト」を作って，課題を終えるたびに項目に線を引いて消していくと，1 つひとつの達成が小さくても，達成感があります。気分変動があると，残念ながら目標を設定して達成していくことが難しくなります。たとえば，アイデアやしなくてはならないことがたくさんありすぎて，刺激が多すぎる，圧倒されてしまうと感じていると，一度にあちらこちらに注意が向いて集中できないと気がつくかもしれません。エクササイズ 17.4 の目標設定ワークシートを使うと，躁や軽躁の症状があらわれ始めたときに思考を整理しやすくなるでしょう。

エクササイズ 17.3 適応の段階

段階	自動思考	行動
否認	▪ 私は双極性障害ではない。医師が間違ったのだ。 ▪ お酒を飲みすぎていたから，そんな診断をされたにちがいない。 ▪ その診断は間違っている。	▪ セカンドオピニオンを求める。 ▪ 症状に対するほかの説明を探す。 ▪ 治療の勧めを無視する。
怒り	▪ 私がこんな疾患になるなんて不公平だ。 ▪ 今はこれに対処してなどいられない。 ▪ どうして私なのか。いったい私が何をしたというのか。	▪ アドバイスに耳を傾けようとしない。 ▪ 疾患について話し合おうとしない。 ▪ 医療関係者，薬局，または誰だろうと治療に関係するほかの人に対してかんしゃくを起こす。
取引	▪ 行動を自粛しよう。 ▪ お酒を飲むのをやめ，時間どおりに起きるようにしよう。運動を始めて，もっと良い仕事を見つけよう。そうすれば大丈夫だろう。 ▪ 自然療法を試してみよう。私にはそれほど薬は必要ない。	▪ 自分で薬の用量を調節する。 ▪ 薬を飲む時間を変更する。 ▪ 作用力の強い薬を「自然療法」に替える。 ▪ 睡眠薬を服用するのを避けるために遅くまで寝ないで起きている。 ▪ 不安を和らげるためにアルコールを飲む。
抑うつ	▪ 私は普通の生活を送ることはないだろう。 ▪ 誰も私のことなど求めないだろう。 ▪ 自分が大嫌いだ。	▪ 自己破壊的に行動する。 ▪ 疾患に関連した刺激を避ける。 ▪ ほかの人とかかわろうとしない。
受容	▪ 私はこれに耐えて進んでいくことができる。 ▪ 何もこれが世界の終わりというわけではない。 ▪ 薬を飲まなくてはならないからといって，何もかもあきらめなくてはならないというわけではない。	▪ 治療に忠実にしたがう。 ▪ 薬をやめてしまう前に，臨床家と治療の選択肢について開かれた姿勢で話し合う。

目標設定ワークシートを活用し，心に浮かんだ活動のアイデアを書き記してください。あなたがしなくてはならないこと，したいこと，またしばらくのあいだ先延ばしにしてきたことなど，すべて書き出します。次にそれぞれの項目の優先度を高い，中くらい，低いで判断してください。各項目の横に高・中・低の欄がありますので，それぞれの項目が該当する優先度を○で囲んでください。「優先度が高い」のは，その仕事が非常に重要である，あるいは期限が間近に迫っているということです。優先度が高い仕事にはたとえば，賃貸料を支払う，薬を補充するといったことがあります。「優先度が低い」仕事は遅らせることができる仕事です。映画を観る，クローゼットの整理をするといったように，すぐにやらなくても何の影響もないことです。しなくてもたいした影響がないこともそうです。たとえば，牛乳を買い足しに食料品店へ行く，といったようなことです。時間があればするに越したことはないでしょうが，緊急ではありません。「優先度が中くらい」の仕事は，優先度が高い仕事と低い仕事のあいだに位置します。

リストを仕上げて，あなたにとっての優先順位をつけ終えたら，全体を見直してください。優先度が高いとしてマークされた項目があまりにも多い場合は，それが絶対にすぐやらなくてはならないことなのか，それとも時間にもっと余裕ができるまで遅らせてもいいのか，よく考えてください。ひととおり考えただけだと，実際はそうでもない場合にも何ごとも優先度が高いと考えがちです。

本当に優先度が高い項目については，それをどれほど完了させたいと思うかに応じて順番に並べます。もっとも重要で優先度が最高の項目に1，次に重要な項目には2，というように記入します。これらの数字は右側の「優先順位」の欄に書き入れます。

次に難しい部分に入ります。もっとも優先度が高い項目から，1つずつやるようにしなければなりません。本能的に1つの活動から別の活動へ次々と移りたくなることもあるでしょうが，1つの仕事をやり終えてから次の仕事に取りかかることを自分自身と約束してください。

第 17 章　身につけたものを維持する　325

エクササイズ 17.4　目標設定ワークシート

現在の活動，責任，興味	優先度 高い	中	低い	優先順位
	高	中	低	
	高	中	低	
	高	中	低	
	高	中	低	
	高	中	低	
	高	中	低	
	高	中	低	
	高	中	低	
	高	中	低	
	高	中	低	
	高	中	低	
	高	中	低	
	高	中	低	
	高	中	低	
	高	中	低	
	高	中	低	
	高	中	低	
	高	中	低	
	高	中	低	

326　ステップ5　対処スキルを高める

エクササイズ 17.4【記入例】　目標設定ワークシート〈ポール〉

現在の活動，責任，興味	優先度			優先順位
	高い	中	低い	
新しい本を読み終える	高	中	(低)	
家賃を支払う	(高)	中	低	1
母に折り返しの電話をする	高	(中)	低	
車のオイルを変える	高	(中)	低	
アンジーを金曜日の夜に誘う	(高)	中	低	2
銀行に預金をする	高	(中)	低	
PS4ゲームの暗号を解く	高	中	(低)	
コンピュータを修理にもっていく	(高)	中	低	6
食料品を買う	高	(中)	低	
タバコを買う	(高)	中	低	7
処方された薬を補充する	高	(中)	低	
洗濯をする（下着）	(高)	中	低	3
仕事に行く	(高)	中	低	5
車の割れた窓を修理する	(高)	中	低	4
	高	中	低	
	高	中	低	
	高	中	低	
	高	中	低	
	高	中	低	
	高	中	低	

目標達成に向けた計画作り

　第13章で，治療目標の達成を妨げるおそれがある障害にあらかじめ
備える計画を立てる方法として，行動契約を紹介しました。少し時間を
とって，あなたがこのワークブックの目標を達成するのを妨げるおそれ
があることについて考え，エクササイズ17.5に書き記してください。

　このワークブックの方法を用いれば，練習を重ねることで次のことを
できるようになるのがおわかりになるでしょう。

大枠をつかむ
- 気分の変動を理解して，自分で何ができるかを見つける
- 双極性障害の症状を学ぶ
- 気分の変動の症状と本当のあなたを区別できるようになる

早いうちに気づく
- 気分が振れ始めるサインに気づいて，気分を認識してラベルづけする
- 気分が変動し始める引き金を見分けて，対処法を改善する

悪化させない
- 気分を悪化させる事柄を避ける
- 感情に思考をコントロールさせない
- 回避と先延ばしをやめる

症状を和らげる
- 気持ちが圧倒されてしまったときにコントロールを取り戻す
- ネガティブな見通しを変える
- 思考を分析できるようになる
- 薬は必要ないという考えに取り組む

328 ステップ 5 対処スキルを高める

• 薬の服用を改善する

対処スキルを高める
• 問題を効果的に解決する
• ストレス管理スキルを高めて健康な習慣を増やす
• より良い決断をする
• 身につけたものを維持する

　忘れないでください。うつ，躁，軽躁，または混合状態を経験するたびに，このワークブックで学んだ新しいツールを試し，それらの正確さを評価し，今後に備えてそれらを改善する機会となるのです。

第 17 章　身につけたものを維持する　329

エクササイズ 17.5　改善を妨げる障害を克服する

目標：うつと躁の再発を予防する。
この目標の達成を妨げる可能性がある障害

その障害を克服するために私にできること

目標：症状がぶり返してきているときに自覚する。
この目標の達成を妨げる可能性がある障害

その障害を克服するために私にできること

目標：症状がうつや躁の本格的なエピソードとなる前に，症状をコントロールするための行動をとる。
この目標の達成を妨げる可能性がある障害

その障害を克服するために私にできること

目標：疾患によって起こる思考の問題，行動の変化，および精神的動揺を修正，コントロールする。
この目標の達成を妨げる可能性がある障害

その障害を克服するために私ができること

330　ステップ5　対処スキルを高める

さて，この先は？

　これで双極性障害の症状をコントロールするためのツールを学び終えましたので，いよいよ実践するときがきました。双極性障害の症状をコントロールするのは継続的なプロセスです。このワークブックはそのプロセスを進んでいくうえでの一助となるものです。進む途中で症状や問題に直面したら，このワークブックのガイドラインとエクササイズに戻ってみてください。何ごともなく気分が良いときでも，調子良い状態を維持して生活スタイルを管理するための戦略を復習するとよいでしょう。

　この取り組みを医師やセラピストに話して，あなたが疾患を管理するために何をしているのかを承知しておいてもらうとよいでしょう。自分の症状をチェックして症状をコントロールしておくために調整を施すことをときどき思い出させてくれる方法を，見つけておきましょう。

　困難なことにぶつかり，うつまたは躁がぶり返したら，立ち直るためにすべきことをしてください。何が再発を招きやすくしたのかを分析して，経験から学びましょう。症状があらわれ，コントロールするたびに，次回はどのように症状を予防したらいいのかについて理解がどんどん深まるでしょう。

　自己改善は，終わりのないプロセスです。何かを得ては，あと戻りをし，ときには振り出しに戻ってやり直しになるのも普通です。このワークブックは日頃から手近に置いて，学んだスキルを練習することを思い出させてくれる道具にしてください。あなたにいちばん適していそうな箇所を，読み返しましょう。役に立つ方法を選んで，あなたの普段の活動の一部になるくらいまで練習しましょう。1つのスキルがすっかり身についたと感じたら，新しいスキルを選んでまた練習しましょう。目標は，気分の変動を管理するためにあなたが使いこなせるスキルを増やすことです。自分のためになることなら何でもすると，自分自身に約束してください。ご健闘をお祈りします。

さくいん

24 時間ルール 112, 313
A リスト 164, 187
B リスト 164, 187
DABDA 231
DSM-5 17
PMS 43

【あ行】

圧倒される気分 177, 181
アルコール 9, 27, 94
怒り 117, 232
うつ 27
　　——病エピソード 27
　　——の一般的な症状 49

【か行】

回避 153, 156
過活動 24
駆け巡る思考 23
過小視 199
　　ネガティブなことを——する 196
　　ポジティブなことを——する 196,
　　　199
過大視 198
　　ネガティブなことを——する 196
　　ポジティブなことを——する 196
課題を引き受ける 181
課題を分解する 178
活動スケジュール 157
活力の枯渇 32

過眠 31
環境的な刺激 185
環境を変える 99
感情と距離を置く 112
季節性アレルギー発作 43
季節性感情障害 84
気分グラフ 76, 80, 320
気分循環症 43
気分症状ワークシート 51
気分のサイン 73
気分の変動 3, 5
気分の揺れ 42
気分変調症 43
気分変調性障害 43
気分をモニターする 75, 320
気持ちが圧倒される 175
恐怖 166
薬の服用 114, 234, 245, 255
軽躁 44
　　——病エピソード 44
月経前症候群 43
決断をする 304
結論への飛躍 136
健康的な習慣 100, 286
行動契約 250
心のつぶやき 108
心の読みすぎ 137
誇大感 21
子どもの頃 38
誤認 196

【さ行】

先延ばし 153, 156
先読みの誤り 143
刺激
　　過剰な—— 184
　　環境的な—— 185
　　内的な—— 186
思考記録 215
思考の誤り 135, 195
思考の正確さ 218
思考の停止 200
思考を評価する 218
自己認識 69, 72
自殺 34, 119
自分への関連づけ 140
自分を守るための計画 117
視野狭窄 205
　　ネガティブな—— 207
　　ポジティブな—— 208
集中力が落ちる 33
受容 232
小うつ病 44
症状が始まった年齢 38
症状グラフ 79, 80
食欲の変動 30
診断上の誤り 40
診断の正確さ 40
診断のタイミング 36
診断を受け入れる 41
睡眠 21, 30, 88, 187
　　睡眠不足 115
ストリートドラッグ 9
ストレス 85
「すること」リスト 60
精神疾患の診断・統計マニュアル 17
精神病症状 37

青年期 38
全か無か思考 210
躁 19, 44
　　——病エピソード 19
双極Ⅱ型障害 44
双極Ⅰ型障害 4
双極スペクトラム障害 5
双極性うつ 27
双極性障害の診断 17, 35
双極性障害への適応の段階 233
喪失 87
躁の一般的な症状 51

【た行】

大うつ病 27, 44
体重のコントロール 286
体重の変動 30
対処行動 94, 164
対処スキル 101
対処戦略 93
対処リソース 96, 295
多幸感 20
達成を否定する 183
単極性うつ 27
適応の段階 234, 322
統合失調感情障害 37
統合失調症 37
取引 232

【な行】

内的な刺激 186
人間関係 86, 275, 298

【は行】

パーソナリティ 57
ハイな状態 114

破局化 143, 147
反応性気分 29
引き金 83, 92
人を避ける 160
否認 109, 231
副作用 258
不眠 30, 187
変化を求める衝動 112
ポジティブな自己感 21

【ま行】

無価値感 33
無気力 154
　　——のサイクル 154
目標設定 322
　　——ワークシート 324
問題解決 265
問題を定義する 266

【や行】

薬物療法 234, 245
抑うつ 232
喜び 167

【ら行】

リソース 294
　　対処—— 295
　　治療—— 300
　　人間関係の—— 298
リラクゼーション 189, 290

《著者》

モニカ・ラミレツ・バスコ (Monica Ramirez Basco, Ph.D.)

臨床心理士，世界的に著名な認知行動療法の専門家であり，認知療法学会の創設会員の1人である。アメリカ国立衛生研究所，健康科学分野の事務官。現在，大統領府科学技術政策局で，神経科学とメンタルヘルス分野および参加拡大を務める。*Getting Your Life Back: The Complete Guide to Recovery from Depression* (Freepress)，*Procrastinator's Guide to Getting Things Done* (The Guilford Press)，*Never Good Enough: Freeing Yourself from the Chains of Perfectionism* (Freepress) 他，著書多数。

《訳者》

野村 総一郎 (のむら　そういちろう)

昭和 24 年	広島生まれ
昭和 49 年	慶應義塾大学医学部卒業，医師資格取得
昭和 52 年	藤田保健衛生大学助手
昭和 60-61 年	テキサス大学医学部ヒューストン校神経生物学教室留学
昭和 61-62 年	メイヨ医科大学精神医学教室留学
昭和 63 年	藤田保健衛生大学精神医学教室助教授（医学博士）
平成 5 年	国家公務員等共済組合連合会立川病院神経科部長
平成 9 年	防衛医科大学校教授
平成 20 年	防衛医科大学校病院副院長
平成 24 年	防衛医科大学校病院病院長
	防衛医科大学校診療担当副校長
平成 27 年	一般社団法人日本うつ病センター副理事長
	六番町メンタルクリニック所長

本務以外に，平成9年より慶応義塾大学医学部兼任講師，平成18年1月より読売新聞人生案内回答者
日本うつ病学会理事，神経精神薬理学会理事，臨床精神神経薬理学会理事，産業精神保健学会理事

〈著書〉標準精神医学第6版（医学書院，共編著）／図解やさしくわかるうつ病の症状と治療（ナツメ社）／抑うつの鑑別を究める（医学書院，共編著）／人生案内 ピンチを乗り切る変化球（日本評論社）／多様化したうつ病をどう診るか（医学書院，共編著）／うつ病の事典（日本評論社，共編著）／こころの医学事典（日本評論社，共編著）／入門うつ病のことがよくわかる本（講談社）／人生案内 もつれた心ほぐします（日本評論社）／双極性障害（躁うつ病）のことがよくわかる本（講談社）／内科医のためのうつ病診療 第2版（医学書院）／うつ病の真実（日本評論社）／もう「うつ」にはなりたくない（星和書店）／抗うつ薬の過去・現在・未来（星和書店，共著）　ほか多数

〈訳書〉いやな気分よ さようなら／不安からあなたを解放する10の簡単な方法／フィーリングGoodハンドブック／うつ病の再発・再燃を防ぐためのステップガイド／もういちど自分らしさに出会うための10日間／もういちど自分らしさに出会うための10日間リーダーズマニュアル／人間関係の悩み さようなら／不安もパニックも さようなら(以上いずれも星和書店，共訳)

バイポーラー（双極性障害）ワークブック　第2版
気分の変動をコントロールする方法

2016 年 7 月 15 日　初版第 1 刷発行
2022 年 5 月 14 日　初版第 2 刷発行

著　　者　モニカ・ラミレツ・バスコ
訳　　者　野 村 総 一 郎
発 行 者　石 澤 雄 司
発 行 所　^{株式}_{会社}星 和 書 店
　　　　　〒 168-0074　東京都杉並区上高井戸 1-2-5
　　　　　電話　03（3329）0031（営業部）／ 03（3329）0033（編集部）
　　　　　FAX　03（5374）7186（営業部）／ 03（5374）7185（編集部）
　　　　　http://www.seiwa-pb.co.jp

ⓒ 2016　星和書店　　　Printed in Japan　　　ISBN978-4-7911-0936-4

・ 本書に掲載する著作物の複製権・翻訳権・上映権・譲渡権・公衆送信権（送信可能
　化権を含む）は（株）星和書店が保有します。
・ JCOPY 〈（社）出版者著作権管理機構 委託出版物〉
　本書の無断複製は著作権法上での例外を除き禁じられています。複製される場合は，
　そのつど事前に（社）出版者著作権管理機構（電話 03-5244-5088,
　FAX 03-5244-5089, e-mail：info@jcopy.or.jp）の許諾を得てください。

双極性障がい（躁うつ病）と
共に生きる

病と上手につき合い
幸せで楽しい人生をおくるコツ

加藤伸輔 著
四六判　208p　1,500円

「うつ」が繰り返し襲ってくる。いつまでも治らない「うつ」。
うつ病という診断は，間違っているのではないか。もしかし
たら双極性障がいかもしれない。
双極性障がいと診断されるまでに 13 年を要した著者が自身
の体験をもとに，その症状ならびに確定診断されるまでの
経緯，具体的な治療，双極性障がいと上手につき合っていく
コツ，同じ障がいをもつ当事者へのインタビューをまとめ
た。本書は双極性障がいのみならず，幅広く精神障がいを
抱えている方にお届けするピアサポートブックである。

発行：星和書店　http://www.seiwa-pb.co.jp　価格は本体(税別)です

双極性障害の
対人関係社会リズム療法

臨床家とクライアントのための実践ガイド

エレン・フランク 著

阿部又一郎 監訳　大賀健太郎 監修

A5判　384p　3,500円

対人関係社会リズム療法は，対人関係療法と行動療法的ア
プローチである社会リズム療法を統合したものである。双
極性障害は，例えば転職など対人関係上で強いストレスを
与える出来事が生じ，朝の起床時間が早くなるなど生体内
の概日リズムが変化すると，個体が破綻的な影響を受け発
症する。本治療法では，対人関係において問題を生じている
ストレスを減じ，規則的な日常リズムを維持できるよう手助
けをすることにより，病相エピソードの治療を行いまた将
来的な発症予防を行う。薬物療法の付加治療として施行さ
れるように考案されたものであるが，双極性II型障害に対
する単独治療としても効果的である。

発行：星和書店　http://www.seiwa-pb.co.jp　価格は本体(税別)です

「うつ」がいつまでも続くのは，なぜ?

双極Ⅱ型障害と軽微双極性障害を学ぶ

ジム・フェルプス 著

荒井秀樹 監訳　本多 篤，岩渕 愛，岩渕デボラ 訳

四六判　468p　2,400円

本書は，長引く抑うつ状態に苦しんでいる人に対して，気分障害をスペクトラム
でとらえ，双極Ⅱ型障害や軽微双極性障害を念頭において，診断や治療を見直し，
病気を克服するための対処方法を示す。

双極うつ病

包括的なガイド

リフ・S・エル・マラーク，S・ナシア・ガミー 著

田島 治，佐藤美奈子 訳　A5判　312p　3,500円

うつ病は，双極性障害で最も多くみられるが，正確に診断することは難しい。
本書は，双極うつ病と単極うつ病の診断モデル，誤診と過剰診断，ADHDとの鑑別
など臨床家が知りたい情報を提供。

マンガ リストカット症候群から
卒業したい人たちへ

―ストップ・ザ・カッティング―

たなかみる 著　四六判　192p　1,600円

【注意】カッティングシーンなどあります! しんどくなったら必ず本を読むのを中断してください!
漫画家たなかみるが出会った，リストカット症候群（と摂食障害）をもつ仲間たちの
体験談が盛りだくさん! 病をもつ人たちの心の声を解き放ち，回復の道のりを探る。

発行：星和書店　http://www.seiwa-pb.co.jp　価格は本体(税別)です